金富坤　袁仁智　主编

中医外治疗法

操作实务

甘肃科学技术出版社

图书在版编目（CIP）数据

中医外治疗法操作实务 ／ 金富坤，袁仁智主编． --
兰州：甘肃科学技术出版社，2020.11
（2021.9重印）
ISBN 978-7-5424-2533-1

Ⅰ.①中… Ⅱ.①金… ②袁… Ⅲ.①中医外科学
Ⅳ.①R26

中国版本图书馆CIP数据核字(2020)第238421号

中医外治疗法操作实务

金富坤　袁仁智　主编

责任编辑　陈　槟
封面设计　张　宇

出　　版　甘肃科学技术出版社
社　　址　兰州市读者大道568号　　730030
网　　址　www.gskejipress.com
电　　话　0931-8125103(编辑部)　0931-8773237(发行部)
京东官方旗舰店　https://mall.jd.com/index-655807.html

发　　行　甘肃科学技术出版社　　　印　刷　三河市华东印刷有限公司
开　　本　787毫米×1092毫米 1/16　　印　张　27　插　页　2　字　数　460千
版　　次　2020年12月第1版
印　　次　2021年9月第2次印刷
印　　数　1001~1750
书　　号　ISBN 978-7-5424-2533-1　定　价　95.00元

编 委 会

前　言

外治疗法是传统医学的重要组成部分，是中华民族几千年来智慧与经验的结晶，它是以传统中医外治为主体，集藏医、苗医、瑶医、侗医、壮医等少数民族外治疗法共同构成的，是多民族的共同的智慧结晶。外治疗法内容非常丰富，其作用与疗效经历代医家及民间广泛实践，疗效确切。

《内经》中有"桂心清酒，以熨寒痹"、仲景之"以赤豆纳鼻"都是外治方法之先河，《千金方》《本草纲目》中关于外治方法的论述也有上百种，清代吴师机编著的外治专著《理论骈文》被后人尊称为"外治之宗"，提出"外治统治百病"，他认为"外治之理即内治之理，外治之药即内治之药，所异者法耳"，"外治必如内治者，先求其本，本者何明阴阳识脏腑也""虽治于外，无殊治在内也"，外治与内治虽方法各异，但均能达到扶正祛邪之效，可谓殊途同归！

党的十八大以来，习近平总书记发展中医药事业作出重要指示，指出"中医药学是我国各族人民在长期生产生活和同疾病做斗争中逐步形成并不断丰富发展的医学科学，是我国具有独特理论和技术方法的体系，凝聚着深邃的哲学智慧和中华民族几千年的健康养生理念及其实践经验"，并强调"中医药学是中国古代科学的瑰宝，也是打开中华文明宝库的钥匙"，习近平总书记关于中医药的一系列重要论述，更加坚定了中医药的自信与发展！

随着现代科技与生活方式的改变，人们越来越寻求一种天然、绿色及副作用小的方法以防治疾病,外治疗法则以其独特优势进入大众视野,包括常见的如针疗、拔罐、推拿、艾灸、穴位贴敷、刮痧等,还有一些不为人熟知但疗效已得到证实的方法,如泥疗、吸烟疗法、搓绳疗法、条打疗法等等。

作者多年来对传统医学外治疗法,尤其对多种民间濒临消失的外治疗法,进行大量挖掘整理以及临床验证,对其进行了抢救性的挖掘与保护。本书对常见外治疗法及一些临床应用很少或不用的外治疗法操作进行了尝试性规范,以利于医院中医科室、教学、培训应用规范的需求,充分体现其"简、便、宜"的学习、应用、操作特点。

外治方法虽简单易行,但若操作不当,依然会对人体造成不必要的损伤,甚至有危及生命的可能。一些常见的如拔罐、火疗、热敷热熨、艾灸等,临床时常出现烫伤现象,甚至引起火灾的情况,不容忽视,极需规范,如何正确的施行外治以达最大疗效和最小副作用(尤其是生命安全和财产安全成为一个亟待解决的问题)但临床相关的有较高价值的经验操作规范非常缺乏,外治专著非常多,但多以功效和适用证介绍为主,较为系统的操作规范流程的专著比较少,尤其对一些非常有临床价值的或者濒临失传的外治疗法操作就更少,甚至无处可查并不鲜见,因此本书的编辑旨在为初学者、临床中医外治工作者、中医医学院校师生,提供一个论述较为全面的外治方法以及规范的操作流程以填补这方面空白,希望能够对中医科室、临床教学、培训有一定的参考价值,为进一步提升外治疗法疗效做前期探索工作。

鉴于作者水平有限,难免有所疏漏,恳请各位读者及专家加以指正,为外治疗法操作规范添砖加瓦,以更好地促进传统外治疗法的发展!

目 录

上篇　常见外治疗法介绍

下篇　常见病症的外治疗法

上 篇
常见外治疗法介绍

第一章　针刺类技术操作

概　述

针刺手法技巧的运用是针刺取得疗效的关键环节。无论何种针刺手法,都应在熟悉经络腧穴及解剖学知识的前提下,充分发挥具体针种的适应证优势,辨证施治,规范操作。以下谈几点注意事项。

1. 消毒

（1）皮肤消毒

非皮内刺入型,要求消毒水平较低,以温毛巾清洁即可,也可75%酒精消毒,如磁圆梅针、锟针。

（2）刺手消毒

刺手作为施术手,非刺入型针种,一般常规洗手消毒即可,无需无菌消毒,但是对于刺入型针种,必须进行常规无菌消毒,包括碘伏消毒、75%酒精消毒、免洗手消凝胶消毒。

（3）针具消毒

粗针、圆利针、锋钩针、齿钩针、拔筋针、蟒针、芒针等非一次性针具,如重复使用,需无菌消毒。

（4）施术环境消毒

一般情况下,医院的治疗区选择紫外线和消毒液地面消毒,以保证环境的正常消毒,但是对有些针种,如针刀类、粗长类针种,就需要一个更加洁净的治疗空间,以保证施术环境的无菌性,应具备一间专门的操作间,进行常规室内无菌消毒。

2. 晕针及急救

晕针一旦发生，医生立即停止治疗，让患者平卧在治疗床上，头低足高位，口服温开水一杯或糖水一杯，或50%葡萄糖20ml静注，患者一般在2～3分钟即可恢复。

若上述处理无效，患者出现昏迷虚脱，医生可立即掐人中、内关、外关或针刺合谷、涌泉穴，使患者尽快恢复。同时给予低分子右旋糖苷500ml快速滴入，同时给予肾上腺素等心肺复苏和抗休克急救。

经上述处理仍然无效，应立即给予吸氧、心电监护，报请上级医师，请内科医生协助处理，谨防晕针并发症，警惕心脏和脑部疾病的发生。

3. 术后护理常规

针眼处理：针刺后如果针眼较大或出血时，常规压迫止血，针眼输液瓶口贴。如粗针、刀针、埋线等针眼一般相对较大。

创口处理：有无菌和感染创口两种，感染创口以疗疮疖肿为主，按感染创口处理，如镵针、铍针等。割治疗法为无菌切口，虽然切口较浅，也要注意及时换药。术后要避免局部沾水，如洗澡等，避免感染。

神态观察：严密观察患者状态，注意有无不适症状，如头晕等；部分对针刺敏感的患者，应观察0.5小时，确认无碍后方可离开。

保暖及休息：针刺后，多数患者会出现神疲乏力现象，注意术后保暖和休息，有利于恢复体力和提高治疗效果。

4. 禁忌

要注意针灸时避免过度的疲劳及精神高度的紧张，饥饿者也不适宜做针刺。

年老体弱者，在针刺时要尽量采取卧位，取穴时尽量减少，进行手法时要轻浅些。

怀孕的妇女，在进行针刺时不宜过猛，特别是孕妇的腹部、腰骶部以及容易引起子宫收缩穴位，像合谷、三阴交、昆仑、至阴等穴位，都是禁止进行针灸的。

由于小儿不能很好的配合针灸，所以一般不进行留针。

婴幼儿其囟门部没有完全关闭以及重点穴位像风府和哑门穴都是禁止进针的。

有出血性疾病的患者，或有自发性出血损伤后不容易止血的患者，都不适合进行针灸。

如有皮肤的感染、溃疡、瘢痕组织以及肿瘤部位,都不予进行针灸。

颜面部、眼区、胸背、肾区、胃溃疡、肠粘连、肠梗阻患者的腹部,尿潴留患者的耻骨联合区,针刺时都要注意掌握深度和角度,禁用直刺,防止误伤到重要脏器。

针灸对某些病证确实有极好的疗效,但并非万能,特别是急重病应根据情况及时采用综合疗法而非单一的针刺治疗,才能更有利于病人康复。

第一节 毫 针

毫针针刺疗法是以毫针为针刺工具,通过在人体经络腧穴施行一定的操作手法,以通调机体营卫气血、脏腑阴阳、奇经八脉,达到疗疾养生目的一种方法。目前,毫针是我国传统针刺术中应用最广泛的一种针具。

一、针具规格

毫针多以钛合金金属制作而成,毫针可分为针尖、针身、针根、针柄、针尾五个部分。针尖呈松针形或麦芒形;毫针主要以针身的长短和粗细形成不同的规格,临床一般以直径0.22～0.38mm,长度1～3寸[①](25～75mm)归类为毫针范畴。现在也有更细更短的毫针又称微针,多用于耳部、眼部针刺。

二、毫针操作

1.进针

毫针针尖细长容易破皮而入,皮下进针注意针尖方向,避免拐弯刺进要害部位而产生不良后果。

常见持针方式如下:

(1)二指持针法:即用右手拇食两指指腹挟持针柄,针身与拇指呈90°角。一般用于浅层腧穴的毫针针刺。

(2)多指持针法:即用右手拇、食、中、无名指指腹执持针柄,小指指尖抵于针

---

①注:1寸=25mm(下同)

旁皮肤,支持针身垂直。一般用于长针深刺的持针法。

常见进针手法如下:

(1)指切进针法:用左手拇指或食指端切按在腧穴位置的旁边,右手持针,紧靠左手指甲面将针刺入腧穴。此法适宜于短针的进针

(2)夹持进针法:即用左手拇、食二指持捏消毒干棉球,夹住针身下端,将针尖固定在所刺腧穴的皮肤表面位置,右手捻动针柄,将针刺入腧穴。此法适用于长针的进针。

(3)舒张进针法:用左手拇、食二指将所刺腧穴部位的皮肤向两侧撑开,使皮肤绷紧,右手持针,使针从左手拇、食二指的中间刺入。此法主要用于皮肤松弛部位的腧穴。

(4)提捏进针法:用左手拇、食二指将针刺腧穴部位的皮肤捏起,右手持针,从捏起的上端将针刺入。此法主要用于皮肉浅薄部位的腧穴。

(5)直刺进针法:常见有两种直刺手法,一种是持针贴近皮肤,调整针尖角度后迅速垂直刺入,另一种是高于皮肤数寸甚至一尺有余,自上而下借助惯性直接刺入皮肤。

(6)捻转进针法:用刺手拇指和食指配合或拇指和中指配合,其他手指辅助,利用指力和腕力,压捻结合,迅速刺入皮肤,手法动作要敏捷,以减轻病人痛感。捻转宜轻巧,幅度不宜过大,此手法也可借助高处向下惯性在进皮的瞬间轻捻即可进针。

(7)针管进针法:用不锈钢、玻璃或塑料等材料制成针管,代替押手。选平柄毫针装入针管,上端露出针柄3mm左右,针尖与针管下端平齐,置于应刺腧穴上,采用食指或中指弹击针尾,即可使针刺入,然后退出针管,再运用行针手法。

2.进针角度

针刺的角度是指进针时针身与皮肤表面所形成的夹角,一般分为以下3种角度:

(1)直刺:是针身与皮肤表面呈90°垂直刺入。此法适用于人体大部分腧穴。

(2)斜刺:是针身与皮肤表面呈45°左右倾斜刺入。此法适用于肌肉浅薄处或内有重要脏器,或不宜直刺、深刺的腧穴。

(3)平刺:即横刺、沿皮刺。是针身与皮肤表面呈15°左右或沿皮以更小的

角度刺入。此法适用于皮薄肉少部位的腧穴,如头部的腧穴等。

3.针感与行针

当针刺入一定深度时,局部出现酸、麻、胀、重感,亦可向一定方向传导,此谓"得气",有一、二者均属得气,这也与疾病的轻重、针刺部位和刺法有很大关系,如皮下浮刺可能只有进针时的痛感。但疗效同样显著。

针刺得气后,根据证的虚实,采用相应的补泻手法。一般在得气后捻转幅度小,速度慢,或提插时重插慢提为补法;相反,在得气后捻转幅度大,速度快,或提插时轻插重提为泻法,毫针的行针手法非常之多,不一而足,还需临床细细体会。

4.留针

个体差异不同、病情不同,选择留针时间也不一样,麻痹、偏瘫、失眠等时间宜长,相应延长1~2小时均可,常见急、慢性病0.5小时左右即可。

5.出针

施术完毕后即可出针。如遇肌丝缠绕针体者,可来回旋转或上下提拉解除缠绕滞针现象,将针取出后用棉球轻轻按压穴位即可。

第二节　粗　针

粗针系由古代"九针"之大针演化而来,由于古代冶金水平局限,针的韧性、弹性、硬度差,针一般制作的比较粗大,防止进针易折、易断、易弯或出现皮内断针现象,但同时,针体粗大、针感强烈、疗效显著是其一大优势。随着今天科技水平飞速提高,现多制成合金针具,基本杜绝了断针现象,提高了临床使用的安全性。但由于粗针针体粗大、痛感强烈,使用时创伤较大,须有选择性应用。

一、针具规格

粗针的结构与毫针一样,分为针尖、针体、针根、针柄和针尾。

临床上常规把直径0.4mm以上称之为粗针,长度没有具体限制,短至半寸。长可至十寸及以上有之。

粗针的针尖圆而不钝,利而不锐。太圆则钝,进针困难,病人痛苦;太利则锐,针尖容易卷曲。

二、粗针操作

1.进针

进针讲究巧劲,切忌蛮力、暴力;控制好进针深度,刺入过深容易创伤组织及脏器。同时,粗针又不同于毫针,光靠指力和腕力量有时是不够的,施术时,一要施术者气沉丹田,底盘稳健,根基固守;二要肩肘、腕、指关节协同;根盘不固则腰软,腰软则力不能通达手指,指力腕力不到位则针刺力度不足以刺入皮肤;否则,可能在针刺入一瞬,因患者突然紧张导致皮肤肌肉等组织痉挛产生拮抗作用导致进针失败,因此粗针的运力是比毫针要求更高。

常见持针方式:夹持法和夹挤提捏法。

常见进针手法如下:

前面已述,粗针进针不同于毫针,在进针上有很大的差异性,总结如下:

(1)直刺法:分为近皮和非近皮直刺两种,近皮直刺是针尖近抵皮部,利用二指瞬间分开产生推力或夹持垂直刺入皮肤,这种进针要点在于用气要沉稳、底盘有根、急速刺入或柔和有力一气贯通,稍微迟疑则易进针失败,此进针法缺点是由于针体粗大,与皮肤接触面大,机体与针尖前部形成的反向拮抗力相对也大,紧张度也高,患者容易因疼痛剧烈而放弃治疗。

(2)捻转进针法:也分为近皮和非近皮刺入两种,无论何种,在进针刺入皮肤瞬间,借助手指与腕间寸劲爆发力,顺势向下捻转刺入皮肤,如果捻进针把握不大,手指进针不与针柄分离,确保针在可控范围内,反之可用捻转下压分离式进针操作。

(3)高抛式进针法:是指将刺手保持在一定高度,通常在一尺以上,借助其惯性力量冲击刺入的一种操作方法,在近皮时可行直刺,也可行捻转下压进针手法,这种手法技巧要求平时针刺娴熟度高,多用于肌肉丰厚部,适用于半寸至三寸短粗针。

(4)夹持提捏进针法:夹、持、提、捏进针部位,尤其是皮肤较为松弛的部位,或针刺不易刺入的部位,如头部虽然以短针为主针刺,但在进针时,固定面部或头皮有利于刺入。其次,应用长粗针时,选择针刺部位虽然以肌肉丰厚为主,但有直刺、斜刺、平刺之分,在选择斜刺或皮下平刺时,对皮肤固定非常重要,避免运针发力时推动皮肤移位,加剧疼痛而致进针失败,引起患者惧针、怕针又导致拒绝治疗,甚至晕针现象。

(5)慢刺进针法:对一些特殊部位如眼部、面部、颈部、胸部、腹部等,这些部位一定要掌握好力度,宁可慢进也要确保安全,尤其长粗针,更宜稳健、和缓,忌蛮力、暴力刺入。

2.进针角度

粗针针刺角度与毫针同,但有其特点,进针角度一定要把握适应证,角度不一样,运针的力度、深度都会影响到安全系数,如颈部进针角度的选择,对初学或临床多年者都应慎重,笔者多选择平刺进针,取颈中、中下棘突平面以上平行刺入,或透刺即可,疗效往往更佳。粗针直刺、斜刺选择深刺时,一定要避免损伤深部血管、神经等。

3.针感与行针

粗针针感强烈,容易出现酸麻困胀,甚至有放电感,平刺除透皮进针时疼痛感强烈外,针体在皮下走行,往往针感并不强烈,要区别对待;临床注重的是疗效,不应生搬硬套,直刺法针感往往强烈,如果按常规操作,提插捻转病人一般是很难耐受的,要分个体差异区别对待,尽量少行针,避免加剧病人的痛觉及心理负担。慢性病宜留针而不加大刺激;对神经反应迟钝的人宜适当刺激;对神经敏感者则宜弱刺激,快速刺入即可出针。

4.留针

个体差异不同、病情不同,选择留针时间也不一样,快扎法急进急出,适用于麻痹、瘫痪、急性病,神经敏感者;常见病、慢性病0.5小时以上,失眠病人考虑以静制动治疗方案时,时间可延长至2小时以上,机动灵活掌握。

5.出针

粗针出针理论上宜快速,减少缓慢出针造成的疼痛,出针迅速有利于针眼回缩减少出血,对于实热证患者有出血可不按压,使其放出少量血液以提高疗效。

三、病例举例

颈椎病

穴位:风池(患侧)。

功能:提神醒脑、平肝熄风、祛风解毒、通利官窍。

症见:以颈肩部疼痛或放射痛,颈部僵直屈伸不利或伴有后脑枕骨周围疼痛等。

操作:选用半寸直径1mm粗针,医者站立于患者一侧风池穴对侧,针尖斜向上,对准风池穴,并轻触皮肤,平心静气后,运气于拇指、食指瞬间发力,急速斜刺进针,针尖抵枕骨可有抵达针感。直刺入半寸左右,根据患者的胖瘦调整深度,一般留针即可,粗针针感强烈,病人耐受力有限,若要行针可用平补平泻,5天为1疗程。

第三节 芒 针

芒针是一种特制的长针,一般用较细而富有弹性、韧性强的钛合金钢丝制成,因形状细长如麦芒而闻名,故称为芒针。芒针系由古代九针之一的"长针"发展而来的。

一、针具规格

芒针长度临床不是非常统一,常规认为3寸以上, 10寸以内,直径大致与毫针同,最大直径不超过0.6mm,因细如麦芒故不宜粗。

二、芒针操作

1.进针

芒针细长,针尖细长容易破皮而入,皮下进针注意针尖方向,避免拐弯刺进要害部位产生不良后果。

常见持针方式:夹持进针法和夹挤提捏法。

常见进针手法如下:

芒针多以透刺和斜刺、平刺为主,皮下平刺时不易掌握方向,需要双手配,多练习后,才能很好控制针尖方向,在进针上有自己的特点,总结如下:

(1)夹持进针法:用刺手拇指、食指、中指或无名指夹持针体前端,快速刺入皮部。

（2）捻转进针法：用刺手拇指和食指配合或食指和中指配合，刺手其他手指辅助，利用指力和腕力，压捻结合，迅速刺过表皮。穿皮时手法动作要敏捷，以减轻病人痛感。捻转宜轻巧，幅度不宜过大。

2.进针角度

芒针虽细，但进针角度一定要把握适应证，角度不一样，运针的力度、深度都会影响到安全系数，胸部皮下透刺更要防止操作不当损伤内脏，形成气胸等。

3.针感与行针

芒针细长，容易透皮，操作中又容易拐弯，多以皮下平刺、斜刺为主，相比粗针，针感刺激性适中，垂直进针针感强，容易出现酸麻困胀，甚至有放电感，平刺后本身无针感，一般很少有酸麻困胀针感，但临床疗效不俗，不应生搬硬套，片面强调针感。

芒针偏长，行针容易缠绕肌纤维，因其有多穴多络多经的刺激效果，一般可减少或不行针。

4.留针

芒针一般留针0.5小时。

5.出针

芒针出针应柔和快速，在同一方向者，数根针可同时一次出针，减少出针造成的紧张疼痛，出针迅速也利于针眼回缩减少出血，对于实热证患者有出血可不按压，使其放出少量血液以提高疗效。

三、治疗病例

肩周炎

穴位：肩部阿是穴。

功能：通调脉道、行瘀止痛。

主治：肩周炎。

症见：肩部疼痛点固定于上臂中上段，压之或活动后疼痛加剧，入夜为甚，局部压痛明显，肩部各方向运动均受限，穿衣、梳头都受限，疼痛加重等。

操作：局部阿是穴用用6～10寸直径0.4～0.6mm芒针，用刺手拇指、食指、中指或无名指夹持芒针针体前端，进针区域以痛点周边10cm范围，采用三纵三横平刺透刺进针法,针尖三横达对侧皮下,三纵至肘横纹附近,待局部疼痛减轻或直接针至后留针,5次为1疗程,2个疗程可改善或治愈。

第四节　蟒　针

蟒针属于传统针刺法中特种针具,由古代"九针"中大针、长针基础上形成发展起来,因其针身粗长而得名。其特点是适用范围小,针感强,疗效显著。

一、针具规格

目前临床也无统一金标准,蟒针较之芒针更长更粗,直径从0.22~1mm不等,长度10寸以上。一般把比芒针长的针归类于蟒针。

二、蟒针操作

1.进针

蟒针针体相对粗,易于刺之深远,进针时先透皮刺入后,再调整方向缓慢进针,皮下进针注意针尖方向,避免拐弯刺进要害部位产生不良后果。

常见持针方式如下:

(1)夹持进针法:由于蟒针粗长,持针同芒针,以刺手拇、食、中指,甚至无名指,三指或四指夹持针体前端,保证瞬即用力时不致针体滑脱,又不致针身大幅度摆动于无菌区外。

(2)夹挤提捏固定进针法:一手夹、挤、提、捏或平按固定住进针部位皮肤,防止进针时因瞬间力量冲击,致皮肤松弛移位,刺手常采用三指或四指持针法。

常见进针手法如下:

蟒针以透刺、斜刺、平刺为主,因针体较粗,方向相对容易掌握,进针时将针尖保持在皮下以便观察并调整角度,直达治疗区域。进针主要以夹持进针法、捻转进针法为主。

2.进针角度

蟒针进针角度既要把握透皮进入角度,也要把握透皮后运针的角度,角度不一样,运针的力度、深度、安全系数都会影响。蟒针一般平刺或斜刺进针后,针尖控制在皮下可见范围,随时掌握其行进方向和深度,有利于顺利完成进针操作。

3.针感与行针

蟒针既长又粗,针尖也钝,又多以皮下平刺、斜刺为主,针刺至病变部位时间长,针感强烈,容易出现酸麻困胀,甚至有放电感,皮下浮刺完成后可无酸麻困胀之感,但不影响疗效。

蟒针粗长,针感又强,进针至尾操作时间长,本身对病人就是一种负担,因此,不主张再次行针。

4.留针

蟒针一般选择疑难、慢性、难治性、重症类疾患,操作难度大,用针少,故留针时间宜长,1小时左右即可。

5.出针

蟒针出针柔和匀速,在同一方向者,两根可同时两手各持一针一次出针,减少出针造成的紧张疼痛,针眼给以敷料覆盖。

三、治疗病例

产后风

穴位:环跳透阳陵泉(患侧)。

功能:祛风散寒,通调经络。

主治:产后风(大腿外侧)。

症见:产后受风寒后,大腿外侧易出汗,汗出恶风怕寒,关节疼痛,与天气变化明显相关。

操作:用20寸直径0.4～1mm芒针,患者取侧卧位,铺无菌巾,用刺手拇指、食指、中指三指或无名指四指,夹持蟒针前端近针尖处,针尖方向自环跳向阳陵泉方向,进针角度皮下15°左右,准备就绪后,快速刺入皮部,调整针向,目标阳陵泉,延皮下与肌肉之间进针至对侧,进针角度有偏差时,可稍退针进行调整,进行迟滞时,可轻捻向前行针,针至后留针,5次为1疗程,2个疗程可改善或治愈。

第五节　锋　钩　针

锋钩针根据古九针之一的锋针(三棱针)与民间流传的钩针,综合二者特点,取其所长,融为一体而制成,故名曰锋勾针。锋钩针以点刺或钩割人体腧穴或特定部位,从而达治病的一种独特的针刺方法。

一、针具规格

锋钩针由不锈钢材料按当代医用标准工艺加工制造而成,其针体长度一般在14cm左右,针体中间直径5mm左右,接近两端时逐渐变细,针头形成回钩,钩尖为三棱形,锋利有刃,长约3mm,针体两端钩尖形状相同。

二、锋钩针操作

根据病情需要和操作部位选择不同型号的锋钩针,针身应光滑、无针尖倒钩,钩尖应锐利;不同病变部位和病情选择不同的手法。

1.进针

锋钩针针尖呈勾型,在进针时针尖对准病变部位,快速进针后,对病变部位进治钩割治疗后,迅速出针,每个疼痛点或治疗点时间控制在1~3秒内完成为宜,在病人反应过来之时,针已出。

常见持针方式如下:

执笔式:由于锋钩针结构特点,一般采用执笔式,以操作手拇、食夹持针体中下部,中指扶钩针前部保证执针的稳定性,将需要进入机体间距留足,以利于进针。

常见进针手法如下:

锋钩针操作相对简单,在于操作的临床熟练程度,根据施术部位,皮肤紧致的地方单手可完成,皮肤松弛的地方,押手将皮肤撑开固定,有利施术顺利进行。其特点总结如下:

(1)钩割法:施术手持针在靠近皮肤瞬间,迅速将针头垂直或斜刺入皮下后,调整针头向痛点或施术点向下平勾或侧向勾割,反复多次,可听到割断皮下纤维的吱吱声;术毕出针。

(2)点刺刺络法:由于锋钩针针尖锋利,内侧有刃,可刺勾结合,较三棱针更易点刺刺络放血,点刺前,可在被刺部位或其周围用推、揉、挤、捋等方法,使局部充血。点刺时,用一手固定被刺部位,另一手持针,露出针尖3～5mm,对准所刺部位快速刺入并迅速出针,进出针时针体应保持在同一轴线上。点刺后可放出适量血液或黏液,也可辅以推挤方法增加出血量或出液量。刺络前,可在被刺部位或其周围用推、揉、挤、捋等方法,四肢部位可在被刺部位的近心端以止血带结扎,使局部充血。刺络时,用押手固定被刺部位,另一手持针,露出针尖3～5mm,对准所刺部位快速刺入后出针,放出适量血液,松开止血带。

2.进针角度

锋钩针因为针尖与针体有呈90°～120°,进针时勾针向下,内刃向内,与皮肤表面呈一垂直或斜角以利于进针。

3.针感与行针

锋钩针为钩刀性质,行针表现在钩割上,自然针感最强表现在疼痛或剧烈疼痛,其他针感少。

4.留针

锋钩针属快进快出针类,不留针,在达到治疗效果后即可出针,快速出针也易减轻患者疼痛和紧张感。

5.出针

施术完毕后即行出针,出针时应将针体恢复到进针时的角度,即钩尖向下,使针尖部分顺针孔抽出,避免钩尖上挑钩割出针,加重患者疼痛与创伤。

三、治疗病例

膝关节骨性退性变

穴位:膝关节阿是穴。

功能:松解粘连、通络止痛。

症见:膝关节活动、抬举或上下楼时疼痛加重,膝关节局部有明显的压痛点。

操作:锋钩针对有明确痛点者显效,因此在临床选用上要有针对性更易提高疗效,施术前确定好痛点并定位,施术前嘱患者不要直视操作以免紧张,施术手持针在靠近皮肤瞬间，迅速将针头垂直或斜刺入皮下后，调整针头向痛点或施术点针头向下呈钩式，平勾或斜向上提勾，反复多次，可听到割断皮下纤维的吱吱声即可出针。疗程一般以痛觉消失为原则，不痛不钩。

第六节 齿 钩 针

齿钩针为"钩活术"用针，多用于颈、腰椎旁或脊椎旁钩割治疗，是一种有痛微创闭合式小手术，治疗颈、腰椎病有一定疗效。通过钩治使局部减压、减张、松解、疏通，改善机体平衡而治病。

一、针具规格

齿钩针由不锈钢材料按当代医用标准工艺加工制造而成，其针体长度一般在15cm左右，针体较粗，为多棱形或圆柱形，上多有螺纹有利于持握，直径在5mm左右，针体前端有一弯月形勾，内侧有刃，较锋钩针相比要粗大，其弯钩部6~10mm区间，厚度在1~1.2mm，针柄向弯钩部有3~5cm细部延伸，为破皮后进入机体部分。

二、齿钩针操作

根据病情需要和操作部位选择不同型号的齿勾针，查看针尖有无倒钩，确保用针顺利，再根据部位和病情选择不同的手法施术。

1.进针

齿钩针针尖呈半月勾型，因为有麻醉辅助，操作一般有序进行，无需同锋钩针急进快出，讲究稳准到位即行缓慢出针。

常见持针方式如下：

执笔式：齿勾针结构类同于锋钩针，齿钩针只单向有勾，锋钩针两端均有。持针方式同锋钩针，一般采用执笔式，以操作手拇、食夹持针体中下部，中指扶钩针前部保证执针的稳定性，以利于进针。

常见进针手法如下：

齿钩针操作要稳健，根据施术部位，皮肤紧致的地方单手可完成，皮肤松弛

的地方,押手将皮肤撑开固定,有利施术顺利。因此,在进针上有自己的特点,总结如下:

勾割法:刺手持针靠近皮肤,钩针尖下垂斜向对准皮肤,迅速刺入皮下后,调整针头向痛点或施术点,平勾或斜向上提勾,反复多次,可听到割断皮下纤维的吱吱声,术毕即可出针。

2.进针角度

齿钩针前端尖部与针体呈平角,进针时勾针向下,内刃向内,与皮肤表面呈斜角进针,透皮后根据需要调整针尖角度运针施术。

3.针感与行针

齿钩针与锋钩针有相似之处,均为钩状,但齿钩针其钩更大,内刃更长更锋利,钩割力更强,如在无麻醉情况下,基本无法忍受,通常都是在麻醉状态下操作,行针虽为钩割性质,往往在钩割完毕后,局部需注射激素类与活血类药物,以减轻麻药过后的疼痛。

4.留针

齿钩针属快进快出针类,不留针,在达到治疗效果后即可出针,快速出针也易减轻患者疼痛和紧张感。

5.出针

施术完毕后即行出针,出针时应将针体恢复到进针时的角度,即钩尖向下,使针尖部分顺针孔抽出,避免钩尖上挑而致出针障碍,加重患者疼痛与创伤。

三、病例举例

跟痛症

穴位:跟骨阿是穴。

功能:松解粘连、解痉止痛。

症见:跟骨有明显的骨质增生,负重及活动加重,影响正常的生活质量。

操作:施术前痛点定位标记,局部麻醉待药力产生后,押手持针在靠近足跟底部皮肤,钩针尖下垂斜向对准皮肤,迅速刺入皮下后,调整针头向痛点或施术点,平勾或斜向上提勾,反复多次,可听到割断皮下纤维的吱吱声,术毕即可出针。

第七节 火 针

火针古称"焠刺、燔针、白针、烧针"等,是用火将施术针体前端烧红对准穴位或施术部位,借火力和温热刺激,激发经气,疏通气血,以治疗疾病的一种治疗方法;火针兼具针刺和热灸的双重作用,补与泻同时进行,可使病邪得以外泄,正气得以内生,扶正祛邪治疗作用明显,而且刺激强度大,作用时间长,能够更好的提高治疗效果,属于古代"九针"之一。

一、针具规格

现在临床所用火针基本都以钨钢针替代,因此本文所讲用针均以钨钢针为准。火针常见的有单头、三头、五头、七头、九头,也有放血用三棱火针等,单头火针直径一般0.4mm以上居多,多头着为单头捆扎在一起而成。

二、火针操作

1.进针

火针属特殊针种,进针要求"红、稳、准、狠、快",在掌握基本操作手法后,临床多练习自然熟能生巧。

常见持针方式如下:

夹持进针法:刺手拇、食二指或拇、食、中三指夹持火针针柄部,不得持于针体部,防止加热过程中针体过烫灼伤手指。

常见进针手法如下:

火针较其他针种有其特殊性,进针手法有其特点,讲究"稳、准、狠、快",手法相对其他针单一,无行针、留针的特点。总结如下:

(1)快速直刺法:施术手持针近皮肤,用酒精灯烧红后,调整与针尖角度后,迅速垂直刺入,无捻动、无提插等多余动作,适合于肌肉丰厚或刺入较深部位刺入方法。

(2)点刺法:在腧穴上施以单针点刺的方法,用于温通经络、行气活血,扶正祛邪,平衡阴阳,调整脏腑功能,多用于内科疾病的治疗。

（3）密刺法：在体表病灶上施以多针密集刺激的方法，每针间隔不超过1cm。以足够的热力，改变局部气血运行，促进病损组织的新陈代谢。主要适用于增生、角化性皮肤病，白癜风等。

（4）散刺法：在体表病灶上施以多针疏散刺激的方法，每针间隔2cm左右。可改善局部气血运行，从而止痒、定惊、解痉、止痛。

（5）围刺法：围绕体表病灶周围施以多针刺激的方法，针刺点在病灶与正常组织交界处。能温通经脉，改善局部气血循环，促进组织再生。主要适用于皮肤科、外科疾病。每针间隔为1～1.5cm为宜。

（6）刺络法：用火针刺入体表血液淤滞的血络，放出适量血液的方法。用于热症、实症、静脉曲张、脉管炎等症。

2.进针角度

（1）深部进针角度：因火针刺激较强，针刺角度选择非常重要，更要合理选择体位，使其有一个舒适稳定的针刺体位，这对患者心理是一种安慰，而且对施术者的准确针刺提供了必要条件，首先要让肢体处在一个稳定的位置，在针刺产生痛感后不至于肢体移位，针刺角度与皮肤、肢体的痛点位置在一个相对垂直的角度，迅速进针后既可迅速垂直出针。要求合理选择体位，切忌匆忙从事，以免发生意外。

（2）浅表进针角度：角度可较为随意，可斜刺、垂点刺、点刺、挑刺等均可。

3.针感与行针

（1）深刺类：当针刺入一定深度时局部出会出现刺痛或烧灼感，针刺到达施术点后迅速原路垂直出针，斜出会对皮肤及皮下组织有再次烧灼或滞针，因此不强调毫针强调的"得气"，更不讲究行针，否则稍微迟疑由于迅速针体降温，周边组织强烈收缩，黏滞于针体给出针造成困难，加重患者痛苦，使再次后续治疗因惧针而拒用。

（2）浅刺类：对于火针皮肤表面浅刺类，较深部刺针对比，疼痛感小，黏针滞针轻，可轻刺、点刺角度、可快也可稍慢操作都顺利操作完成。

4.留针

火针进针属于"高温烧刺"，进入机体后又"瞬间降温"，稍微迟疑则出现各种组织粘针、滞针拔出困难，如果针体粗大还会加重组织烧刺破坏，所以不讲究留针。

5.出针

前面在针感及行针、留针中谈到其弊端，因此，坚持"中病即止、原路速回"的原则，也就是说到达治病点后，立即、马上、迅速、返回到原点。如遇针粘滞肌纤维及皮肤而留针现象，术者也不要紧张，安慰患者不要紧张，在患者不留神时，迅速用力出针，然后局部消毒，并给患者心理疏导避免造成医患矛盾。

出针后，医者应向患者说明术后针刺部位的维护事项，包括：针孔局部若出现微红、灼热、轻度疼痛、瘙痒等症状属正常现象，可不作处理；注意针孔局部清洁，忌用手搔抓，不宜用油、膏类药物涂抹。针孔当天不宜着水。

三、治疗病例

腰椎间盘突出

穴位：腰部阿是穴（腰椎两侧夹脊穴）。

功能：温经补气，祛邪通络。

主治：腰椎间盘突出（轻症）。

症见：腰部疼痛、屈伸旋转各方向运动均受限，穿裤、穿袜都受限，疼痛加重，影像学检查确诊。

操作：用2寸单头直径0.4或0.6火针均可，手持火针酒精灯烧红后，对准痛点或腰部两侧夹脊穴快速垂直进针，针向椎间孔方向，间距1寸，直刺1~1.5寸后迅速出针，快进快出不能迟疑，否则容易滞针不易拔出加重患者痛苦。7次为1疗程。

第八节 小 针 刀

小针刀是一种刃针结合产物，古代针具特点就是针和刀，但传统割治类以浅部为主，多以脓疮疖肿为主；小针刀有深入机体深部的优点，小针刀发明者朱汉章教授在中医理论指导下，借鉴外科手术原理，优势互补，为传统中医外治疗法增加了一种新的治疗方法，是一种介于手术与非手术疗法之间的闭合性松解术。

一、针具规格

小针刀结构由针柄、针身、刀口三部分。一般长5～12cm、直径为0.4～1mm,刃口宽与直径等同,但尺寸也有其他规格,但随着对小针刀地不断认识,现在直径也相对变得较小了。

二、小针刀操作

根据病情需要和操作部位选择不同型号的小针刀,根据部位和病情选择不同的手法施术。

1.进针

小针刀刃口锋利,一般无麻醉辅助,操作以快为佳,施术后即可出刀,不可强求一次完全解绝问题。

常见持刀方式如下:

(1)夹持针柄式:小针刀针柄扁平,有利于拇指和食指夹持,针体过长可以中指抵住,保持稳定性。

(2)固定皮部式:皮肤松弛部绷紧固定皮部有利于进针,有些患者仍需用非施术手食指、中指绷紧铲剥部位皮肤,如果针对瘢痕疙瘩的松解则要固定好其在一个容易操作的部位,配合进针刀治疗。

常见进针操作手法如下:

小针刀刀面锋利,轻力即可透皮而入,因此操作要稳健,根据施术部位不同,选择合适角度进针,适当的技法松解粘连,总结如下:

(1)施术点指针定位法:①病人自觉某处有疼痛症状。②医生在病变部位可触到敏感性压痛。③触诊可摸到皮下有条索状或片状或球状硬物,结节。④用指弹拨病变处有响声。

(2)顺肌纤维、肌腱走行铲剥式:即针刀尖端紧贴着欲剥的组织做进退推进动作(不是上下提插),使横向粘连的组织纤维断离、松解。

(3)横向或扇形针刀松解式:针对纵向粘连的组织纤维行横向或扇面式断离、松解。

(4)不定向剥离松解法:做斜向、垂直或不定向的针刀尖端划摆、铲剥动作,使无一定规律的粘连组织纤维断离松解。

（5）切割剥离度掌握：切割剥离2～5次即可出针，一般治疗1～5次即可治愈，两次相隔时间可视情况5～7天不等，疗程3～5次，根据实际病情而定。

2.进刀角度

小针刀进针角度与毫针有相似之处，根据不同部位、痛点、筋结部位、瘢痕特点，选择不同成角进刀，可直、可斜、可平。

3.针刀感与行针

针刀具有铲、割、切等物点，较针类针感不同，表现为疼痛或剧烈疼痛，同圆形针针刺得气有很大区别，应注意区分。

4.留针

小针刀可根据患者耐受程度、疗效选择快出针或留针，在达到治疗效果后即可出针，快速出针也易减轻患者疼痛和紧张感。

5.出针

施术完毕后即行出针，对于实热证患者有出血可不按压，使其放出少量血液以提高疗效，针眼大者给以敷料覆盖。

三、治疗病例

踝关节创伤后遗症

穴位：阿是穴。

功能：松解粘连、通经止痛。

症见：有明确的创伤史，经过治疗后期踝关节活动仍然受限，行走过多就会出现关节水肿，疼痛加重，休息几天后肿胀又会缓解，活动后关节肿胀疼痛会仍有反复。

操作：根据病人自觉某处有疼痛症状，同时医生在病变部位可触到敏感性压痛区指针定位，夹持针柄式进针，小针刀针柄扁平，有利于拇指和食指夹持，针体过长可以中指抵住，保持稳定性，对准定位痛点迅速进针后，局部施以铲、割、切手法后即行出刀，针眼穴位贴贴之，术毕。

第九节　铍　针

铍针的发展经历了三个阶段,各个阶段铍针功效与主治又有一定的区别,临床初学者要有一定的分辨,应就不同时期的铍针适应症及操作分开学习和掌握,再互相参考,取长补短为临床所用。现代临床上可见三种铍针,一种是古九针之"剑"形铍针,一种是后来演化出的"铲"形带刃铍针,另一种现代改良"铍针",以下称"微铍针"便于与传统"剑、铲"形铍针区别,微铍针刃口为斜刃,类于斜刃针。

一、针具规格

《灵枢·九针论》:"铍针,取法于剑锋,广二分半,长四寸,主大痈脓,两热争者也。",说明最早的铍针是剑形;现今还可见到"铲"形正面和双侧有刃面铍针,平开刃口0.5cm,侧开刃口1.5cm,针柄为10~15cm长,直径0.5cm粗,多为不锈钢制造;现代改良版的微型"铍针",刀口为斜刃口,刀口线为0.5~0.75mm,针体多为3~5cm,针柄一种为毫针结构,一种为长5cm,直径5mm,前端为1~2cm延伸部分,尖端为刃口。

二、传统"剑、铲"形铍针操作

因为铍针有三大类,而且其功能有一定差异,尤其是"剑"式、"平铲"式铍针与现代微铍针(斜刃针)差异很大,前二者操作与后者分开论述。

1.传统铍针("剑、铲型")进针

以切割排脓、切除皮肤表面浅表肿块为主,有较长针柄,类似手术刀柄,持针类似于执手术刀式。

常见持针方式如下:

(1)执弓式:是最常用的一种执刀方式,动作范围广而灵活,用力涉及整个上肢,主要在腕部。用于较长的皮肤切口切割排脓。

(2)执笔式:用力轻柔,操作灵活准确,便于控制刀刃面角度,其动作和力量主要在手指。用于短小切口等。

(3)握持式:全手握持刀柄,拇指与示指紧捏刀柄刻痕处。此法控刀比较稳

定。操作的主要活动力点是肩关节。用于切割范围广、组织坚厚、用力较大皮肤切口等。

（4）反挑式：是执笔式的一种转换形式，刀刃向上挑开，以免损伤深部组织。操作时先刺入，动点在手指。用于切开脓肿，适合于"剑"式铍针等。

2.常见进针操作手法

传统铍针（"剑、铲型"）操作基本是皮肤组织或浅筋膜间的浅表操作，其操作手法单一，有刺、割、挑、切等。

三、现代微铍针操作

根据病情需要和操作部位选择不同型号的微铍针，根据部位和病情选择不同的手法施术。

1.进针

微铍针为斜刃面，尖且刃面锋利，轻力即可透皮而入，一般无麻醉辅助，操作以准、快为佳。

常见持针方式如下：

微铍针现在临床可见一种似如毫针针体，尖为斜刃；一种是针柄直径在5mm左右。长3~5cm的圆柱柄，针柄前延伸为细长斜刃针，长度半寸至三寸。二者均可采用常见如下四种执针方式：

（1）夹持进针法：刺手拇、食二指夹持针体下端，露出铍针前端，适合于细柄。

（2）夹压进针法：用刺手拇指与中指夹持针体，食指压针尾，适合于细柄。

（3）夹持针柄式进针法：微铍针粗柄者，可利于拇指和食指夹持，针体过长可以中指抵住，保持稳定性。

（4）固定皮部进针法：皮肤松弛部绷紧固定皮部有利于进针，有些患者仍需用押手食指、中指绷紧铲剥部位皮肤，如果针对瘢痕疙瘩的松解则要固定好其在一个容易操作的部位，配合铍针治疗。

常见进针操作手法如下：

微铍针为斜刃面，尖且刃面锋利，轻力即可透皮而入，因此操作要稳健，根据施术部位不同，选择合适角度进针，适当的技法松解粘连，总结如下：

（1）点刺法：刺手一手拇食指捏住针柄，押手拇食指用无菌干棉球或无菌纱布块捏住针体,针尖对准皮肤十字压痕的中心,双手骤然向下,使铍针快速穿过皮肤,当铍针穿过皮下时,针尖的阻力较小,进针的手下有种空虚感,当针尖刺到深筋膜时,会遇到较大的阻力,持针的手下会有种抵抗感。根据不同的病情,进行松解针法。

(2)弹刺法:刺手一手捏住套有塑料套管针的针体,针尖对准十字压痕的中点,垂直下压套管,押手拇、中指端相对,中指指甲对准针尾,用力弹击露在套管外的针尾,使其瞬间穿过皮肤,然后取下套管,再逐层进针。

2.进针角度

微铍针进针角度与小针刀有相似之处,根据不同部位、痛点、筋结部位、瘢痕特点,选择不同成角进刀,可直、可斜、可平。

3.针感与行针

微铍针具有刺、铲、割、切、划等技术操作要点,较针类针感不同,表现为疼痛或剧烈疼痛,同圆形针针刺得气有很大区别,应注意区分。微铍针的行针主要要点就是松解,松解的目的是减低皮神经通过的周围筋膜张力和筋膜间室内压力。所以针刺的深度以铍针穿透筋膜即可,不必深达肌层,这样可以避免出血及减少术后反应。临床上现在常用的几种松解法如下:

(1)一点式松解:适用于痛点局限,定位准确的病例。铍针的尖端穿过筋膜即可,患者的局部疼痛常随之消失。

(2)多点式松解:适用于痛点局限但定位较模糊的病例,当铍针的尖端穿过筋膜后,轻轻上提,将针退出筋膜至皮下,稍微改变进针角度,再穿过筋膜层,可如此重复3～5次。

(3)线式松解:适用于疼痛范围较大,病程较长,筋膜肥厚且肌肉张力较高的病例。线式松解其实就是沿一个方向的反复连续点刺,形成一条0.5～0.7cm的筋膜裂隙。

4.留针

微铍针可根据患者耐受程度、疗效选择快出针或留针,在达到治疗效果后即可出针,快速出针也易减轻患者疼痛和紧张感。

5.出针

施术完毕后即行出针,如有出血用棉球或纱布块压住进针点,对于实热证患者有出血可不按压,使其放出少量血液以提高疗效,如出现血肿,常见原因为误伤血管,出针时没有及时按压。轻度血肿一般不必处理,可自行消退。如局部血肿较甚,现在局部按压,防止继续出血,然后给以活血消肿的内服和外用药。一般患者原有的疼痛都减轻或消失。无菌敷料敷盖进针点,24小时内保持敷料干燥清洁即可。一般每周治疗1次,2~3次为1个疗程。

四、治疗病例

肱骨外上髁炎

穴位:阿是穴(肱骨外上髁)。

功能:松解粘连、通络止痛。

症见:主要表现为肘关节外髁处局限性疼痛,并向前臂放射,尤其是在内旋时。患者常主诉持物无力,偶尔可因剧痛而使持物失落。静息后再活动或遇寒冷时疼痛加重。临床检查时可发现肱骨外上髁处有压痛点;Mills征阳性,即屈腕并在前臂旋前位伸肘时可诱发疼痛。此外,抗阻力后旋前臂亦可引起疼痛。

操作:指针法定位痛点,以痛点为中心行多点式松解手法,当铍针的尖端向痛点方向穿过筋膜后,轻轻上提,将针退出筋膜至皮下,稍微改变进针角度,再穿过筋膜层,可如此重复3~5次。1周为1个疗程,2~3周可愈。

第十节 松 筋 针

松筋针由大连市中心医院朱国庆教授发明,是中医针刺和外科手术松解相结合的一种新的针刺疗法,在病变局部或相应穴位刺入,钝性分离皮下经筋、肌筋膜等软组织,起到松解粘连、通经活络、解痉止痛等功效,也是一种中西医结合的小型医疗器械。

一、针具规格

松筋针针头圆钝,针体较长,自针柄根部逐渐向针头处延伸变细,针尖直径为0.12cm。全长20~25cm,针柄有两种规格,一般针柄为10cm长,一种为针体延伸为一扁平手柄,另一种为在扁平的针柄与针体处设置正"Z"弯曲度以便于使用者稳固据持。最宽处1.8cm,和针体,针体上设置环形刻度线。分别距离针尖6cm、8cm、10cm。

松筋针治疗进针的深度是临床操作的关键点,稍有偏差即可能导致患者不必要损伤,使用松筋针治疗过程中,通常是依赖医生的手感和经验来完成判断。为此,根据临床应用实践,不同病例的病灶浅深度常常有较大差异,解决这个问题在距离针尖4、6、8、10cm处间隔为2cm的刻度线设置即可满足使用需要,更有利于提高松筋针的使用效率。

二、松筋针操作

1.进针

松筋针进针操作特点较其他常规针种比较,属力量大、疼痛感强针体进入深型,临床应用要注重细节。

常见持针方式如下:

握持法:松筋针针体大,直径粗,针头为圆钝,要用一定的力量才能透皮进入并进行分离操作,临床基本上以手握式持针法,拇指与其他四指呈握笔式持握既可。

常见进针手法如下:

穿刺式进针:在做好进针点局麻、一次性针头针尖破皮后,手握针柄,钝性针头对准进针破皮处,手腕部稍加用力先行针头顺破皮点行入后,调整针头角度,对准施术区,向前钝性分离插入施术部位后,需左右钝性分离可持针柄左右摆动,使针体前部做扇形分离完毕后,回抽针头至针眼处,不要完全拔出针头,在皮内调整进针角度再行操作。

2.进针角度

进针时,针头对准破皮针眼刺入后,调整其进针角度,如果施术者控制力不强,可用无菌纱布夹持松筋针针头对准针眼,稍用力辅助钝性分离进入。针头进入后调整好施术角度即可行针。

进针角度一定要把握适应证,角度不一样,运针的力度、深度都会影响到安全系数,胸背部皮下透刺更要防止操作不当损伤内脏,形成气胸等。

3.针感与行针

针头钝性分离进入后,采用前后钝性分离插提,左右横扫手法钝性分离松解,因其针体粗壮,临床针感强烈,容易出现酸麻困胀,甚至放电感,但钝性分离产生的疼痛不小。

4.留针

松筋针属于快进快出类用针,术毕既行出针,不留针。

5.出针

松筋针是传统的针刺疗法与现代手术治疗的有机结合和创新,是一种无切口的手术,一次性针头划割进针口,又有针眼外科的说法。术后对"针眼"消毒,贴创口贴或敷料覆盖。松针术后一般可以适当活动,出现2~3天针眼痛属于正常,如见红肿剧痛要立即排查感染或机体过敏,给以相应的处理。

三、治疗病例

腰椎间盘突出症

穴位:阿是穴。

功能:松筋解肌,通络止痛。

主治:腰椎间盘突出(轻、中症)。

症见:腰部疼痛、屈伸旋转各方向运动均受限,穿裤、穿袜都受限,疼痛加重,影像学检查确诊,常规治疗效果不佳者。

操作:指针法定位腰部痛点或屈伸时受限功能区域,自痛点后方1～2cm处或自感酸困胀痛区近骶骨外选择进针点,在做好进针点局麻、一次性针头针尖破皮后,针眼后铺无菌小巾单,正常持握松筋针,钝性针头对准进针破皮处,手腕部稍加用力先行针头顺破皮点行入后,调整针头角度,对准施术区,向前钝性分离插入施术部位后,针柄左右摆动钝性轻微分离,后退出至针眼处,但不拔出,选择另一个成角15°左右再次向前进针分离,如此行3～5个,具体根据患者耐受程度而定,成扇面形分离操作完毕后,回抽出针,针眼按压穴位贴贴住针眼,术毕。

第十一节　自血疗法

自血疗法是在中医理论指导下,抽取患者外周静脉血,迅速注入患者相关穴位,从而刺激机体的非特异性免疫反应,用以治疗一些疾病的方法。本疗法中用自身血,除起到较强的抗过敏作用外,穴注后由于血液在体内吸收较缓慢,能起到较长时间的刺激效应,它集中了中医传统疗法的针刺、放血、穴位注射于一体,通过针刺协调阴阳、脏腑经络功能,放血以祛瘀生新止痛,具有取穴少而精、疗效可靠、安全、临床操作方便的优点。

一、针具规格

自血疗治采用的针具为一次性输液器,可根据采血量的多少选择相应的注射器,一般采用注射器可较大,采完血后,可选用适当的针头进行针刺注射血液到相关穴位或痛点。

二、自血疗法操作

弩针针刺是以急进急出为主,手法讲究"快、稳、浅"。进针前备针备药,根据便宜选取针刺所用针具,同时取10ml药液备用。体位选择,暴露施术部位,放置于比较稳定的地方,避免针刺时摆动。针刺点定位:对于有明确痛点的一般直接选择痛点作为针刺点,如果属于关节等弥漫性怕风疼痛者可选择"八卦、洛书"图案定位,或者选择散刺定位后,施术区常规皮肤消毒即可开始操作。

1.进针

常见持针方式如下:

夹持针管进针法:自血疗法针刺工具为输液器,其进针法又不同于肌肉注射,需要对角度、深度、针感方面的要求,所以肌肉注射持针进针不适用,仍然以拇指、食指、中指以握笔式持抓针管管体前部。

常见自血疗法如下:

(1)大自血疗法

将患者自身的血液抽到一次性自体血血袋内。注入医用臭氧(150~200ml,臭氧与血液的比例为1:1),最后经专用一次性臭氧大自血输血器将血液输回体内。经过臭氧的强气化性使体内的炎症组织或感染灶中的细菌、真菌或病毒迅速歼灭。有害血脂胆固醇。甘油三酯、低密度脂蛋白,以及体内代谢产生的废物和细菌病毒分泌的毒物,各种致痛物,都难以逃脱被臭氧灭活或气化分解的命运。从而起到治疗疾病的作用。

(2)小自血疗法

是指从病人的静脉里抽取5~10ml血液(不加抗凝剂或药物),随即直接注射到病人臀部的深层肌肉。每周1~2次,一般10次为1疗程。

(3)溶血疗法

是用10ml以上规格的注射针筒先抽取注射用生理盐水5ml,然后如同上法抽取静脉血5ml,轻轻充分摇匀,使注射水与静脉血混合,经过2~3分钟后,血球发生溶解,待混合液变成透明时做肌肉注射。

2.进针角度

进针根据穴位深浅、解剖部位特点选择不同的角度,斜刺、直刺法。

3.针感及行针

刺入穴位后有得气感后,既可选择三种自血疗法之一,注入血液到穴位1~2ml。

4.留针及出针

穴位注射完毕后即行出针,不存在留针之法,出针后常规消毒,皮肤可自行闭合。

5.疗程

每周2~3次,7次为1疗程。

三、病例举例

慢性荨麻疹

穴位:三阴交、足三里、血海、合谷、曲池。

功能:扶助中气,清热凉血、健脾和胃。

症见:风疹块出现前,局部皮肤发痒或有麻刺感,迅速出现皮疹,此起彼消,一般皮疹24小时均能消退,但容易反复,经年不愈。

操作:从病人前臂中小静脉里抽取5~10ml血液(不加抗凝剂或药物),对事先辨证用穴消毒后,随即直接注射到病人所选穴位处即可,深度根据患者局部解剖情况决定,肌肉丰厚相对较深,较薄则浅,每周1~2次,一般10次为1疗程。

第十二节 放血疗法

放血是针刺疗法的一种,在治疗急症、热症方面的疗效显著,藏医在放血疗法方面积累了丰富的经验,由于放血部位的不同,所用放血工具不同,以三棱针最为常用,由于现代无菌术的要求提高,临床有很多人选用一次性无菌针头,无菌手术刀等代替其他放血工具。现总结如下:

一、放血工具规格

(1)三棱针:由不锈钢制成,分为粗、细两种,针尖部有三面三棱,十分锋利. 粗针长7～10cm,针柄直径2mm,适用于四肢、躯干部位放血。细针长5～7cm, 针柄直径1mm,适用于头面部及手足部放血。

(2)小痧刀:长7～10cm,刀刃长0.5～0.7cm,刃面为斜刃。

(3)一次性无菌针头,根据放血口的大小选择不同型号针头。

(4)无菌尖头手术刀(配手术无菌缝合包)。

二、放血疗法操作

1.刺络放血操作

(1)点刺放血:先在针刺部位上下推按,使郁血积聚。右手拇、食两指持针柄,中指紧靠针身下端,留出一二分[②]针尖,对准已消毒的穴位迅速刺入一二分,立即出针,轻轻挤压针孔周围,使出血数滴或十几滴,然后用消毒棉球按压针孔。点刺又分速刺和缓刺,速刺指对准放血处,迅速刺入1.5～3mm,然后迅速退出,放出少量血液或黏液。缓刺指缓慢的刺入静脉1～2mm,缓慢地退出,放出少量血液,适用于腘窝、肘窝、头面部放血。

(2)挑刺放血:是针刺入皮肤或静脉后,随即针身倾斜,挑破皮肤或静脉放出血液或黏液,适用于胸、背、耳背静脉等处的放血。

(3)丛刺放血:是用集束针在一定的部位作叩刺,刺数多、刺入浅,以有血珠渗出为度,适用于扭挫伤、脱发、皮肤病等。同时还经常配合拔罐疗法。

---

②注:1分=2.5mm(下同)

2.散刺放血操作

是在病灶周围点刺出血,主要用于丹毒、痈疮。

3.挑治放血操作

以押手按压施术部位的两侧,使皮肤固定,刺手持针,将腧穴或反应点的表皮挑破出血(如治疗红丝疔,应在红丝近心端尽头处以及红丝之上寸寸挑刺出血)。有时需挑断部分纤维组织,然后局部消毒,覆盖敷料。常用于目赤肿痛、痔疮等证的治疗。

4.划割放血操作

多采用小痧刀、手术刀、大号一次性针头等工具,持刀法以操作方便为宜,使刀身与划割部位大致垂直,然后进刀划割。适用于口腔内膜、耳背静脉等处的放血。

三、常见部位放血举例

(1)眉心放血法:术者端坐患者对侧,用左右两拇指由眉心(印堂穴)由内向外按捋三次,再用拇指食指揪起眉心,用针刺出血少许适用于风寒感冒、头痛、身痛、前额痛等。

(2)太阳穴放血法:术者用拇指由前额向外捋三次,然后用拇指同食指揪起太阳穴处皮肤,用针刺出血少许。适用于寒热往来、感冒头痛、血瘀头痛、高血压头痛等。

(3)肘窝放血法:暴露肘部后,术者由上臂向下捋三次,然后用一物紧束上臂,待肘部血管怒张。在肘部静脉处(相当曲池穴)刀割放血。适用于风寒感冒、肢体疼痛、身痛等。

(4)中指放血法:用一根红线紧束患者中指。术者在中指指甲上一指处或指端用一次性针头或三棱针挑刺放血。适用于风寒感冒、小儿惊风、妇人癔病等。

(5)外耳廓放血法:病人背术者坐位,将耳廓外侧暴露。术者用手固定耳廓,暴露耳廓小静脉,取其上三分之一处,三棱针轻刺小静脉放血,视其病情轻重以定其放血量。适用于咽部红肿充血、扁桃体炎、口疮及皮肤疥癣、神经性皮炎等。

(6)内迎香放血法:取一锐利竹签,放入病人鼻翼内0.5cm处,紧贴鼻翼。术者用食指猛弹鼻翼针刀刺入使其出血少许,适用于急性咽炎、咽部充血等。

(7)关节扭伤血肿放血法：如关节扭伤跌打局部血肿，痧刀刺入配合拔火罐，拔除瘀血。

(8)腘窝放血法：患者背向医者直立，暴露腘窝部。术者先用手掌击其腘窝，暴露腘窝表浅静脉。在腘窝中线外(相当委中穴)，用针刺出血少许。适用于风寒感冒、身痛、腰痛及腹痛等。

第十三节 三 棱 针

三棱针疗法由古代砭石刺络法发展而来，晋皇甫谧《帝王世纪》中提到伏羲氏"尝百草而制九针"。《内经》所记载的九针中的"锋针"，就是近代三棱针的雏形，"络刺""赞针""豹文刺"等法，都属于刺络放血法的范围，目前临床应用三棱针十分普遍。

三棱针刺法具有开窍泄热，活血祛瘀，疏经通络的作用，尤善治疗顽固性痹证，但是并非只用于实证和热证，也可用于寒实证。

一、针具规格

三棱针多用医用不锈钢制成。针柄呈圆柱状，针身至针尖呈三角锥形，刃尖锋利，分大、中、小三型，针身一般长约6cm，如果用于口腔咽部放血的相对更长在12cm左右。随着现代制做工艺水平的提高，针柄也有制作成盘龙柄的，精致漂亮，持握感良好。针柄较粗，呈圆柱形，针身呈三棱形，三面有刃，针尖锋利。

二、三棱针操作

1.器材及材料

治疗盘、三棱针、0.5%碘伏、棉签、弯盘、止血带等。

2.持针式

(1)执笔式：拇指、食指夹持针柄后部，中指在针体中下部，形成三点固定，有利于垂直刺络放血。

(2)指压平托式：

挑刺疗法时，以上挑操作为主，主要借助中指、食指向上上挑，拇指下压针柄上部,稳定针体来共同完成,既中指、食指平托针柄的下方,拇指正压其上方。

3.行针手法

(1)点刺法:手持三棱针,对准所要放血的部位或络脉迅速刺入2～3mm,随后迅速退出,以出血为度。出针后不要按闭针孔,让血液流出,并可轻轻挤压穴位,以助排血。随后,以消毒干棉球压住针孔,按揉止血。

(2)挑刺法:可分为挑刺脉络和皮部之分,均为微小点滴类出血或不出血的挑刺;针对治疗部位的小血管,轻挑使微细毛细血管破裂,挤出少量血液。针对穴位或痛点的挑刺,将针尖斜刺入皮肤浅层后,中指、食指用力上挑针尖,挑断部分皮下纤维组织,然后局部消毒,覆盖敷料。

(3)丛刺法:用三棱针集中在一个较小的部位上点刺,使之微微出血。

(4)散刺法:用三棱针在病变局部的周围进行点刺,根据病变部位大小,可刺10～20针,针刺深浅须依据局部肌肉厚薄、血管深浅而定。由病变外围向中心环形点刺,达到祛瘀生新,疏经经络的目的。

(5)放血法:以橡皮管结扎于针刺部位上端,令局部静脉充盈,左手拇指按压于被刺部位到此为下端,局部消毒后,右手持三棱针对准被刺部位的静脉,迅速刺入2～3mm深,即将针迅速退出,使血液流出,亦可轻按静脉上端,以助瘀血排出。

4.疗程

每日或隔日针治1次,3～5次为1疗程。急症、热症也可每日数次。

三、治疗病例

偏头痛

穴位:太阳穴

功能:祛风散寒,通络止痛。

主治:偏头痛。

症见:表现为发作性的患侧搏动性头痛,伴恶心、呕吐及羞明,经一段间歇期后再次发病,在安静、黑暗环境内或睡眠后头痛缓解。在头痛发生前或发作时可伴有神经、精神功能障碍。

操作:双侧太阳常规消毒,手持三棱针,对准太阳穴所在处,如有络脉经过者,对准迅速刺入2～3mm,随后迅速退出,以出血为度。如果没有络脉显现,在太阳穴皮下向上挑刺,让血液流出,并可轻轻挤压穴位,以助排血。随后,以消毒干棉球压住针孔,压迫止血。

第十四节 浮 针

浮针是符仲华教授发明一种针刺针具,特点为刃针刺于皮下和浅筋膜之间的运针,属表浅针刺疗法,又因为发明人姓符,与浮谐音,故称浮针,浮针疗法与我们毫针、粗针、芒针、蟒针等皮下浮刺有相似之处,但也有一定区别,临床可相互借鉴。

一、针具规格

浮针是复式结构,分为三部分,临床又常分为大、中、小号。

(1)针芯:由不锈钢制成,弹性良好,临床多见直径0.38～0.7mm区间,长3～5cm为多;针尖呈斜坡形,两边斜坡仍不失锋利度,外面包有软套管。

(2)针座及软套管:针座是浮针包裹针芯尾部的部分,主要有两方面作用,一是重要的持针部分,浮针操作发力点;二是便于固定软管套留置于皮下。软管套前端细长部分为留置于体内皮下部分,该部分具有足够的柔软度以利于长时间留针;软管套尾部为留置于机体外部分,起固定软套管和留置长度、深度的作用。

(3)保护套管:为保护针芯和软套管不与他物碰撞产生磨损,同时也有利于保持其处于无菌状态。

二、浮针操作

根据病情需要和操作部位选择不同型号的浮针,根据部位和病情选择不同的手法施术。

1.进针

浮针针尖锋利,针尖两侧斜坡边缘仍不失锋利,有利于向两侧扫刺分离,一般无麻醉辅助,操作以快为佳,不可强求一次完全解决问题。

常见持针方式如下:

(1)夹持针尾式:浮针针尾同注射用针尖针尾,用拇指和食指夹持,中指辅助固定针体。

(2)进针器进针法:将浮装在浮针进针器中,靠弹射力进针的一种方法,其优点是疼痛小。

常见进针操作手法如下:

夹持平推或斜刺进针,医者应当沉着冷静,从容不迫,持针座使针尖对准进针点,平缓有力推送进皮肤或者瞬间发力用寸劲而入,使其透皮后,调整进针的角度后行针。因其进针部位表浅,故用力不宜过大,防止刺入太深。对于皮肤松弛者,另一手指提捏或撑紧皮部辅助进针。

2.进针角度

浮针进针角度一般采用平角或斜角,进针时针体与皮肤一般呈15°~25°角,可将松弛的皮肤夹持提起或撑开绷紧皮肤平刺或平推;或对准进针点直接斜刺或斜推透皮,进针至皮下,调整针的角度进行皮下行针操作。如果为持针器进针,也可以采取这两种角度进针,夹持法要注意施术者自身安全。

3.针感与行针

浮针为皮下与浅筋膜之间进针、行针,很少有毫针,粗针"得气"之感,主要感觉为针尖刺痛和向两侧扫刺造成的胀痛感为主。

浮针针尖进入皮下后即开始行针:

第一步,以进针点为支点,手握针座,调整针尖在皮下与浅筋膜之间(如果出现刺入过深略达肌层,可轻轻提拉后退,使针身离开肌层,退于皮下,再行运针),微用力,借针尖之锋向前突破皮肤与浅筋膜之间屏障,到达痛点施术区远端。

第二步,带动针体向左右两边行扇形运动,针尖两侧斜坡刃面及针体共同作用分离两侧皮肤与筋膜间的组织,尽量使皮部与浅筋膜有轻度分离,疗效更佳。

第三步,作扫散行针时,持针应该具有灵动性,不要僵硬死板,要柔和,有节律,操作时间和频率视病痛和患者的疼痛耐受度而定,疼痛缓解即可停止行针,疗效不佳也即停止行针,不能一味强求疗效。

或者据情况,可再选更靠近病痛点的进针点,重新进针。

4.留针

浮针疗法留针时间长,相对传统针刺疗法而言,较易感染。浮针器具只能一次性使用,同时要注意消毒。特别是对容易感染的病人,如糖尿病病人,当加倍小心,慎防感染。留针期间,应注意针口密封和针体固定,嘱患者避免剧烈活动和洗澡,以免汗液和水进入机体引起感染。

5.出针

浮针出针分为二步,第一步为行针后出针芯,但留软管套。进针完毕,一手按压软管套尾部后抽出针芯,用无菌小干棉球盖住针孔,以防感染。再用大胶布贴固定软套管露出于皮肤部,使其不能自行滑脱出皮肤。第二步为留针结束后出针,不留软管套。

6.软管套留置

浮针软管套留置时间一般为数小时至24小时不等,如果留针数小时后感觉有异样感,如不在医院,可嘱患者可自行拔出,棉球按压止血即可,如果行隔日再次治疗,可次日出针,换进针点再行治疗。

三、病案举例

急性胆囊炎

穴位:阿是穴(胆囊疼痛点)。

功能:解痉止痛。

主治:急性胆囊炎(轻症,无化脓穿孔者)。

症见:右上腹痛、恶心、呕吐与发热,伴有右上腹痛,向右肩背部放散,疼痛呈持续性,阵发性加剧,偶有恶心、呕吐。右上腹有压痛、肌紧张及反跳痛,超声检查诊断胆囊炎,无脓肿化脓,血象升高。

操作:指针定位痛点及常规消毒后,将胆囊区松弛的皮肤夹持提起,或撑开绷紧皮肤平刺或平推进针至皮下,调整针的角度至皮下与筋膜间后,开始做扫散行针,时间一般为2分钟,痛止即出针。要有灵动性,不要僵硬死板,根据患者耐受情况而定,如效果不佳也可再选更靠近病痛点的进针点,重新进针操作,如果效不佳即行出针,应观察病情,考虑其他检查或治疗。

第十五节 锟 针

锟针为古代九针之一,长3~4寸,现多用粗钢丝制成(也有用硬木或骨质材料制成者),针头钝圆如黍粟,不致刺入皮肤,用于穴位表面的推压,实际上既是一种推拿按摩的器械,也是一种烙灸器械。锟针疗法是用锟针按压经络穴位表面,或烧红烙灸皮肤表面赘生物以治疗疾病的一种方法。

一、针具规格

《灵枢经九针十二原》:"三曰锟针,长三寸半"。锟针长3~4寸,以骨或木制为佳,也可用金属制成,针体粗大,而针锋钝尖,不至刺入皮肤。

二、锟针操作

锟针为按摩类器械,不同于其他针刺或刃割类,其操作相对比较简单一般采用执笔式持针法,在穴位、经络、痛点按摩,取穴可根据辨证、循经,或"以痛为腧"的原则取穴,单独或结合运用。

1.持针式

执笔式和握持式。

2.手法

(1)弱刺激法:将锟针按压在经脉及穴位表面,不刺入皮肤,以得气为度。亦可指导病人自己使用。将锟针圆头轻轻压在经脉穴位上,待局部皮肤周围发生红晕或症状缓解时,缓慢抬起,起针后局部稍加手法揉按。

(2)强刺激法:将针重压在经脉及穴位上,动作宜快,待病人感觉疼痛或酸胀感向上下扩散时,迅速起针。

(3)络梳理法:通过辨症,选取经络,在所属经络进行来回按压梳理经络并配合要穴按摩加强疗效。

(4)烧烙法:将锟针头部烧红,对准皮肤表面赘生物,迅速进行反复烧烙,达到祛除病灶的疗法。

3.疗程

按摩疗法一般每日1~2次,1周为1疗程。烧烙治疗要根据病灶修复程度而定。

三、病案举例

头风病

穴位:百会、头维、风府、风池、承灵、神庭。

功能:祛风散寒,通调止痛。

主治:头风病。

症见:发作性中重度、搏动样头痛为主要表现,头痛多为偏侧,一般持续数小时甚至几天,可伴有恶心、呕吐,光、声刺激或日常活动均可加重头痛,安静环境、休息可缓解头痛,感冒或受风均易诱发。

操作:洛书按摩法,以洛书图示为本,戴九神庭、履一风府、左三承灵、右七承灵、左肩二头维、右肩六头维、左足四风池、右足八风池。各穴按洛图书乘九即为每穴按摩次数,其二,再以穴穴对角线相连进行梳理,以百会为中心相迎为补,以百会为出发点向周边穴位为泻;其三,以百会承灵、头维为三圈进行圈状梳理,术毕收工。

第十六节　镵　针

镵(音蝉)针,古代九针的一种。针的头部膨大似蛇头,尖部有刃口,用于浅刺、割治,治疗热病、肺系疾病、皮肤病等。

一、针具规格

镵针其柄为不锈钢,长10cm,针体为钼质金属制作,长4cm,直径为0.3cm,钼质针体部分嵌于不锈钢柄内,外形美观,使用顺手。针体的末端延伸为0.5cm长的箭头状锋利针头。

二、镵针操作

根据病情选择好适应证,如果为脓肿选择不同的切割排脓方式,如果是风寒性咳嗽哮喘、胃肠炎类则进行割治操作。

1.切开排脓持针式

以切割排脓、切除皮肤表面浅表肿块为主,有较长针柄,类似手术刀柄,持针类似于执手术刀式。

(1)执弓式:是最常用的一种执刀方式,动作范围广而灵活,用力涉及整个上肢,主要在腕部。用于较长的皮肤切口切割排脓。

(2)执笔式:用力轻柔,操作灵活准确,便于控制刀刃面角度,其动作和力量主要在手指。用于短小切口等。

(3)握持式:全手握持刀柄,拇指与示指紧捏刀柄刻痕处。此法控刀比较稳定。操作的主要活动力点是肩关节。用于面积较大的切口,切割坚厚组织。

2.切开排脓手法

镵针操作基本是皮肤组织或浅筋膜间的操作,其操作手法以刺、割、切为主,属浅表性操作,

(1)划割法:由于镵针是以划割的方式在选定的部位使用,所以先将划割部位及针具消毒,而后以其锋利之刃,根据需要在不同部位(穴位)及反应点上施术,用拇、食、中三指采用不同的执针法,针对较脓肿大小,成熟度,进行刺、割、挑、切等手法分层划割排脓引流。

(2)绷皮划割法:用刺手食指、中指绷紧所划割部位皮肤,配合划割方法。

3.划割皮肤持针式

执笔式:用拇、食、中三指采用执笔式持针法,用力轻柔,操作灵活准确,便于控制刀刃面角度,其动作和力量主要在手指。用于短小切口。

4.划割皮肤手法

根据选穴或痛点,用镵针前缘针尖,对准施术皮肤,划割方向顺经脉循行走向或延皮纹方向进行轻微划割,划痕长度以1cm长以内为妥。深度以1~2mm为宜,不宜过深,以微出血或有少量脂肪颗粒露出为度。

5.疗程

排脓根据情况需要,每日一清或隔日等,轻微划割皮肤则以伤口痊愈后,如有需要再行割治。

三、治疗病例

顽固性哮喘

穴位:鱼际穴(双侧)。

功能:镇咳平喘。

主治:哮喘。

症见:哮喘病的临床表现,烦躁不安,呼吸困难,不能平卧等。面色苍白,鼻翼扇动,口唇紫绀、痰液黏稠。

操作:取双侧鱼际穴常规消毒后,用镵针尖划开鱼际穴0.5~0.1cm,深度2mm以内,血管钳张开切口,暴露脂肪组织,钳出局部脂肪组织少许,即封闭切口,用绷带固定包扎,3~5天,可以除去绷带。

第十七节 皮 内 针

皮内针又称"埋针",是用30号或32号不锈钢丝制成的颗粒型和揿针型的两种针具。是古代针刺留针方法的发展。具体来说,它是将针具刺入皮内,固定后留置一定时间,利用其持续刺激作用,来治疗疾病的一种方法

一、针具

皮内针是用有锈钢丝特制的小针,有颗粒型、揿针型两种。

(1)颗粒型(麦粒型)一般针长约1cm,针柄形似麦粒或呈环形,针身与针柄成一直线。

(2)揿针型(图钉型)针身长0.2~0.3cm,针柄呈环形,针身与针柄垂直状。

二、皮内针操作

皮内针的进针简单易行,容易掌握,选择好针种和穴位,很短的时间内即可完成操作。

1.进针

常规进针及操作手法

(1)颗粒型皮内针(麦粒型):左手拇食指按压穴位上下皮肤,稍用力将针刺部皮肤撑开固定,右手用小镊子夹住针柄,沿皮下将针与所刺经脉成十字交叉状刺入真皮内,针身可沿皮下平行埋入0.5~1.0cm。然后在露出皮外部分的针身和针柄下的皮肤表面之间粘贴一小块方形(1.0cm×1.0cm)胶布固定。

(2)揿针型皮内针(图钉型):多用于面部及耳穴等须垂直浅刺的部位。用时以小镊子或持针钳夹住针柄,将针尖对准穴位轻轻刺入,然后以小方块胶布固定。也可用小镊子夹住针柄放在预先剪好的小方块胶布上粘住,手执胶布将其针贴刺在选定的穴位上。

2.进针角度

皮内针一般均为垂直进针,颗粒型皮内针较长些,可根据皮肤表面解剖特点可垂直或者斜刺进针。

3.针感及行针

皮内针虽留针较浅,有时也会有轻微酸困胀痛,为了加强疗效,可嘱患者间歇性的给局部针柄部按压以增强针感。

4.留针:埋针的时间可视病情决定,一般1~2天,多者可埋6~7天,暑热天埋针不宜超过2天,以防止感染。秋冬季节时间适当长点。

5.出针

留针完毕,用手或镊子揭去,局部没有红肿揭之既可,如有红肿要给以局部消毒,嘱患者如不能消退要复诊。

6.疗程

二次埋针间隔时间,同一穴位起针后1周可再次埋针,不同穴位可以连续进行。若为疼痛疾病,埋针时间以疼痛缓解为度,不一定持续数日。

三、治疗病例

眼疲劳

穴位:眼、目1、目2、内分泌、肝(双侧)。

功能:通调经络、调畅气机。

主治:眼疲劳。

症见:眼干、眼涩、眼酸胀,视物模糊甚至视力下降,有长时间看电视、电脑或手机等电子屏幕产品的历史,有时会伴有眼睛眨眼次数减少,造成眼泪分泌相应减少,同时闪烁荧屏强烈刺激眼睛而引起眼眶疼痛。

操作:选用图钉式皮内针埋针于眼、目1、目2、内分泌、肝穴,每天循环按摩一到六次,因皮内针为针,按压宜轻否则疼痛不易忍受,一般留针一天,休息一天,第三天可再次埋针进行治疗。

第十八节 梅 花 针

梅花针属于皮肤针的一种,又有皮肤针之称,因针叩刺皮肤部位泛起的红晕形状颇似梅花,有梅花针之称。

一、梅花针规格

皮肤针外形似小锤状,针柄有硬柄和软柄两种规格,硬柄用硬塑做成,弹性小软柄有弹性,一般用牛角做成,长度15～19cm,一端附有莲蓬状的针盘,下边散嵌着不锈钢短针,针体直径0.4～0.6mm、长2～3mm。根据针的数目多少不同,分别称为五星梅花针(五支针)、七星梅花针(七支针)、罗汉针(十八支针)等。针尖较锐,全束针要平齐,无偏斜、钩曲、锈蚀和缺损等。

二、梅花针操作

1.进针

梅花针属于皮肤浅表用针,叩刺与弹刺存在刺破皮肤的操作,如为皮肤表面划刺法则不存在进入皮部的进针手法,应区别对待。

常见持针方式：

握持式持针法:施术手手握针柄,用无名指和小指将针柄末端固定于手掌小鱼际处,拇指与无名指挟持针柄后1/3处,食指压在针柄上。这样可以借腕力操作。握持不能太远,否则因针身上下弹跳,叩击力过大容易致出血太多。

常见进针手法：

(1)弹刺法:要求弹而有力,垂直皮肤,采用平、稳、准,均匀而有节奏的叩刺法。叩打频率不宜过快或过慢,一般每分钟叩打60次。在进行叩打时,医生持针手的肘关节相对固定,落针依靠腕关节活动的冲力,落针要稳、要准,针尖与皮肤成垂直接触,在针尖接触到皮肤的瞬间(约1/10秒),不要再用力向下压,而应随着皮肤产生的反作用力,顺势扬腕抬针,提针要快,发出短促清脆的"咕"声,即针尖接触皮肤后立即弹起。这种叩击力,不是用臂力或肘力,也不是用压力,而是用手腕部的弹力。弹刺手法的优点在于冲力强,能产生转瞬性良性疼痛的刺激,并且叩打后的针眼容易闭合,不易出血。

(2)划刺法:又名平刺法。它不用叩打,而是用针尖轻轻地在皮肤上反复滑行刺激,虽然没有疼痛感觉,也能起到调整作用和使痛感分散。这种手法适于对针刺很敏感的患者,也可作为重刺后的配合使用,但划刺的时间应稍长一些。

(3)轻刺法:临床上常用。用梅花针在特定的皮肤部位进行轻微的叩打,使患者感到微痛,表情愉快、舒服。这种手法适用千口、眼、鼻区、头面部、颈部和小儿疾病以及久病体弱患者。

(4)重刺法:临床上常用。叩打时用力较"轻刺法"稍重,刺激时有较明显地疼痛,有时也可见肌肉收缩,患者偶尔有躲闪,面部表情有时有变化或有出汗等现象。但要以患者能忍受为度。这种手法多用于胸背部及四肢等部位,一般适用于失去知觉(麻痹)的局部、病体的酸胀部以及腰酸背痛、新病体强的患者。

(5)强刺法:临床偶尔使用或少用。刺激时疼痛比较明显,患者几乎不能忍受,多数患者护有出汗现象。多用于感觉迟钝或麻痹的患者。

2.进针角度

梅花针进针与出针手法同时进行,临床有自上而下叩击,或延皮肤划刺二种,自上而下叩刺或弹刺时落针要稳准,针尖与皮肤呈垂直接触;划刺时用针尖轻轻地附着在皮肤上,随其解剖角度顺势反复滑行刺激即可。

3.针感与行针

梅花针手法主要为叩刺、弹刺、划刺为主,是皮肤浅表性针刺,其针感特点就是痛,依个人体质和耐受力不同,并无毫针"得气"一说。梅花针的进针与行针一体,叩刺还是弹刺遂进遂出,针法相对简单,主要是掌握好力度,控制好深浅,刺之过深、过频痛感必强,反之则弱。

4.留针

梅花针本身特点,决定了其无法留针也无需留针。

5.出针

梅花针叩刺法中,是进针与出针反复进行的一种针法,直到操作结束为止,如果为皮肤表面轻微划刺法,就不存在进针与出针。

三、病案举例

皮肤淀粉样变

穴位:皮损部位。

功能:祛瘀生新、清热泻火。

主治:皮肤淀粉样变。

症见:皮损发于小腿胫前、呈正常肤色到黄褐色的丘疹,为1～3mm,表面常有少许鳞屑,顶端往往过度角化和粗糙;丘疹密集成片,但常不融合,自觉剧痒。

操作:对小腿患处酒精消毒,常规选择梅花针,以叩刺、弹刺、划刺手法在皮损处反复行针,控制好深浅,不易过深、过频痛感必强,以微微出血为度,每日一次,7天为1疗程,3～4周为一大周期,可改显皮损,要提高疗效应多疗法结合。

第十九节 苗医弩药针

弩针技术应源于古代苗族人用搽抹毒药的弩箭狩猎而来,苗族人民在生产过程中无意间发现,带有毒药箭镞刺入表肤表皮后有良好的祛风止痛作用,并在民间流传和沿用了下来,为了减轻药物毒性,一些地区的苗医族在药物中加入蜜蜂,称之为"糖药针"。苗医弩药针疗法历史悠久,经挖掘、整理、临床应用,改进术式并广泛应用于风湿及各种陈旧性骨伤科疾病,多年来为边远贫困地区的苗族群众治疗疾病发挥了重要作用,是苗医攻毒疗法的代表方法之一。

一、针具规格与药液配制

1.针具规格

弩针无统一的专门用针,根据临床针刺需求择常用针代之。

单针刺法可以选择相对较粗的针具如火针、粗针、三棱针。多头针刺法可以选择多头火针、毫针捆扎成束、粗针捆扎成束,梅花针等。

2.弩药液配制

根据疾病的特点配伍,多选用有一定毒性的药物配制,将处方药粉碎成粗粉,置于陶瓷容器内,加酒精适量,用冷浸法制备。每日搅拌1~2次,1周后,每周搅拌1次,共浸渍30日,滤过,滤液另存,压榨药渣,榨出药液与前滤液合并,密封后静置14天以上,滤过,取滤液瓶装,常温下保存备用。苗医以地方地道药材为主,传统中医学与民族医药取长补短,苗医发挥苗药优势,汉医学习苗医操作技法,发挥以中医药优势,共同为民族医药的传承、发展,为人民健康共同做出自己的贡献。

二、弩药针操作

弩针针刺是以急进急出为主,手法讲究"快、稳、浅"。进针前备针备药,根据便宜选取针刺所用针具,同时取10ml药液备用。体位选择,暴露施术部位,放置于比较稳定的地方,避免针刺时摆动。针刺点定位:对于有明确痛点的一般直接选择痛点作为针刺点,如果属于关节等弥漫性怕风疼痛者可选择"八卦、洛书"图案定位,或者选择散刺定位后,施术区常规皮肤消毒后即可开始操作。

1.进针

常见持针方式如下:

弩针根据所选针种行相应的持针手法,以相关章节所述为准。

常见进针手法如下:

(1)轻刺急出法:弩药针在针头部蘸取弩药液后,对准施术点行轻刺快出手法,针刺完毕后,可用棉签蘸弩药液再次涂抹针眼,以加强药物渗透。因为弩针为浅刺法,不宜过深否则容易引起过敏、感染等不适症状,应该控制在真皮层以上为宜,针刺时应掌握好力度,轻刺快出,重刺则会太深,出针慢易痛易滞针。

(2)点刺放血拔罐涂药法:现在也存在一种综合弩针疗法,选取疼痛部位或施术部位常规皮肤消毒后,涂抹所配弩针药液,并给予按摩使药物有所渗透,局部有发热感后,给以浅刺出血,并在施术部位使用竹罐,5分钟后取罐,取罐后再次涂抹弩药液法。

(3)弹刺法:主要适用于梅花针蘸药液后在皮肤表面的弹刺。

2.进针角度

弩针针刺属浅刺法,进针角度要求低,垂直或者斜刺以刺入真皮层以上则可,进针角度均不影响治疗效果。

3.针感及行针

弩针为浅表刺法,有微疼,基本没有毫针等常规针法得气感,因为是轻刺急出不存在行针、留针之说。

4.留针及出针

弩药针在轻刺急出,所以不存在留针之法,轻入皮肤浅层后迅速出针,快出则不滞针或痛感轻,弩药针刺到位一般不存在出血现象,故出针后不用常规消毒,皮肤可自行闭合。

5.疗程

弩药针刺法可隔日1次或3天治疗1次,1周1个疗程,共治疗1~3个疗程。

三、病案举例

类风湿膝关节炎

穴位:膝关节阿是穴。

功能:通经活络、祛风止痛。

主治:类风湿膝关节炎。

症见:膝关节酸痛、肿大、强直,发热伴关节活动、抬举或上下楼时疼痛加重,膝关节局部有明显的压痛点。

操作:弩药针在针头部蘸取弩药液后,对准施术点行轻刺快出手法,针刺完毕后,可用棉签蘸弩药液再次涂抹针眼,以加强药物渗透。因为弩针为浅刺法,不宜过深,否则容易引起过敏、感染等不适症状,应该控制在真皮层以上为宜,术毕有轻微针眼出血者可自行凝固,简单纱布覆盖,次日即可除去,术后不能见水、遇风寒,一周内不宜洗澡。

第二十节 割治疗法

割治疗法又称为割脂疗法,是切开人体穴位或某些脏腑相对应皮部,割之浅层1~2mm则简单纱布覆盖自行愈合;割之皮下脂肪层摘除、挑出脂肪组织,若切口过深也可采用皮肤缝合,伤愈后拆除缝线。割治疗法属于相应脏腑皮部反映区或穴位线性强刺激疗法,在内外妇儿、骨伤、皮肤等均有一定的良好疗效。

一、针具规格

割治疗法可选用传统铍针、镵针,但是由于此针种临床科室一般不备,推广应用受限,大多以手术刀代替,因此,文中所述按手术刀操作为。

二、割治技术操作

1.器械及材料准备

手术刀、止血钳、持针器、针、丝线、无菌纱布、胶布等。

2.手术步骤

(1)非取脂割治法

穴位消毒,或局麻,纵行切开皮肤,伤口深度控制在1~2mm,切口长0.5~1cm,割完后视耐受程度可用酒精消毒刺激,若患者疼痛剧烈则选用碘伏消毒纱布覆盖包扎。

(2)取脂割治法

穴位常规消毒,或局麻,纵行切开皮肤,伤口深度一般在2mm以下,见皮下脂肪层即停止切割后,用直血管钳分离切口,暴露脂肪组织,取出黄豆或者蚕豆大小的脂肪组织一块,也可将血管钳深入皮下,沿切口向左、右、上、下方向进行按摩,宜强刺激,要求得气,并向四周扩散。刺激完毕后用丝线缝合切口,无菌纱布覆盖固定,5~7天拆线。

3.出刀

割治后可出现全身不适、关节酸痛、食欲减退等,轻重不等。一般在3天内发生,持续1~2天。足底割治反应在术后1~14天发生,持续1~6天。反应严重者可作对症处理。

4.疗程

两次割治之间需休息7～10天,可再在原部位割治,也可选另一部位割治。

三、病案举例

哮喘病

穴位:膻中穴。

功能:止咳平喘、理气化痰。

主治:哮喘。

症见:哮喘病的临床表现,烦躁不安,呼吸困难,不能平卧等,时轻时重。

操作:取膻中穴常规消毒后,用尖头外科手术刀自上而下划开0.5～1cm,深度2mm以内,血管钳张开切口,暴露脂肪组织,钳出局部脂肪组织少许,用手术刀口自封贴封口,二日后换药,如已合口纱布轻包扎完毕。

第二十一节 水 针

水针疗法又称穴位注射疗法,是现代医学常用的药物注射法与中国传统医学的穴位、经络等理论相结合的产物,其中以中医经络穴位为依据进行药物注射,通常称为"穴位注射疗法";以现代医学神经、肌肉等相关处,采用麻醉等西药注射,通常称为"神经阻滞疗法"或"封闭疗法"。

一、针具规格

根据使用药物的剂量大小及针刺的深浅,选用不同规格的注射器和针头,经常规消毒即可使用。一般可使用1ml、2ml、5ml注射器,若肌肉肥厚部位可使用10ml、20ml注射器。针头可选用5～7号普通注射针头、牙科用5号长针头以及封闭用的长针头。

二、常用注射药液

1.中草药制剂:如复方当归注射液、丹参注射液、威灵仙注射液、清开灵注射液等。

2.维生素类制剂:如维生素 B_1、B_6、B_{12} 注射液,维生素C注射液,维丁胶性钝注射液。

3.其他常用药物:5%~10%葡萄糖、0.9%生理盐水、注射用水、神经生长因子、硫酸阿托品、山莨菪碱、强的松龙、盐酸普鲁卡因、利多卡因等。

三、水针技术操作

1.施术前准备

(1)器械及材料:

经消毒的注射器和针头,1、2、5、20ml注射器,一般穴位用牙科5号针头,4~6号普通针头、深部注射可用9号长针头。

(2)辨证选穴

根据病证取穴,选穴要精练,一般以2~4号(针)为宜,并选择肌肉较丰满处的穴位,也可选择阿是穴,或触诊时触到的结节、条索状的阳性反应点。

(3)药品准备及剂量配置

应根据药物说明书规定的剂量,不能超量。作小剂量注射时,可用原药物剂量的1/5~1/2。一般以穴位部位来分,头面部可注射0.3~0.5ml;耳穴可注射0.1ml;四肢可注射1~2ml;胸背部可注射0.5~1ml;腰臀部可注射2.5ml;如用5%~10%葡萄糖液可注射10~20ml。根据病情配好注射液后,选择合适的规格的注射器抽好药液备用。

2.进针

常用持针方式:

以持注射器为主,但同时又有所区别,因为西医肌肉注射器注射一般都是迅速刺入,其瞄准点是一个小面,在其范围都可,但中医穴位注射固定在点上,要求部位要准确,不同部位深度要合适,有些穴位强调得气为宜,但耳部、头面部要有所差异不强求一定要得气,因此要区别对待,水针不等于西医的注射疗法。对于肌肉丰厚与血管分布区针刺到位或得气后,要回抽有无血液,无即可将药液注入,有则稍退出或改变角度避免注射进血管产生副作用。

常用注射方法:

（1）头面部注射法：头面部为危险区和美容要求高的地方，一般尽可能选择其他部位替代，如果选择此处进针要稳准，速度不宜过快，面部眼区均为危险区域，操作不当后果严重。

（2）胸背注射法：胸背注射要注意对脏器的保护，尤其是心肺防止扎伤，进针深度要严格掌握，要留有安全空间。

（3）四肢和腰臀部注射法：此处一般肌肉丰厚，一般针刺部位较深，注意避开血管、神经。

3.针感、行针及注射

在进针后，浅表位一般无特别针感以痛为主，如耳部或皮下注射，到达位置后可无需行针注射适量的药液即可。

针刺肌肉深厚处穴位会出现有酸、胀、麻、困、沉、重、热、凉、烧灼、触电、跳动、虫行、气流和不自主的肢体活动等得气感觉，如得气不佳可以利用提插、雀啄、捻转、按循等催气、守气、行气手法，促使经气能速至针下后，即行注射药液后便可出针。

4.出针

注射完毕后即行出针，有出血者棉球压迫止血，嘱患者3天内不要见水。

四、病案举例

慢性胃肠炎

穴位：双侧足三里。

功能：补气生血、补肾益精、健脾化湿、扶助中气。

主治：慢性胃肠炎。

注射药物：0.9%生理盐水。

症见：腹部胀满、恶心呕吐症状，有的患者还有心悸、乏力头痛、潮热等症状，偶有腹痛、腹泻、大便溏稀症状。

操作：足三里酒精消毒后，选用5ml注射器，抽取0.9%生理盐水4ml，换用牙科9号长针头深部注射，每侧穴位注射2ml，针眼可酒精消毒，术毕，每隔3天1次，2周为1疗程。

第二十二节 磁圆梅针

磁圆梅针,又称磁圆针,是将古九针之圆针与现代磁疗原理相结合的一种针具,通过叩击经络穴位,发挥经络调节作用,从而达到平衡阴阳,祛邪扶正的作用。

一、针具规格

磁圆针针柄为铝合金所制,既轻便又美观耐用,分两节,两节间由螺旋丝口衔接,前节较细,长12cm,后节较粗,长10cm,针头长6cm,两端针尖嵌有磁铁,针头一端形如绿豆大圆粒状,名曰磁圆针;另一端形如梅花针头状,名曰磁梅花针,各有其不同的用途。

二、磁圆梅针技术操作

1.持针手法
持针法以右手拇、食指握持针柄中部,中指、无名指轻握针柄后部,小指轻托针柄末端,使虎口向内,针头垂直,磁圆梅针使用时,以右手紧握针柄,右肘屈曲为90°,以右腕部之上下活动的力量。循经叩击穴位。

2.叩刺方法
循经取穴叩刺法:即沿经脉走行线找穴叩刺,并重点叩刺有关的重要穴位,顺经脉走行方向轻度叩刺为补法;逆经脉走行方向重度叩刺为泻法;沿经脉中度手法来回叩刺,为平补平泻。这是临床最常用的一种叩刺方法。

3.针感及行针
磁圆梅针虽然是皮肤表面的操作,但是其同样有一定的针感的,行针就是叩击力度的掌握,重则酸困感重,叩击到骨性突起的部位则会出现疼痛或伴有放电感等。

4.疗程
一般每日可1~2次进行经络或穴位叩击,1周为1疗程。

三、病案举例

咳嗽

经络:肺经。

主治:咳嗽。

功效:激发经气、通经止咳。

症见:胸部满闷,咳嗽,鼻流清涕,头痛,全身酸困、乏力等症。

操作:一手抓握患者对侧前臂自然屈度,一手持磁圆梅针自肺经中府、云门、天府、侠白、尺泽、孔最、列缺、经渠、太渊、少商组成的连线上或疏或密来回反复叩击,轻重程度依施术者操作手感与被施术者耐受力而定,自然流畅,舒适为度。肺经叩击在注重经络叩击的同时,强调对其重点要穴叩击,每穴叩 3 ~ 5 次,每经每次叩击 15 分钟即可,击打力度以穴位有轻微胀痛感为宜。每日 1~2 次,1 周为 1 疗程。

第二十三节　穴位埋线

穴位埋线是基于中医学理论,将药线植入穴位,以刺激穴位、经络来达到平衡机体脏腑阴阳、调和气血等治疗疾病的方法,埋线疗法实则为一种长效针刺疗法,一次进线后,药线对机体的每天刺激作用相当于扎针作用,而不必天天扎针,是对传统针刺疗法扎针时间短、扎针次数多、每次扎针疼痛、疗效不持久、病愈后不易巩固等缺陷的一个补充。

一、针具规格

埋线疗法经历了切开埋线法、三角针埋线法,以及现在最流行和普遍应用的穿刺针埋线法,不同疗法备用工具不同,切开埋线法备用手术刀、缝合线及针、可吸收羊肠线。三角针埋线备用三角缝合针及可吸收羊肠线。穿刺针埋线备用套管穿刺针、可吸收羊肠线。

埋线针由细到粗型号为:6 号、7 号、8 号、9 号、11 号、12 号、16 号,6 号指的是针的外径为 0.6mm,7 号指针的外径为 0.7mm,以此类推,其中 7 号、9 号、12 号常用型号,9号为最常用埋线针。埋植用的羊肠线一般选用00号、0号不等,分别存放于75%酒精内浸泡备用,也可选用袋装一次性羊肠线。

二、埋线技术操作

1.埋线三法

(1)切开埋线法操作

在选定的穴位上用0.5%盐酸普鲁卡因作浸润麻醉,用刀尖划开皮肤(0.5~1cm),先将血管钳探入穴位深处,经过浅筋膜达肌层探找酸感点按摩数秒钟,休息1~2分钟,然后用0.5~1cm长的羊肠线4~5根埋于肌层内,羊肠线不能埋在脂肪层或过浅,以防不易吸收或感染,切口处用丝线缝合,盖上消毒纱布,5~7天后拆去丝线。

(2)三角针埋线法操作(植线法)

在距离穴位两侧1~2cm处,用龙胆紫作进出针点的标记。皮肤消毒后,在标记处用0.5%~1%盐酸普鲁卡因作皮内麻醉,用持针器夹住带羊肠线的皮肤缝合针,从一侧局麻点刺入,穿过穴位下方的皮下组织或肌层,从对侧局麻点穿出,捏起两针孔之间的皮紧贴皮肤剪断两端线头,放松皮肤,轻轻揉按局部,使肠线完全埋入皮下组织内,敷盖纱布3~5天,每次可用1~3个穴位,一般20~30天埋线1次。

(3)穿刺针埋线法操作(注线法)

常规消毒局部皮肤,镊取一段1~2cm长已消毒的羊肠线,放置在腰椎穿刺针针管的前端,后接针芯,左手拇、食指绷紧或提起进针部位皮肤,右手持针,刺入到所需深度,当出现针感后,边推针芯,边退针管,将羊肠线埋填在穴位的皮下组织或肌层内,针孔处敷盖消毒纱布。也可用9号注射针针头作套管,28号2寸长的毫针剪去针头作针芯,将00号羊肠线1~1.5cm放入针头内埋入穴位,操作方法同前。用特制的埋线针埋线时,局部皮肤消毒后,以0.5%~1%盐酸普鲁卡因作浸润麻醉,剪取羊肠线一段(约1cm长),套在埋线针尖缺口上,两端用血管钳夹住,右手持针,左手持钳,针尖缺口向下以15°~40°方向刺入,待针头完全埋入皮下,再进针0.5cm,随后把针退出,用棉球或纱布压迫针孔片刻,再用纱布敷盖保护创口。

2.疗程

埋线疗法一般2周1次,在同一穴位作重复治疗时,应偏离前次治疗的进、出针点。一般通过埋线,患者症状控制后,最好再埋线1~2次以巩固疗效。有的慢性病要埋线3~4次后才开始见效,患者不应随意停止治疗。

三、病案举例

单纯性肥胖

选穴:中脘、梁门、天枢、大横、带脉、关元、归来、三焦俞、大肠俞、脾俞、胃俞、肾俞、足三里、三阴交等(多食易饥者加曲池、梁丘、内庭、足三里;气短乏力者加足三里、气海;畏寒肢冷者加命门、太溪、三阴交;血脂偏高者加丰隆;大便秘结者加支沟;下肢肥胖者加风市、殷门、髀关;尿少浮肿者加阴陵泉,三阴交;嗜睡健忘者加百会、四神聪)。

功效:健脾益气,利湿化浊。

症见:体重超重,并伴有头晕乏力,神疲懒言,少动气短等症状。

操作:将"00"号羊肠线2~3cm装入9号一次性埋线针中,按基本操作方法埋入选定穴位中。每次选5~10个穴位,半月埋线1次,3个月为1个疗程。

第二十四节 圆 利 针

圆利针由古圆利针和现代改良圆利针组成,古圆利针治疗特点应该仍遵循古法针刺特点,但改良圆利针功能与古圆利针差别大,是借鉴了现代运动学、吸收了解剖学理论,在针刺与行针手法上做了大的变化,具体如下:(1)采用近似于针灸"合谷刺"的三点三通法;(2)针刺时只需将针刺入要求达到肌肉或肌腱的起点、止点和中点即可;(3)针刺不论补泻;(4)留针期间可不做行针手法。

一、针具规格

圆利针临床上分为两种,一种是传统古圆利针,一种是经过改进的圆利针,两种针在形态上有很大区别,因此,在临床上要注意区别,否则容易起争论。

古圆利针,"取法于氂针,微大其末,反小其身,令可深内也,长一寸六分。"氂,

《说文解字》："牛尾也"，末端尖锐，中部略膨大，圆而且利，能深刺。

现代改进型圆利针实则是其"牛尾"般的针头边缘给改良成圆棒了，常见大、中、小号三种规格，其规格基本同于2、3、4寸粗针规格，小号：针体长50mm，针柄长35mm，针体直径0.7mm。中号：针体长75mm，针柄长35mm，针体直径0.7mm。大号：针体长100mm，针柄长50mm，针体直径0.7mm。

二、圆利针技术操作

1.术前标记定位

明确引起疼痛或运动障碍的参与肌肉或肌群，或维持某一姿势发生疼痛的参与肌肉或肌群；根据力学分布原理和运动学原理找出最易劳损的肌块小、肌力弱的肌肉；确定肌肉的起点、中点和止点作为治疗点。

2.进针

圆利针同粗针，腰部的力量要稳固，施术者的底盘稳健，丹田用气，与指力、腕力、肩周关节灵动配合，要一气呵成，使针体透皮而入，再调整针刺方向。

常见持针方式：

夹持进针法、夹挤提捏进针法。

常见进针手法：

圆利针进行基本同粗针手法，以直刺法、捻转法、高抛式垂直进针法、高抛式垂直进针法、夹持提捏斜刺进针法交叉使用，前面以述，具体参考粗针进针手法。

3.进针角度

圆利针进针角度一定要把握适应证，角度不一样，运针的力度、深度都会影响到安全系数，如颈部进针角度对初学或临床多年者都应慎重，本人多选择平刺进针，取颈中、中下棘突平面以上平行刺入，或透刺即可，疗效往往更佳。直刺、斜刺过深都易造成深部血管损伤，严重者，出血卡压延髓呼吸中枢，易危及生命，要提高警惕。胸部平下透刺更要防止操作不当损伤内脏，因此，要很好的掌握解剖学知识才能更好防止并发症的发生。

4.针感与行针

圆利针本身刺激性强，垂直进针针感更强，容易出现酸麻困胀，甚至放电感，平刺后本身就无针感，一般很少有酸麻困胀针感，要区别对待，临床注重的是疗效,不应生搬硬套;垂直进针针感往往强烈,如果要按疗程,提插捻转病人一般是很难耐受的,要按个体差异区别对待,尽量少行针,避免加剧病人的痛觉及心理负担。慢性病宜留针而不加大刺激;对神经反应迟钝的人宜强刺激;对神经敏感者则宜弱刺激,快速刺入即可出针。

5.留针

个体差异不同、病情不同,选择留针时间也不一样,快扎法急进急出,适用于麻痹、瘫痪、急性病、神经敏感者。

6.出针

圆利针出针理论上宜快速,减少缓慢出针造成疼痛,出针迅速也利于针眼回缩减少出血,对于实热证患者有出血可不按压,使其放出少量血液以提高疗效。

三、治疗举例

颈椎病

选点:斜方肌肌腱颈、肩、肩峰的起点、止点和中点

功效:松筋解肌,通络止痛。

主治:颈椎病(神经根型)。

症见:颈椎强直、反弓引起的局部疼痛、屈伸症状加重,或脚底有踩棉花感,同时伴有眩晕、恶心、呕吐、心慌、气短等症状。

操作:选择患侧斜方肌枕骨(风池穴)处为起点,肩峰处为止点,两起止点之间为中点,采用夹持提捏斜刺进针法,选择1.5寸圆利针,起点选择斜向上刺,防止刺入枕骨大孔方向,中点要皮下平刺,避免用针发力过猛伤及肺脏,肩峰止点解剖特点相对易于操作。进针有针感后即可出针,针眼按压穴位贴贴住针眼,术毕。隔日1次,7次为1疗程。

第二章 泥疗、土疗操作

概　述

泥、土二者同源异形,人类在同疾病的斗争过程中,总结了许多应用天然土、天然泥治疗疾病的经验。我国传统医学认为,脾胃属土,将自然界的土或泥给以一定的炮制,敷于人体后,可以利用其本身的性情或再加入其他性味中药从而达到治病的目的。说明土疗可以预防与治疗许多疾病,具有温中健脾,活血行气,散寒止痛,降逆止呕,祛湿除满等功效。

一、适应证

主要用于治疗以下疾病:如风湿关节痛、骨质增生、肌肉劳损、颈椎病、肩周炎、腰椎病等各种颈肩腰腿痛的康复治疗,慢性肠炎、胃炎,胃肠功能紊乱、消化不良等,妇科疾病,如痛经、月经不调、白带过多、盆腔炎等,男科,具有滋阴补阳,补肾益精,温壮元阳,大补元气的功效,术后刀口平复和早期瘢痕疙瘩的修复,面部晒斑、黄褐斑、激素依赖性皮炎、面部痤疮等,以及皮肤养颜护理等。

二、作用机理

1.中医理论

中医认为,脾属土,将自然界的土或泥给以一定的炮制,敷于人体后,可以利用其本身的性情或再加入其他性味中药从而达到治病的目的。古人说,"土地各以类生人",泥、土皆与人体的脾"同气相求",因此,又可"各以类治病",说明土疗可以预防与治疗许多疾病。

2.现代医学

在土疗、泥疗研究方面也取得了很多成绩,发现泥疗可补充皮肤的水分及矿物质,改善肌肤血液循环,增强皮肤弹性,防止皮肤过早松弛和产生皱纹,促进新陈代谢;对毛细孔的污垢及毒素作深层清洁,吸附多余油脂及老化角质,使皮肤细腻光滑,从而软化角质层;泥还有杀菌及刺激细胞组织进行愈合再生,改善毛孔粗大和美白黯沉肤色等效果。泥敷于颜面和皮肤表面,在逐渐冷却和自然干燥过程中,红泥会收缩使体积缩小,这种温和的机械性压迫作用,不但可以消除皮肤皱纹,还可以促进皮肤水分的吸收,使皮肤更显滋润;面部湿泥美容养颜、滋养、润肤、延缓皮肤衰老等作用。

三、注意事项

(1)热敷温度不宜超过60℃,年老、婴幼儿不超过50℃。

(2)冷敷温度不宜在10℃以下,年老、婴幼儿使用时注意土渣进入眼睛。上泥前最好清洁面部,以利于皮肤和泥的充分接触作用,和泥根据需求调和适度。敷面膜时一定注意保护好眼睛、鼻子、嘴巴,避免泥进入引起不适。

四、禁忌

局部皮肤有破损、溃疡、开放性损伤、恶性肿瘤、肺结核和其他结核病、心力衰竭、动脉瘤、严重的动脉硬化、肾性高血压、重症哮喘、甲状腺功能亢进、糖尿病、阿狄森氏病、有出血倾向者、心肾疾病、恶性贫血、白血病等。

五、术后护理常规

术毕观察患者反应及局部皮肤情况,有无烫伤,如有烫伤给以烫伤油局部涂擦;术后毛孔多开张,汗出当风,避免风寒湿邪内侵为患。

冷敷治疗清洁完后仍然要对局部进行保暖。

热敷操作完毕,观察局部皮肤有无发红、烫伤,如有按烫伤常规处理。皮肤无异样情况下,迅速在热敷部位覆盖一块干毛巾,吸收局部汗液,然后嘱患者加衣保暖。施术后毛孔扩张,易受风寒邪气袭击,休息20分钟左右出门为宜,预防外感风寒。

五、疗程

每日1～2次,1周为1疗程,一般2～3个疗程。

第一节 土疗热敷

土疗热敷概念:把炮制好的纯净阳土或按比例加入与病情相适应的中药粉共同炒制成备用药土,装于土布带(袋)中,置于患处进行热敷治疗以除病患的方法,属于古代土疗方法之一。

一、取材及炮制

土疗热敷以阳土为佳,受环境污染的影响,现在所取土多以山之阴,或山之阳土为主,然而这也不能保证其安全性、无污染性,因此,要根据病证特点,选择用土的阴阳之性,合理炮制后使用。

1.取材天气及地势的选择

选择太阳高照的日子,取山之阳风化土,或揭去山之地表土,挖取下面未污染的阴土。采集土的位置以山之深层未污染的阴土为佳,经过炮制改变其性情即可,可以保证其无污染性。

2.初次加工

选干净、空旷的场地进行曝晒,晒干后分拣柴草、石头等杂物,进行打碎、碾压,然后过30目粗筛,清理杂质,留用过筛后的土料。

3.二次加工

用小型粉碎机对初次加工土料,进一步做粉碎处理,用60目再次过筛,留用细料,余皆弃之。

4.炮制加工

如有条件,可在空旷地加锅灶炮制,进一步祛除土之阴气,土炒至发黄或偏暗褐即可,炮制好后贮于烧制陶缸中备用,土陶缸放置于干燥、通风处贮存。

二、操作

1.术前准备

阳土、加热炒制锅一套、热敷布袋、毛巾、热水袋。

2.阳土炒制

将备用土或同药粉一同炒制10～15分钟,使土温在70℃以内,避免过热烫伤皮肤。

3.装袋

有条件可先装一袋盛盘送达施术间,待温度过低时再另换一袋,以保证热敷延续性。如果一袋装,可备用热水袋保温。

4.体位

取舒适体位,暴露热敷部位,注意保暖其他部位以免受凉,同时注意保护患者隐私。

5.操作

①在热敷部位置数层干净毛巾,作为缓冲用,以防直接置于皮肤烫伤;取出备好的热敷包先置于患处毛巾上,在感觉可耐受的情况下逐渐撤去毛巾,热敷包直接接触于治疗区皮肤上。②放于局部皮肤上,以患者耐受为宜,热敷包温度过低时,可更换热敷包,操作时间30～60分钟,每日1～2次。必要时可用热水袋置于上面保温。

三、临床举例

1.胃肠炎

组方:石榴皮、炒白术。

功效:温阳散寒、理气健脾。

制备:打粉至30目左右贮罐备用,热敷时取适量同阳土同炒炮制。

2.月经不调

组方:桃仁、红花、艾叶、益母草。

功效:建中和胃、通经活络止痛。

制备:打粉至30目左右贮罐备用,热敷时取适量同阳土同炒炮制。

3.风湿性关节炎

组方：麻黄、桂枝、伸筋草、防风、羌活、独活。

功效：温通经络、祛风散寒、消肿止痛。

制备：打粉至30目左右贮罐备用，热敷时取适量同阳土同炒炮制。

4.咳嗽(中气虚)

组方：炒白术、茯苓、陈皮。

功效：补中气、健脾化痰、燥湿止咳。

制备：打粉至30目左右贮罐备用，热敷时取适量同阳土同炒炮制。

第二节　湿泥热敷

湿泥热敷概念：把炮制好的纯净阳土、阴阳土或阴土单用或按比例加入与病情相适应的中药粉后，再加入适量的热水调制成热泥黏稠浆直接涂敷在患处进行热敷治疗以除病患的方法，属于古代泥疗方法之一。

一、取材及炮制

湿泥热敷土料的采集可为阳土、阴阳土、阴土，但是，从严控土质污染的角度出发，就不能随性采集，所取土料多以山之阴土，或山之阳爆晒的半阴半阳的阴阳土，为了保证其纯净性，安全可靠，采集之后，经过加工炮制后方可使用。

1.取材天气及地势的选择

选择晴天，采集山地苔藓下土，揭去地皮上地表土，挖取下面洁净的阴土。避免采集地层陈年夯土，以风堆积的黏土、大白土为主。

可采集较为深层未污染的土层为佳，经过炮制改变其性情即可使用。

2.初次加工

湿泥热敷临床所用土料不要求一定为阳土，无需暴晒、炒制，只需在晴天，找一空地分捡杂柴草石头等杂物，打碎、碾压，待晒干一定程度，便于过30目手工大筛，进一步洁净土质即可。

3.二次加工

初次加工后的土料，用小型粉碎机进行粉碎处理后，用60目再次过筛，留用细料,弃之其余,找干净器物将细料存贮于干燥通风处即可。

二、操作

1.备用物品

阳土、阴阳土、自来水、加热锅一套、薄膜塑料、烤灯、热水袋、泥铲、刮泥板(面部可用压舌板)、泥托盘,毛巾、不锈钢大方盘。

2.热泥的炮制

①纯泥热敷炮制:根据施术部位的大小,厚度1cm,搅拌好的湿泥黏稠度以指压轻度凹陷、不明显渗水为标准,计算土料的用量。根据土的用量,估算水的用量并在锅中加热,等水沸后,缓慢地加入土料,不断搅拌,调和成稠稀适度,以适合泥子刀直接可以在患处自由涂抹即可。温度60℃~70℃,小孩子用则将泥温度控制在50℃左右。

②药泥的炮制:药泥炮制以中药煎煮的药汁代替热水,事先根据疾病的病证处方用药,煎煮中药,去药渣后留用。其余操作同。

3.湿泥装盘

湿泥炮制就绪后,用泥子刀盛于不锈钢大方盘中,送达治疗区准备上泥。

4.体位

取合适的体位并暴露患处,注意保暖其他部位以免受凉,同时注意保护患者隐私。用湿温毛巾清洁施术区皮肤。

5.抹泥

翻动湿泥待皮肤温度能够耐受时,均匀涂抹于施术部位后,保鲜膜覆盖,

6.辅助恒温

为了延长热敷温度、热敷时间,临床可准备简易热水袋、烤灯辅助恒温。

7.热敷时间

热敷30~60分钟,每日1~2次。

8.卸泥

热敷时间到了之后,需要对皮肤上的湿泥进行清理,将不锈钢方盘置于敷泥的一侧,绷紧湿泥附近的皮肤,从侧面,用泥灰刀轻轻的将湿泥全部铲至方盘中。用纸巾将泥渣进一步清理至方盘中后,用温毛巾将局部湿泥残留全部清洗

干净。

三、中药湿泥热敷验方举例

1.胃肠炎

组方:枳壳、炒白术、藿香、干姜。

功效:温阳散寒、理气健脾。

制备:饮片或打粉至30目左右贮罐备用,可选择煎药液拌泥热敷,也可与土拌匀后和泥热敷。

2.痛经

组方:元胡、赤芍、桃仁、红花、艾叶、益母草。

功效:通经活络止痛。

制备:饮片或打粉至30目左右贮罐备用,可选择煎药液拌泥热敷,也可与土拌匀后和泥热敷。

3.风湿性关节炎

组方:制川乌、麻黄、桂枝、伸筋草、防风、羌活、独活、徐长卿、苏木各等份。

功效:温通经络、祛风散寒、消肿止痛。

制备:饮片或打粉至30目左右贮罐备用,可选择煎药液拌泥热敷,也可与土拌匀后和泥热敷。

4.消化不良

组方:炒白术、茯苓、陈皮、槟榔、厚朴各等份。

功效:健脾化湿、消积除胀。

制备:饮片或打粉至30目左右贮罐备用,可选择煎药液拌泥热敷,也可与土拌匀后和泥热敷。

第三节　湿泥冷敷

传统湿泥冷敷是指将池塘、井底、湖底等没有污染的泥取之直接敷在患处的疗法,但是,由于气候变化与环境污染,现在已很难采集到符合标准的湿泥,目前,临床应用采集可控的没有污染的阴土炮制后备用,故总结归纳供同行参考。

一、取材及炮制

1.取材天气及地势的选择

湿泥冷敷土料采集自地下阴土,或没有污染的井底湿泥、湖中泥也可。一般可就近山地之阴,揭去地表土,深挖土层,以潮湿干净无污染的土层采集即可。

选择阴天无风雨日子,取山之阴土,揭去山之地表土,挖取下面未污染的阴土。采集土的位置以山之深层未污染的、洁净阴土为佳,经过炮制去除杂质即可。

2.初次加工

选一干净、空旷的地方进行晾晒、打碎、碾压,分拣杂柴草石头等杂物,待有一定干度后,过30目手工大筛进行二次洁净土质。

3.二次加工

粉碎初次加工后的土料,用小型粉碎机进行粉碎处理后,用60目再次过筛,留用细料去除大粗颗粒。

4.炮制加工

①贮罐存阴法

冷敷之泥取其阴,故不需要如阳土炮制工需。直接将两次加工的土料装于带盖瓦缸、铁桶等容器中,用时取出与凉水调和使用。

②沉水存阴法

取带盖容器,密闭性好,口相对小为宜,如带碗盖腌泡菜用玻璃瓶,将土倒入瓶中,占其体积三分之二,加水注满,盖上碗盖,盖顶加水封闭置阴冷处贮存备用。

二、操作

1.备用物品

阴泥、阴土、自来水、矿泉水、纯净水、薄膜塑料、泥子刀、压舌板、不锈钢方盘。

2.湿泥的炮制

①用常温水,或有条件可提供井水,加入阴土搅拌成备用泥,或伍以药粉共

同使用;如果为饮片煎煮取汁,置冷后拌阴土调和使用。

②取久置罐贮阴泥搅拌均匀,也可拌适量的冷药汁共同使用。

3. 体位

取合适的体位暴露施术区,面积不宜过大,防止过冷刺激机体产生不良反应,一般限于小局部为主。同时,注意保暖其他部位、注意保护患者隐私。用湿温毛巾清洁施术区皮肤。

4. 抹泥

翻动湿泥待皮肤温度能够耐受时,均匀涂抹于施术部位后,保鲜膜覆盖,

5. 辅助保湿

冷泥湿敷,不需要加温,如果泥层涂的较薄就容易风干,需要保湿,如面部激素依赖性皮炎、痤疮等,不宜涂之太厚,加塑料薄膜覆盖在上面,露出口鼻以便于通气。

6. 冷敷时间

冷敷过久容易发生冻疮,因此,时间宜短不宜长,一般约30分钟,每日1~2次,也可采用多次少敷的原则,主要针对于热性疖肿病。

7. 卸泥

热敷时间到了之后,需要对皮肤上的湿泥进行清理,将不锈钢方盘置于敷泥的一侧,绷紧湿泥附近的皮肤,从侧面,用泥灰刀轻轻的将湿泥全部铲至方盘中,再用纸巾将大的泥渣清理至方盘中后,用温毛巾将局部湿泥残留全部清洗干净,此法适用于躯干、四肢面积较大的部位。面部湿泥冷敷卸泥,见面部湿泥美容。

三、临床举例

1. 肥厚性湿疹

组方:黄连、黄柏、大黄、马齿苋、苦参、防风。

功效:清热解毒、凉血止痒、燥湿杀虫。

制备:饮片或打粉至30目左右贮罐备用,可选择煎药液拌泥冷敷,也可与土拌匀后和泥冷敷。

2.丹毒

组方:丹皮、生地、大青叶、生石膏、寒水石。

功效:清热凉血、解毒消肿。

制备:饮片或打粉至30目左右贮罐备用,可选择煎药液拌泥冷敷,也可与土拌匀后和泥冷敷。

第四节　湿泥面部美容

湿泥不但在面部美容,而且在皮肤病方面有着非常好的疗效,对湿泥进行精心炮制后直接涂抹于皮肤,可以治疗各种热性皮肤病、同时因其富钙、铁、镁、氟、碘、硅、钠、铜、锌、钾、氯、溴等元素具有一定的美容养颜作用。现归纳总结,供同行参考。

一、取材及炮制

1.取材

湿泥面部美容主要为阴阳土、阴土,为了保证其洁净性,选择晴天,取山之阳或山之阴土均可,揭去山之地表土,挖取下面未污染的阴土。

2.初次加工

选一干净、空旷的地方进行太阳曝晒、打碎、碾压,分拣杂柴草石头等杂物,待基本晒干后,过30目手工大筛进行二次土块及石头、柴草筛除。

3.二次加工

粉碎初次加工后的土料,用小型粉碎机进行粉碎处理后,用60目再次过筛,留用细料去除大粗颗粒。

4.三次加工

二次加工后,选100目或200目筛,用振动筛进行过筛处理,100目料可作为皮肤病泥疗用,200目用作泥疗美容使用。

5.炮制加工

①炮制半阴半阳土:如果选用,就必须进行炮制,如果有条件在空旷地加灶进行热炒炮制,祛除土之阴气,将阴土炒至发黄或偏暗褐即可,炮制好后贮烧制

陶缸备用,贮土陶缸放置于空气流通及阴面。

②炮制阴寒泥:将三次加工后的土料直接装于带盖瓶、缸等深容器内,将各种土料分别置于不同容器内,将水加至土料一寸以上,置阴凉处充分接受大自然寒凉之气。因土含各种矿物质及微量元素,具有防腐杀菌作用,保证其贮藏方法和环境温度,其虽经多年久置仍然不腐不臭,阴寒土为热性皮肤病变而备,如激素依赖性皮炎等

③炮制阴寒土:将三次加工后的土搅拌潮湿后,置于广口深容器内加盖,置于阴凉处保存备用。

二、操作

1.备用物品

阴泥(阴土、半阴半阳土、阳土)、纯净水(矿泉水、自来水)、保鲜膜、压舌板(刮泥板)、盛泥托盘、搅拌泥碗、专用美容毛巾、美容发带、一次性清洁面扑、一次性压缩纤维面膜,专用的面膜粉勺子,专用面膜刷、冷热喷雾仪。

2.美容泥调配

(1)将或久置阴土或泥调和成备用泥直接涂抹于病灶部位。

(2)100目适用范围:用纯净水、矿泉水或有条件的可提供井水将100目过筛阴土或久置阴泥搅拌均匀成备用泥,尤其适用于过敏性皮炎、激素依赖性皮炎等。

(3)200目适用范围:用纯净水、矿泉水将200目过筛阴土或久置阴泥搅拌均匀成备用泥,主要用于皮肤养颜、滋润、保湿等。冬日易热敷,夏日多用凉泥。

(4)泥、土、药共享;如果为饮片煎煮放至冷后拌阴土或阴泥备用。一般坚持单独使用,主要用于面部皮肤病的使用。

3.体位

嘱患者卸其装,取仰卧位,充分暴露面部。用专用美容毛巾一条、美容发带一条防护头发与颈前,用棉花根据需要制作小棉垫盖于眼、鼻孔防止药物渗入与掉入。

4.面部皮肤清洁

可先用热喷仪面部热喷后,美容师将清洁液涂抹与手心,均匀涂抹与面颈部,清洁面部最好从口、眼睛、鼻子等敏感部位开始,然后用化妆棉折叠好,用指

头夹紧,在化妆棉上涂少许清洁液,轻轻擦去患者的唇膏和眼影。然后用手法按划圈式的按摩,使面部油脂与清洁液充分溶解,然后轻轻擦去化妆品,操作前备一小盆清水,可以及时清洗双手和化妆棉。

对于面部皮肤病适用于泥疗患者,对化学刺激类清洁剂不耐受,容易过敏,不适合美容养颜类皮肤清洁,一般只做清水擦拭即可。

5.刮泥技术

(1)直接涂抹法:将已制备用阴土或同药粉用冷水搅拌成备用膏泥,较黏稠为佳,过稀不易涂抹流至四处,黏稠度的掌握要临床数次后就容易掌握;用勺子或压舌板等均匀涂抹于面部操作区皮肤上,后用保鲜膜上覆盖。

(2)压缩面膜涂抹法:购置一次性压缩面膜,用温水泡开后清洗后置于面部,留出眼、口、鼻,同时将调和好的泥浆水涂于面膜上,较直接涂抹的泥膏要稀,否则不易涂抹,较稠黏性大,操作过程中容易使面膜贴黏离皮肤,首次涂抹后可不用保鲜膜覆盖,中间只许感觉快干时再次涂抹即可。

6.操作时间

30～60分钟,根据病情可长可短,因人而异。

7.卸泥

热敷时间到了之后,需要对皮肤上的湿泥进行清理,将不锈钢方盘置于敷泥的一侧,绷紧湿泥附近的皮肤,从侧面,用泥灰刀轻轻的将湿泥全部铲至方盘中,再用纸巾将大的泥渣清理至方盘中后,用温毛巾将局部湿泥残留全部清洗干净,此法适用于躯干、四肢面积较大的部位的直接涂泥法、刮泥法。

压缩面膜涂抹法,采用直接揭面膜贴后,常规一次性清洁面扑洁面即可。

三、中药验方举例

1.激素依赖性皮炎

组方:纯阴之土(一般直接选用纯土为最佳,可减少药物过敏的发生)。

功效:燥湿止痒、疏风散邪、滋阴养肤。

制备:选用备用阴土。

2.痤疮

组方:天花粉、栀子、大黄、浙贝、玄参。

功效:清热解毒、消肿。

制备:饮片备用。

第五节 蜂蜡药泥热敷

蜂蜡药泥热敷概念:是蜂蜡疗法、泥疗、药疗三者的结合,发挥各自优势形成互补提高疗效的一种热敷方法。蜂蜡药泥热敷疗法,虚者能补,实者能泻,寒者能温,热者能清,积者能散,坚者能软,损有余,补不足,活血散瘀,消肿止痛,畅通经络,疏通关节,扶正祛邪。能有效调理疾病,减轻或控制病症发展,增强体质,有病治病,无病养生,延年益寿之大益。

蜂蜡药泥热敷疗法是吸取工业蜡疗、蜂蜡热敷、泥疗热敷,以及目前市场流行蜂蜡药泥灸各自的特点,进行了优化总结,供同行参考。

一、取材及炮制

(一)土、泥取材及炮制

蜂蜡药泥热敷所选土阳土、取其温阳之性,但是受环境污染的影响,现在所取土多以山之阴土或山之阳暴晒的半阴半阳的阴阳土,都不能保证其安全性、无污染性,因此在选择用土上,必须严格把握或炮制方可使用。

1.取材天气及地势的选择

选择太阳高照的日子,取山之阳风化土,或揭去山之地表土,挖取下面未污染的阴土。采集土的位置以山之深层未污染的阴土为佳,经过炮制改变其性情即可,可以保证其无污染性。

2.初次加工

选一干净、空旷的地方进行太阳曝晒、打碎、碾压,分拣杂柴草石头等杂物,待基本晒干后过30目手工大筛进行二次土块及石头、柴草。

3.二次加工

粉碎初次加工后的土料,用小型粉碎机进行粉碎处理后,用60目再次过筛,留用细料去除大粗颗粒。

4.炮制加工

如果选用阴土或半阴半阳土,就必须进行炮制,如果有条件在空旷地加灶进行热炒炮制,祛除土之阴气,将阴土炒至发黄或偏暗褐即可,炮制好后贮烧制陶缸备用,贮土陶缸放置于空气流通及阳面。

若室外加工条件不具备,用量小,选用家用铁锅炒制,去阴存阳即可。

(二)蜂蜡的取材及炮制

春、秋季,将取去蜂蜜后的蜂巢,入水锅中加热使其充分熔化,蜡较水轻经热溶后漂浮在水面,轻浮的杂质也会一同浮在水面上,趁蜡热沸时除去泡沫杂质,做初次加工,趁热过滤完毕后,放冷,蜂蜡即凝结成块,浮于水面,取出,因色黄也称黄蜡。

经初次加工后,刮去底部较大的残渣,重新换水将其煮沸,再次用细网漏勺打捞残渣使其更加洁净,待冷却后可取出砸成小块备用。

二、操作

1.备用物品

阳土或灶心土、蜂蜡、薄膜塑料、泥子刀、压舌板、不锈钢方盘、不锈钢圆缸、加热工具电陶炉及锅一套、化蜡容器、盛泥盘、搅拌盘、毛巾、烤灯、热水袋。

2.蜂蜡热敷药泥调配比例

蜂蜡、土、药粉,三者临床应用并没有一个统一的比例,但是蜂蜡药泥中,蜂蜡是保持药泥成热膏基质,因此其用量最大,也就是说比例最大,多少为宜,受各医家的理解与临床经验为之,土和药粉占比例太大又难成膏,根据笔者的经验,一般蜂蜡与阳土和药粉的比为七比三较好,也就是说阳土与药粉的比例占三成,如果蜂蜡比例刚好则药泥更软,占比大则药泥较硬,因此在加工之前必须要明确。

3.炮制加工法

将水煮开后,放入平底不锈钢圆缸,按比例投入蜂蜡进行融化,待温度在80℃以上后,投入中药粉,不断搅拌,一为了煎炸出一定的药物成分,二是为了均匀混合。一般10~15分钟后再次投入阳土,充分搅拌均匀后即可出锅。

4.装盘:将药泥进行装盘后,不断搅拌使其散热,使温度在50℃~60℃,即可准备涂抹。在涂抹之前先在自己皮肤上测试一下温度可靠后,再进行操作。

5.体位

取合适的体位并暴露患处,用湿温毛巾清洁施术区皮肤,同时,准备保鲜膜垫于床上和施术区,隔离衣物,避免蜡泥黏至床单及衣物上难以清洗,注意保暖其他部位以免受凉,同时注意保护患者隐私。

5.涂抹蜡泥

先将自己的手指伸入泥灸搅动,测泥灸的温度人体能否接受,

然后,用涂抹板将蜡泥进行局部涂抹,操作过程中要注意观察患者的表情,避免烫伤。厚度一般0.5～1cm,范围大易薄,小易厚。

6.保温处理

在蜡泥盖上保鲜膜,上包裹棉毯或用热水袋、烤灯置于上方加热保温,一般30～60分钟后揭去保鲜膜,拿下蜡泥。

三、临床验方举例

1、术后瘢痕疼痛

组方:白及、刺蒺藜、清半夏、大黄、威灵仙。

功效:消肿止痛、软坚散结。

制备:打细粉过60目筛备用。

2.跌打损伤

组方:酒大黄、无名异、威灵仙、五加皮、当归尾、防已、益母草各等份。

功效:消肿止痛、活血化瘀。

制备:打细粉过60目筛备用。

第六节　扑灰碗法

扑灰碗疗法是民间广为流传的一种土疗热敷热熨方法,因其取材非常的方便容易,操作又简单,而且疗效较明显,在过去医疗水平低下的年代是一种非常实用的选择,因此得以广泛流传。

一、取材及炮制

1.灶心土取材

选取锅灶中或火坑中烧成的紫末灰,找一30目左右的粗筛将杂草及较大颗粒筛去,贮藏于带盖陶瓷缸防潮保存,置通风朝阳处。

2.烧取土块法

在农村寻找盘坑土块或沏墙土坯,架成锅灶式,内置木头、草料,置大火烧烤至发烫发红发黑后,找一干净空地打碎为末,有30目左右粗筛将杂草及较大颗粒除去,贮藏于带盖陶瓷缸防潮保存,置通风朝阳处。

如果不具备上述炮制条件者,可同"土疗热敷篇"所选阳土取材及炮制好的阳土备用。

二、操作

1.准备物品

阳土或灶心土、铁锅一套、灰土碗(敞口直径15cm)、土布块(50cm×50cm)、结扎绳。

2.灰土炒制

灰土的炒制以家用铁锅炒制即可,取阳土或灶心土,重量以两个"灰土碗"用量1kg为宜。

①新鲜"灰土"炒制:将"灰土"倒入铁锅内,慢慢加热翻炒,炒制发黄、发褐色为佳,通常15～20分钟,温度一般在80℃左右,待温度降至70℃左右,即可出锅。

②"灰土"及药合敷炒制:在"灰土"炒制即将出锅前5分钟,中药粉与"灰土"按1:15或1:20的比例末投入,混合均匀后即可出锅。

3.装碗打包

先将"灰碗"平放,盛炒制好的热"灰土"一碗,略高于碗口1cm,把土夯实;再将土布块盖在"灰碗"正上方,两手用布压紧碗口周边,顺势翻转过来,碗口朝下,碗底朝上,置于桌子上;在碗底将布边收紧打结,装碗打包完毕。

4.体位

取仰卧位,胃肠疾患暴露腹部为中心;男科或妇科疾患,以小腹为中心;注意其他部位保暖,以免受凉,同时注意保护患者隐私。用湿温毛巾清洁施术区皮肤。

5.热敷热熨操作

(1)按熨手法

医生握持碗底结扎布包根部,在患者脐上正中,或小腹正中热敷数秒,烫即起,再烫再起,反复10~30次。

(2)十字熨法

以脐为中心,或以小腹为中心,做上下左右热敷热熨手法。纵向、横向各推10~30次。

(3)环摩法

环脐或环小腹为中心,做顺时针或逆时针运动,速度烫则快,温则缓,顺、逆环摩各10~30圈。

6.热敷时间

热敷热熨每次30分钟,每日1~2次。

第三章 传统按摩器械操作

概 述

　　传统按摩器械是中医推拿的一个重要分支,器械按摩发挥了其刚性有余的优势,与传统手法互为补充,明显提高了疗效。随着社会的发展,诸多因素影响,许多传统按摩器械也濒临消失或已失传,许多也只能从文献中去揣测复制,再到临床应用。近年来,中医养生的兴起,出现了许多养生工具,养生和医治往往是分不开的,历经十多年的挖掘整理及临床实践,对部分外治器械操作了一定的经验总结,供同行研究、交流、学习、临床推广应用。

　　本章编写立足于临床,遵循强基础、简便易行、安全可靠、适用面广、效果显著、便于推广为原则。总论主要针对适应证、作用机理、注意事项及禁忌等几个方面进行阐述。

一、适应证

　　传统按摩器械多以击打为主,治疗手法相对单一;虽然适应范围涉及多个学科,但是,所适用的病种范围相对有限;器械按摩在筋伤类疾病方面疗效突出,如颈肩腰腿痛、风湿性骨关节炎、慢性肌肉劳损、创伤后遗症等;内科疾患如失眠、头痛、单纯肥胖、胃肠性疾病、咳喘等;传统按摩器械尤其在强身健体、延年益寿、养生方面有其独到的一面。滚蛋疗法分为热滚和冷滚之别,因此,其适应证不同,热滚疗法适应于伤风感冒、风寒咳嗽;小儿消化不良、积食;面神经麻痹、黄褐斑、痤疮后期色素沉着;关节疼痛;在皮肤护理方面适用于美白、去黑眼圈、除皱、祛斑等。冷滚主要适用于发热性,红肿性关节或皮肤疾患。

二、作用机理

1.中医理论

传统按摩器械仍然遵循中医学基本理论,在患者病变部位及病点进行施治,根据病证的不同,采用不同的操作技法,来调节阴阳的偏盛偏衰,使机体转归于"阴平阳秘",恢复其正常的生理功能,从而达到治愈疾病的目的。比如软组织疾病,通过击打疗法可以起到松筋活血、消除疼痛和解除筋硬、筋缩的目的。同时,又借助药液、药酒、药膏等的药力,进行蘸药扣打,能起到疏通经脉、调理气血、舒筋活络、祛瘀生新、祛风散寒等作用。

2.现代力学原理

传统按摩器械因其材质、形态、施力面、操作手法等不同,产生的物理作用是不同的,质地越硬、越重,其渗透力、穿透力就越强。

按摩器械与皮肤表面的接触面不同,产生的物理作用不同,如擀面杖多以楔形力作用于皮肤表面。圆形砂袋为半球形,接触面为面性击打,随力量渗透与皮肤面接触"凹"型撞击力,砂袋接触皮肤表面时石子互相撞击于皮部产生向各个方向"爆炸式"冲30根左右柳条捆扎一起而成,在击打时,由于柳条和柳条之间不断的碰撞,使其之间相互卸力,当柳条与皮肤接触时,力量会大幅度削减,所以作用力深度会变浅,作用力度相对柔和。定点锤正根据局部不同解剖特点施以不同锤法,改善脊柱椎体间相对位置,调整或重建脊柱内外力学平衡。因此,要根据按摩器械各自的作用力特点,选择不同的适应证。

三、注意事项

(1)无论何种施术手法,忌用暴力、蛮力。

(2)反对创伤性击打、拍打,有个别书籍、社会培训机构出现了一些违背人体正常生理的击打、拍打观点,认为打得越肿、越瘀、越青越好,打的病人嚎叫也是治疗,推崇为疗法独特,医者要辨其理,必须要慎重,一般轻拍出痧属正常治疗,应区别对待。

(3)不能随意扩大治疗范围,随意夸大治疗效果,现在网络上有许多将拍打疗法神化的宣传,治癌症、高血压、糖尿病、痛风、妇科病、男科病等,因此,医者要擦亮眼睛,不能没有辨别,人云亦云。

(4)注意蛋的温度,热滚法要提高疗效一定程度上与温度有很大的关系,在操作过程中要较快的速度以减少鸡蛋在皮肤上停留时间避免烫伤之外,还要考虑患者个体的忍受程度。要遵循热滚忌热证,冷滚忌寒证的原则。

四、禁忌

(1)一般关节周围肌肉覆盖相对比较薄,要避免重击,不要加重患者的痛苦,有骨质疏松者甚至会引起骨折,在应用"敲骨震髓"手法时,力道一定要掌握适度,在骨性突出侧面轻击既可,禁用重击手法。

(2)以下情形者要禁用,如有出血性疾病者、恶性肿瘤、结核病、骨质疏松患者;骨折、脱臼未恢复者、皮肤有化脓、感染及开放性损伤者;孕妇、年老体弱、病重、病后极度衰弱者;急性传染病、发热及高热患者;有严重的心、肺、肝、肾等重要脏器损害者;过饥、过饱及酒后神志不清者。

五、术后护理常规

(1)击打、拍打如果操作过重有瘀滞,局部可选用热敷或药酒轻揉,不宜用冷敷。

(2)拍打轻出痧者,待淤滞之状消失后可再进行拍打。

(3)拍打后要避风寒,以免腠理疏松,风邪入内,引起新的疾病。

(4)施术后,注意多休息,有利于病情的恢复。

六、疗程

每日1次,或隔日1次,1周为1疗程,一般2~3个疗程。

第一节　擀面杖棒击疗法

擀面杖棒击疗法是选用长短不一、粗细不等的圆柱形木棒,在人体不同部位采用不同的击打手法,起到防病治病的一种外治疗法,因其棒形以擀面杖为代表,故命名之,其材质可以多样性。

一、规格及制作

1.规格

棒体长度30~60cm,分长、中、短三种;直径3~5cm,棒型有通体直圆、中间粗两头略细、两头尖中间粗;硬度分软、中、硬三种。

2.取材及加工

取材以木质为主,也可选取铁皮、石质、树脂等,因木质具有性温、抗击打、便携带等优点,故成为首选材质。木棒加工有以下几种:(1)市售的木工车床加工的擀面杖。(2)就地取材,找合适直径的较直树干,支皮阴干,打磨光滑,即可使用。或者有合适尺寸的风干圆木棒,截取合适长度,将两端处理光滑使用。(3)替代选择,如竹子产区选合适长度与直径的,经砂纸打磨光滑即可使用。

二、棒击技术操作

1.常见持棒式

主要为握持棒法。拇指与其他四指呈握拳状持握棒体,棒向前平伸,与水平面平行。拇指尽量弯曲与其他四指成握棒式,预防应力性劳损。操作时根据情况选择单手持或双手持棒。

2.常用击打手法

(1)推法:是棒体轻触皮肤向两侧或一侧做横向或扇形面梳理手法,棒体操作过程中没有旋转动作,是击打疗法中常用术式,起式或收式使用。

①平推式:分单推和双推两种。单推式,一手持握擀面杖一端,另一手掌按另一端,做前推后拉扇形运动;双推式,双手各握棒的一端,在躯干及四肢做向前后拉面形运动。适用于躯干及四肢。

②分推式:双手各持一棒,并排置于身体后背部或前胸部中间,向外分推做面性或扇形梳理,也可称分推捋顺法。

③交叉推法:双手腕部呈互不接触交叉状,但是,棒体呈X型接触性交叉,双手持握擀面杖后端,做向前交叉推动。适于上下肢的夹挤顺推法,适合下肢的夹挤推法。

(2)击法:是击打疗法经典动作,是一种棒面垂直向下击打手法,也是击打手法主要动作。

①平击式:可分为单棒平击与双棒平击,击打棒与施术面平行,单棒则根据治疗需要在施术部位反复平行击打。双棒平击可选施术面以中点、两端为参照点进行分分合合、左行右行的平行击打,也可双棒合并,双手四指叠加于下,拇指叠加在上,共同持双棒一端做平行击打,施术者一般站于患者侧面操作。

②拍击式(侧击式):拇指和其余四指呈夹持法持棒体上三分之一,另一端垂直向下,与操作面呈锐角,操作时施术者通过腕关节内旋与外旋带动棒体中下部侧向击打,施术者一般站于操作区对侧操作。

③抢击法:一手或双手各持擀面杖的一端,与抢锤法一致,借助下行的惯性与腕力抢击施术部位,高度一般在66cm上下,起点与抢击点弧度多大于90°。

(3)抽托法

①抽法:抽,向下抽拉之意,棒体下拉瞬间产生的冲击力,对局部肌肉有一种碾压、挤压之力,可针对痛点加强这一术式,通过抽拉向下快速挤压后,肌肉立即产生回弹自我复位修复功能,这种自我保护性的修复功能有利于机体正常功能的恢复。

②托法:托,向上送达之意,其术式与抽法相反,是棒体斜向上举的同时,对肌肉等组织形成了一个向上的挤压力,在棒体离开肌肉的瞬间,肌肉立即回弹修复。

(4)擀法

分单边和双边擀法,单边擀法是一手空拳虚握擀面杖的一端,与地面平行,握之不能太紧,另一手掌按另一端做擀面手法,在皮肤平面上来回滚动;双边擀法是双手各掌按擀面杖的一端,来回推拉滚动。

(5)敲骨震髓法

有针对性选择肢体四肢、躯干骨性突出部位,比如膝关节、肩胛骨、髁关节、腕关节等,轻敲骨突部,可起到醒神开窍、刺激全身经气的作用。

(6)花式击打法

①抽托并进法:医者持棒,一手做下抽动作,另一手做上托动作,是抽托技法同时操作术式。

②X型交叉击打法:为适应施术部位解剖学的特点,双条、双棒呈X型交叉的术式,在治疗区进行各种治疗手法,主要作用于四肢、躯干侧面。

③"马踏飞燕"式击打法：两手各持木棒外端，呈一前一后，平行握棒式，在施术部位进行一前一后的向内击打，如马踢奔腾，咚哒、咚哒、咚哒声击打施术部位，主要以后背部疾患治疗为主。

（7）点、线、面击打法

①点击法：借鉴中医传统手法点穴手法，一般作为手法起势或收势。棒头两端可以作为点穴工具。

②线击法：直棒下方呈一线，击打时，与皮肤表面接触首先是线型面，随着力的深入，接触面更大，与皮面先以线再切入面，故称之，持棒双手距操作部位一向15cm高度左右，并随手的运动上下起伏。多见于平击法等。

③面滚法：与擀面杖操作方法同，在患处适度用力来回推滚，连线成面法，多见于分推法、擀法。

三、击打动作要点

（1）沉肩、坠肘、松腕。肩膀要沉下来，不要僵硬；肘关节自然下垂；腕关节要松软灵动，握棒不能过紧过死。

（2）击打手法要节律均匀、速度和缓、力度适中，击打效果以舒适为主。

（3）肌肉整体是喜柔不喜刚的，因此，节律、速度、轻重的选择，要求以患者的舒适度为原则。

四、棒击技术举例

1.颈部

颈部疾患尤其是颈椎病或颈肩综合征，先用击打手法棒击肩颈部，力道相对要轻，轻敲枕骨以下肌肉，也可双棒交叉击打。

2.双上肢

双上肢一般用单击法，轻巧灵动，不宜重力，然后用交叉击打或用交叉推法，也可单边推法。每次敲击10～15分钟。

3.腰背部

两侧肩胛外侧缘以内，肩部及臀部以内共同组成背部平面，背部肌肉丰厚，平面空间大，适合于平击。臀部尾椎平面为参照点，做分分合合的平击放松手法,为了进一步加深力量的渗透,采可用抽托手法。击打手法后,给以擀法梳理,平复痉挛肌肉等组织。

取卧位,肩胛骨正中线以外,腋中线以内区域,施术者往往站于一侧,在施术者位置不变的情况下或正对侧面,如果施术者既使弯腰也难保证一个合适的操作位置,这时,只要改变术式就可以解决这个问题,一般用侧击法、拍击法、推法均可。

4.下肢

双下肢由于肢体解剖特点,较躯干细圆、关节部又缺少肌肉,棒击手法的使用就要有针对性,可常规正面平行击打,侧面采用"X"交叉击打、推法、擀法均可。

5.胸部

胸部肌肉相对薄弱,虽内有胸腔骨架,但仍较脆弱,而且内部有心肺,击打疗法过重容易振伤内脏,故一般不易击打,即使应用也宜微振手法,主要应用擀法和推法。

6.腹部

腹部主要适用于胃肠及男科、妇科等系统的疾病,内有脏器,击打手法必轻忌重,正推、旋摩更为适合。

7.全身击打法

按顺序拍打是为了避免遗漏,并非一成不变,总的原则是先左后右,自上而下,由近及远。

一般是先取俯卧及双臂弯曲置于头前位,以背部正中线定位进行拍打,自第七颈椎至尾椎骨平面,再拍躯干侧面,然后再拍打上肢,最后拍打下肢,从近端拍向远端。双上肢及下肢先拍施术者对侧,再拍打近侧。具体到某个肢体,要先前侧、再后侧、先内侧、后外侧。

拍打时一拍一拍紧密地打,可拍打一下,下一拍压上拍半拍拍打即可,每一面反复拍打3～5遍,并在该接口的重要节点加强拍打,击打可顺打,也可逆打,互通有无,最后一遍以顺打为宜。

作为收式的胸背分推捋顺,上肢、下肢的夹挤分推梳理在各种击打术式完毕后即可进行,次序仍然是先俯卧位操作,再仰卧位操作,具体部位操作同上。

第二节　锤正正骨技术

锤正正骨疗法是典型的民间疗法之一,在印度民间也广泛流传,网络上可以看到许多相关的视频,现如今在美容院、养生馆、足疗馆、汗蒸馆、按摩店、中医诊所、康复理疗中心是非常流行的,虽然这些机构有过度宣传和夸大其治疗范围的现状存在,但是其在治疗一些疾病方面确有疗效,应理性对待。

追溯源头,从一些中国古代文献记载的"木杵、木槌、木铲"可以视为其鼻祖,即使当时未必将来用于只限于对脊椎的敲击,但是治疗模式应与锤正疗法同出一脉,现在这种疗法在不断完善,许多相关治疗器材有自己的名字,如正骨锤、松解锤、正骨钎、复位钎、正骨棍、缓冲钎、筋膜钎等。

一、器械的规格及制作

1.材质及规格

锤正所用器械木质最多,现在也有牛角、树脂等多种质地,通常选用木质的最多,因为取材及加工更为方便,而且具有耐用、性温适合在各个季节选用。

锤正木槌:体长度30～40cm,柄直径2～2.5cm,槌头为通体直圆、中间粗两头略细或两头粗中间较细,锤击相关锤正器械。

锤正铲:体形似铲,铲头宽度一般2～3cm,铲头自铲根部向头部逐渐变薄,最薄处3mm,铲柄长度在3～10cm,长短与个人使用习惯有关,主要为纠偏用。

锤正杵:体形为柱形,底圆而尾尖钝,尾尖处1～2cm收为一钝形圆头,主要为纠偏用。

锤正棍:多为高度10cm,直径2～5cm为通体圆柱或底平方型圆柱,或两头底平,中间略细圆柱。

2.取材及加工

锤正疗法所使用的操作器械取材非常的方便,选用木质材质者,一般根据需要选择市售的木工车床加工既可,可选择软、中、硬三种硬度;选择树脂、牛角者,市售有成品,非常方便,自己也可根据需要让人定制更符合自己使用特点的。最简易的方法就是就地取材,达到使用效果为原则,不一定要制成标准的制件。

二、操作

脊柱锤正有全脊锤正和分段锤正,一般二者相结合,要有侧重点,颈椎重,则重颈椎;胸椎重,则重胸椎;腰椎重,则重腰椎,最后脊椎全程锤正震荡收功。

1.施术体位

(1)全脊锤正法取俯卧位:患者俯卧于床上,胸下垫一厚枕,双手自然放于枕前,充分暴露整个脊柱,头自然下垂,让其完全放松颈部前屈、伸肌群。胸部与腰部同时自然放松,医者站于患者患侧操作。先纠正椎体侧方旋转移位、小关节紊乱、局部肌肉痉挛等,再对脊柱正中进行锤正,用脊柱震荡的方式,引起神经自我调节功能,纠正脊椎相关功能的紊乱。

(2)颈、胸、腰分段俯卧位法:患者坐于桌前,双前臂重叠放于桌上,头前额贴于前臂上面,暴露颈后、胸、腰段,医者站立其身后操作。

2.操作要点

(1)定位准确,在使用锤正治疗时,必须按照三步定位法(①神经定位;②触摸检查定位;③影像学定位)进行诊断与鉴别,偏歪椎旁无压痛阳性体征时,不宜锤正,严禁强行锤正。

(2)有多椎椎体旋转移位时,颈椎先上后下。

(3)有点(仰)头移位者,在纠正棘突偏歪的同时,向棘突点(仰)头的反方向锤正,如颈3向右偏歪并有仰头移位,这时复位钎的着力点应在颈3棘突的右上角根部,力的方向是颈3棘突的左下前方,进行锤正。

3.锤正纠偏

医者站于患者患侧,左手执复位钎,用光圆的一端置于应复位椎体侧凸的棘突旁2~3cm处(具体定位应视患者肥胖度而调节),利用棘脊肌、棘间各韧带,周边肌肉自身张力,钎头力的方向为歪向对侧前下方。右手执复位锤(特制),用适宜的力锤击复位钎的另一端(锤的力度以患者的肥胖度及部位而定),可以感到棘突的滑动,偏歪的椎体得以纠正,给以适当的力,借助组织间自身回弹力纠正了关节间韧带、肌肉、筋膜间失衡关系。

三、全脊锤正举例

全脊锤正是对整个脊椎节段的振荡作用,自颈椎枕骨大孔起、经胸椎段、腰椎段至尾椎骨,也是督脉走行区,同时对膀胱经脊椎各两条经同时正向锤正。

功效:微调整个脊椎各关节机体平衡,有偏纠偏,无偏可激发周边肌肉、神经、血管的活性,改善局部功能。同时还可温阳强督,对膀胱经的锤正还可调和营卫、疏风散寒、预防感冒的作用。

锤正器械选择:选择平底杵、锤正锤。

锤正次序:

1.按解剖学结构

第一步:脊柱正中,自颈椎枕骨脊下起至尾骨尖正上方。

第二步:双侧脊椎夹脊肌走行区,一般先左后右,自上而下。

第三步:臀肌正中上方,起延大腿后正中经线,至腘窝向下,经小腿后正中,至足跟。

2.按督脉、膀胱经走行路线

第一步:督脉。

第二步:膀胱经,先内侧经,次外侧经。

3.锤正次数

一般3~5遍,7日为1疗程。

第三节 条形砂袋击打法

砂袋疗法历史悠久,《易筋经·石袋式》载"木杵、木槌用在肉处,骨缝之间悉宜石袋。石取圆净,全无棱角,大如葡萄,小如榴子,生于水中者,方堪入选。山中者燥,燥能生火;土中者郁,气不宣畅;棱角尖硬,恐伤筋骨,皆不取也。袋用细布,缝作圆筒,如木杵形。圆其头,长约八寸,其次六寸,再其次三五寸。石用半斤,其大一斤,其最二十两③,分置袋中,以指挑之,挨次扑打。久久行之,骨缝之膜,皆坚壮也",已详细记载了条形砂袋制作及使用。

---

③注:1斤=500g,1两=50克(下同)

一、规格及制作

1.规格

一般直径 4～6cm，分 4cm、5cm、6cm 三种；长 25～60cm，分 25cm、30cm、35cm、40cm、50cm、60cm 六种，其长度不包括留出扎口部分 5cm，也可分为长、中、短三款，中、短款适用于单人操作，长款适用于双人操作。

2.砂袋材质

砂袋常规选择传统土布制作，因其柔软性、弹性、结实程度均佳，而且价格又比较便宜，属于上选。布袋颜色可为多样性，如果选国色黄色，显之尊贵，红色又寓意红红活活，代表积极进取、早日健康。

3.砂石规格

《易筋经》记载标准："石取圆净，全无棱角，大如葡萄，小如榴子，生于水中者，方堪入选"。

4.砂石采集

黄河流域中上游有着丰富的资源，基本全年可采，在北方一般需避开冬季寒冷气候，因冬季河边湿滑，甚至结冰，有不慎坠入河流的危险，一般避开危险河段采集，或在早已干涸的河床上搜集。选择石子的大小一般控制在直径 0.3～1cm，采集运回进行二次加工处理。

5.清洗、分拣、包扎

清除缺边残角、不圆滑石子；清洗消毒入选石子，晒干备用；按石子大小分拣归类，分大、中、小三类，分拣完毕，按类装袋。

6.装袋结扎

装袋原则，布袋直径越小，装袋石子越小，依次类推。袋口一般留 5～10cm 空间作为结扎束，一防松动，二为美观。袋内容物不宜装的太紧，袋口捆扎要牢靠，防止松口。

二、操作

1.常见握袋式

以握拳式持握砂袋结扎侧，拇指与其余四指并拢，握住砂袋尾部，拇指远端指关节微曲,与其余四指配合成握棒式,伸直式操作不当容易折伤或劳损。

2.常用击打手法

(1)击法:是条形砂袋最基本的操作手法,操作简单,实用性强,但容易疲劳,因为砂袋柔软,不同于擀面杖疗法,久持关节容易疲劳。

①平击式:可分为单条袋平击与双条平击,平击是条形砂袋与施术面呈平行面,单条砂袋则根据治疗需要在施术部位反复平行击打。双条袋平击可选施术面以中点、两端为参照点进行分分合合、左行右行的平行击打。

②拍击式:借助并列四指向内拨动袋体,与拇指向外拨动袋体,无论四指内拨还是拇指向外拨动都是在腕关节内旋与外旋的带动下完成的,主要适用于对侧或侧面平击手法不能胜任者。

③抢击法:一手或双手各持一条袋,与抢锤法一致,借助下行的惯性至施术区,轻触皮部及深部肌肉后迅速抬起,同时借助袋体向下的重力惯性再次向下击打,如此往复,袋体起点与皮肤击打点一般大于90°,禁忌暴力击打。

(2)抽托法

①抽法:抽,向下抽拉之意,袋体下拉瞬间产生冲击力,对局部肌肉有一种冲击、挤压之力,抽拉力消失后,肌肉立即产生回弹,自我修复功能,这种自我保护性的修复有利于机体正常功能的恢复。

②托法:托,向上送达之意,其术式与抽法相反,是袋体斜向上举的同时,对肌肉等组织形成了一个反向挤压、碾压动作,肌肉在瞬间承受压力消失,肌肉立即产生回弹,这种自我保护性的回弹复位有利于机体正常功能的恢复。

(3)花式击打法

①抽托并进法:医者持袋,一手做下抽动作同时,另一手做上托动作,是抽托技法同时操作术式。

②蛇行击打法:选用长度50cm或60cm条形砂袋,一手将一头固定在经络的一端或施术区一侧皮肤上,也可悬空固定,悬空高度控制在5cm左右,一头沿经络方向上抬至10~15cm高度后顺势下拉,使袋体在皮肤表面反复抢击,同时也可随经络走行随击随行,无论固定抢击还是移动抢击,其运动轨迹均似蛇行,故称蛇行击打法。适用于局部或经络走行击打梳理疗法。

③环击法:选用长款条形砂袋,施术者持握袋体两端,中间松弛,形成一个半

圆形,然后对准施术部位,同时甩动砂袋呈环形轨迹运行,通过袋体中间来回撞击患部。

④双人条形砂袋击打法:施术者双方站于患者对侧,双手拇指与食指夹持砂袋一端并略向中间收,通过腕部的环转带动袋体做上抛与下抛半环形砂袋做"凹"型击打,其下抛击打与"抽托"疗法中的抽法很相似,是一种下抛产生惯性力抽力,一般取患者肌肉丰厚部,如坐立位肩胛部、俯卧位腰背部及臀部击打。

3.击打基本要领

(1)不同的击打手法,对肩、肘、腕配合要求是不同的,不管任何操作手法,都忌僵硬,缺少灵动性。

(2)击打手法要节律均匀、速度和缓、力度适中,以舒适为主。

(3)每次击打时,开始手法宜轻,然后力量渐渐加重,到击打快结束时,可于某些重点部位进行重击,但仍不宜过重,以患者耐受为度。根据击打用力轻重,可分为三种:轻击法:拍打时用力较轻,多用于年老体弱、儿童及初次接受治疗的患者,或用于肌肉较薄和有重要脏器的部位;中击法:用中等力量拍打,拍打时微有痛感为度,适用于一般人和大部分部位;重击法:用力较重,不仅用腕力,而且要用前臂的力量进行拍打,拍打时有痛感,但应以能忍受为度,此法多用于体质壮实之人,或体质较好而病情顽固者,或拍打肌肉丰厚的骶、臀部等部位时用。

三、举例

1.颈肩部

颈部疾患尤其是颈椎病或颈肩综合征,取坐立位,第一步,由于颈项部空间窄小,使用单条击打法,项部正面自上而下,再项部两侧进行侧击或拍击法,完毕后,可采用双条击打肩部,及背部近肩部,选用平打、抽托法。由于颈项部肌肉较薄,砂袋条打力道相对红柳条打疗法还要轻,当袋体内容物堆积向袋头后,要及时调整砂袋的柔软度,避免太硬击打患者不适,如针对颈肩部疾患,每次击打15～20分钟。

2.双上肢

双上肢取俯卧位,上肢于前置头前位,可一手一臂击打同时进行,先正面后内侧再外侧顺序,也可一臂一臂击打,双手相对平击或侧拍。上肢肌肉单薄,条打同样要轻巧灵动,不宜重力,每次敲击大约5分钟,时间不宜过长。

3.腰背部

取卧位,第七颈椎棘突至臀部尾椎平面,做分分合合的平击放松手法,对重点施术部位为加强力量的渗透,可采用抽托手法。躯干侧面,自施术者对侧面开始,应用一手平击一手侧向拍击法同时进行。另一侧可同向拍击或者换至对侧进行均可。

4.下肢

俯卧位及仰卧位同,双下肢除关节部位外,其他部位肌肉相对强健,在击打时力度较上肢为重,下肢粗圆,应用双手条打即可提高效率,也可节约时间,在相对较短的时间内完成治疗,采用相向平击。

5.胸部

胸部肌肉相对薄弱,虽内有胸腔骨架,但仍较脆弱,而且内部有心肺,击打疗法过重容易振伤内脏,故一般条打要轻,对内脏有轻度震荡则可,用胸肌发达处可适当加大力度。

6.腹部

腹部主要适用于胃肠及男科、妇科等系统的疾病,内有脏器,忌重击,多采用单条或双条并列环型平击法,先顺时针再逆时针。

7.全身经络砂袋条打法

条形砂袋另一个特点就是顺经络击打,以任督二脉及十二正经为主,经络是经脉和络脉的总称,是运行全身气血,联络脏腑形体官窍,沟通上下内外,将人体联系成一个有机的整体,因此,对经络的击打,可调整机体阴阳、脏腑功能、气血调合、经络通达等作用。

十二经脉击打包括手三阴经、手三阳经、足三阳经、足三阴经,经络击打以选择容易操作体位,节段性选取击打,也可整条经络击打,多经交叉击打,临床可根据病症选择。

第四节 药杖击打法

药杖击打术是外治疗法的一种,它是借助传统工具如木槌、木板、木杖、木棒等与药物相结合在病变部位进行拍打、棒击患者某些特定部位上,达到治病防病为目的一种方法,本节主要以患处局部药杖疗法为主。

一、规格及制作

1.材质及规格

药杖材质以质地相对疏松的实木为主,即便于药物浸入木棒成为药棒,又增加了皮肤与药棒的摩擦力。

棒体长30～40cm,分长、中、短三类,直径3～4cm。一般棒型通体直圆或中间粗两头略细。

2.取材及加工

药杖制作取材非常的方便,可直接根据需要选择市售木质擀面杖既可。如有特殊需要也可定制。

二、操作

1.常见持棒式

药杖疗法由于击打术式单一,一般采用握拳持棒伸直位,拇指与其余四指呈握拳状持握棒体,拇指尽量弯曲与其他四指成握棒式,预防应力性劳损。通常单手持杖操作。

2.常见击打手法

(1)平击式:是药杖与施术面呈平行,做平行击打,药杖疗法是以借助轻度棒击力击打,使红药物易于渗透到皮肤。平击持条高度一般15cm上下。

(2)抡击法:状似抡锤法,药杖运行规迹呈一弧形抛物线,一般药杖抡起最高仰角与皮肤表面呈大于90°小于180°。抡击法相对力量较大,高度和抡击力量以患者感到有轻微发热感为佳。

(3)同心圆式击打法:以病位中点为中心,由中心向外周,或由外周相中心,逐步围圈叩击,多适用于局灶性疾病,如外伤性损伤、各种关节病、穴位点叩等。

(4)线性击打法:沿着线条,由上而下,或由下而上,逐步向前击打,多适用于放射性疼痛、带状疱疹、坐骨神经痛、经络调理等。

(5)片状击打法:在某片范围内,由上而下,或由下而上,由左向右,或由右向左紧密地叩击某一区域,多适用于局部减肥、颈肩综合征、银屑病、背部脏腑调理等。

(6)补泄叩击法:对经络、穴位施以叩击,通过经络、穴位刺激效应,调理脏腑虚实,多适用于内科疾病治疗。其中,顺经络叩为补,逆经络叩为泄;慢而轻的叩击为补;快而重的叩击为泄;叩红而不留痕为补;叩后留有瘀的为泄;叩而间歇"侯气"的为补;叩而连续"催气"的为泄,以上叩法在临床使用时,需根据病情单独或交替使用。

3.力度分类

(1)轻击法:叩击时用力较轻,"叩至皮肤腠理之间",多用于年老体弱、小儿或初次接受治疗的患者、肌肉较薄关节周围处及叩击部位下有重要脏器的部位。

(2)中击法:叩击时用中等力量,"叩至腠理肌肉之间",叩击时微有痛感为度,适用于大多人群和肌肉相对丰厚的部位。

4.击打要点

(1)原则上遵循急性病(病程较短,病位较浅)、实证,叩击节奏应速率较快。

(2)慢性病(病程较长,病位较深)、虚证,叩击节奏应速率较慢。

(3)介于急、慢性之间的疾病、虚实夹杂证,叩击节奏应速率应时快时慢。无论叩击节奏快慢,都应以患者舒适为度。

第五节 拍打疗法

拍打疗法其源头可追溯到中华武术文明中拍击、排打功法等,可分为器械拍打与徒手拍打,早期可能以强身健体为主要目的,后来古代许多练武之人经常有跌打损伤发生,形成了武术伤科流派,这部分习武之人可能又通医术,一定程度上丰富了中医学外治疗法,后来把以手指、掌、拳等拍击穴位或患处,或借助传统工具,以达到祛病防病和养生的目的一类均归于此,本节主要讲器械类拍击疗法。

一、规格及制作

1.规格

拍打器械分为方拍、圆拍、音叉拍、药饼拍、棉拍等。方拍指方条形木拍,长35～55cm、宽3～5cm、厚1～2cm;音叉规格同方型条拍,区别在于中间锯开一间隙,间距3mm;圆拍由拍头和拍柄组成,拍头多呈圆形、但也有椭圆形、铲型者,拍柄呈扁形、圆形,柄长25～40cm不等;棉拍以钢丝为骨架,制作成拍子状,内衬棉垫,外套布套而成,长短与圆拍规格相似;药饼拍是将药粉和介质拌为药饼固定于勺型拍拍头,或将药饼固定的木条一端形成一药饼拍既可。

2.材质

拍击工具材质通常以木质为主,因木性温顺、质较硬、弹性适中、温度随季节变化不大,适合四季选用,同时取材方便、加工容易、耐用耐摔等诸多优点,是首选材质,临床上可选木材种类很多,芳香类檀木为上品,硬檀木为中品,其他为下品。除木质的以外,临床上还可见竹子、布艺、树脂、橡胶等多种材质的。

二、操作

1.常见持拍式

拍打工具种类较多,规格不一,持握方式基本以握拳式为主。

2.常用的拍击手法

拍打疗法主要分为经络拍打和穴位(及部位)拍打、养生拍打法三种。

(1)循经拍击法

循经拍击法是依据我国医学经络理论,在人体上循着经络走向进行拍击的手法,不拘泥于固定的穴位,主要强调循经而进行拍击,或疏或密、或轻或重,依施术者操作手感与被施术者耐受力而定,自然流畅,舒适为度。

(2)穴位或部位拍击法

穴位或部位拍击法注重于穴位、患处拍击,拍击可每部位持续数分数,局部拍打致有发热感或略有红色即可,击打力度以穴位有轻微胀痛感为宜。可根据情况拍打,如各类痛症可拍打病灶处。

(3)养生拍击法

养生拍打讲究对全身重点要穴或经络的拍打,或者针对易于劳损的部位进行有序、有节、有重点的拍击,为适应市场需求,产生了许多养生拍打操,既有运动气氛,又确有强身健体的作用,非常值得推荐。

3.基本要领

(1)呼吸:自然舒畅,不急不促,忌重力或求速导致气喘吁吁。

(2)力度:拍击应节律轻快或和缓有力、有弹性,顺着肌肉的弹性来操作,忌一味追求乐感、鼓点,时或忽重忽轻、时或紧锣密鼓,势必会击伤患者,毕竟人不是大鼓。

(3)持拍及拍击:持拍手是柔软而中空的,不是僵硬和实心的。所以拍击时,无论站立位还是坐立位,均要保持一个稳定的重心,肩、肘、腕各关节均要保持放松状态,协同作业,有灵动感。

(4)拍打路线:线路清晰,有规律,或者从上往下,或者从左往右,或者按经络循行路线等,这样意念就会随着拍打而跟随。

(5)轻重节律与部位:拍打的频率、轻重要根据个人的体质和拍打的部位来确定,如背部心脏附近的拍打,就不能太快或太慢,不然会影响正常节律,从而感到难受。

三. 养生拍打举例

养生拍击包含了经络、穴位、部位的拍击,是拍击法操作典范,现以双拍击打法进行示范:

1.拍打顺序

(1)头部:先轻拍头顶,次拍头两侧,再拍头后脑勺及枕骨部。拍击头前部向后拍击至枕部,可疏通督脉和膀胱经,头侧部拍击至枕部,可疏通胆经,使头脑清醒,防治头痛、神经衰弱等。

(2)颈部:先项之两侧、次项后正中,再大椎重击;

拍打大椎穴,可防治感冒、发烧、落枕、颈椎病等。

(3)肩部:先肩正上方,次肩背上缘、再胸肩前上缘,后肩膀两侧肩头三角肌处。

(4)双上肢:先拍打左臂内侧,沿着左肩、肘、腕,再翻转手臂,拍打左臂外侧,沿着腕、肘、至肩。总之，手臂拍打，经络循行是先阴经后阳经。手上有六条经络，心包经、肺经、心经、大肠经、小肠经、三焦经；而手腕部又是三阴、三阳经交汇处，击打有非常重要的意义。

（5）背部：先脊柱正中，次脊柱两侧夹脊肌，再腰部。

拍击脊柱正中是督脉走行区可提高人体正气，抵御外邪，拍击脊柱两侧为膀胱经走行，可预防、调节脏腑相关疾病。

（6）胸腹部：先平拍两侧腋窝至两胁内侧至12胸肋下缘，再拍膻中穴平面至剑突下，双拍重点交叉击膻中穴，单拍胸部正中线任脉走行区，对心脏、肺、乳腺患者有一定扶助正气作用。

胸区拍击后，再行拍击腹部，以脐中为中点，向上至剑突下，向下至齿骨联合处，先上下平拍，再以脐为中心环形顺时针拍，后逆时针拍，最后再顺时针拍。

（7）腰腹

腰腹部主要指腰腹部裤带一周，髂前髂后上棘以上，脐中以下10cm区间。先将拍置于小腹脐中与腰部命门处，同时拍打二穴中心点，次向左逐渐转移对称拍打，再回复至神阙、命门二穴，后向右逐渐转移对称拍打，最后再次回复至二穴。

此区为带脉走行区，同时与任脉、冲脉、督脉、足阳明胃经、足少阴肾经、足太阴脾经、足厥阴肝经等经络形成了纵横交叉，带脉是全身20条经脉唯一的横向经脉，对贯通上体与盆腔、下肢气血有重要作用，可祛寒热及腹部胀满，对女子白带多等有一定的预防和治疗功效。

拍打脐中穴和命门穴，因其二穴正对，脐中即神阙，命门在腰部正对脐中的腰椎处。可壮元气，提高整体功能，防治脾胃肠腑疾患和肾虚、遗精、遗尿阳痿、子宫内膜炎等。

（8）双下肢：

先拍打双腿外侧作为起势。

第一轮：然后拍打尾椎骨为下肢外侧拍打定位出发点，逐渐从两侧臀部拍起，依次而下，沿着大腿外侧部、膝盖外侧、脚踝部；拍打时逐渐弯腰，便于各处击打到位。

第二轮：踝外侧拍打完毕后，拍打双腿内侧，从脚踝部拍起，经小腿内侧，膝盖内侧至大腿根部。

第三轮:自臀部起正后、经腘窝、小腿后正中至足跟部。此动作在屈髋屈膝的协同动作下进行,拍击足跟部后恢复直立位。

第四轮:自脚背根起,经胫骨前脊、髌骨、大腿前面至根部。

总之,双下肢拍打,是对足三阳经和三阴经及阳维、阳跷、阴维、阴跷脉拍打,足三阳经即胃经、膀胱经、胆经;足三阴经即脾经、肾经、肝经,均从大脚趾、足心经腿内侧至腹胸部。

(9)阳维、阳跷脉在腿外侧,阴维、阴跷脉在腿内侧,均上至头及肩背。拍打方法先从腰经臀、腿后部向下拍至足跟,再从足面经腿前拍至腹部;也可针对需要,受人体自我拍击的局限性,许多经络不可能按整个经络走行进行拍打,按解剖部位分段拍打最为实际,能对于胸前有些经络循整个经络走行拍打可根据临床适当选择。

(10)最后,踮脚全身上下抖动放松,双上肢上举双拍互击后,收于双侧大腿两旁收功。

第六节　木锤叩击法

木锤叩击技法是以叩击穴位、经络来达到治病或防病、养生的一种疗法。常用十二正经和奇经病证治疗。经络是运行气血,联络脏腑肢节,沟通内外上下,调节人体功能的一种特殊的通路系统,通过叩击经络及穴位或病变部位进行有规律地击打,以达到疏通经络、活血祛瘀、防病治病的目的。

一、规格及制作

1.规格

分为平头锤和尖头锤两种。平头锤上下两端均为平面;尖头锤为一头尖,一头平。锤高 5 ~ 10cm、直径 2 ~ 3cm,尖钝圆,尖部直径 5mm。锤柄长 30 ~ 40cm,柄径 1cm。

2.取材

木锤取材非常方便,现在市场销售的成品非常丰富,木质品种多样性,可以满足多种需求。

二、操作

叩击经络及穴位有治疗与养生双重作用,根据疾病与养生的不同需要选择经络与穴位进行操作,现以肺经操作为范本,其他经络依此类推。

1.叩击肺经技术操作

(1)经络走向

十二经脉之一。该经起自中焦(腹部),向下联络大肠,向上沿着胃的上口贯穿膈肌,入属肺脏,从肺系(气管、喉咙)横行出胸壁外上方,走向腋下,沿上臂前外侧,至肘中后再沿前臂桡侧下行至寸口(桡动脉搏动处),又沿手掌大鱼际外缘出拇指桡侧端。其支脉从腕后桡骨茎突上方分出,经手背虎口部至食指桡侧端。脉气由此与手阳明大肠经相接。

(2)适应证

胸部满闷,咳嗽,气喘,锁骨上窝痛,心胸烦满,小便频数,肩背、上肢前边外侧发冷,麻木酸痛等症。

(3)操作

常用持槌式

一般采用虚拳持捏槌柄后三分之一,掌心向内侧,拇指按压槌柄上方,其于四指形成"U"形状控制柄于其中,持握松紧、叩击回弹,以自如为度,不宜过紧否则操作僵硬呆板,一般手前臂自然平举,肘关节屈90°左右,前臂的抬举与肘关节因操作自然变化。

常用叩击手法

①循经叩击法

循经叩击法是依据祖国医学经络理论,在人体上循着经络走向进行叩击的手法,不拘泥于固定的穴位,主要强调循经而行,叩击或疏或密,或轻或重,依施术者操作手感与被施术者耐受力而定,自然流畅,舒适为度。

②穴位叩击法

穴位叩击法注重于穴位叩击,根据需要选择经络上大穴、要穴为主,可穴穴叩击,也可择穴而击,每穴叩3～5分钟即可,击打力度以穴位有轻微胀痛感为宜。

③混合叩击法

混合叩击指循经叩与穴位叩相结合,以提高疗效的叩击方法。

3.叩击肺经的最佳时间

中医认为人体的十二条经脉对应一天十二个时辰,肺经运行的时间为凌晨3～5点,但是因为这个时候人们都在睡眠中,不过肺经称为太阴,我们可选择于其同名的手太阴经、足太阴脾经的运行时间上午9～11点来进行叩击。但是临床应用上,诸多因素的影响,很难做到最佳时间叩击,应灵活选用,不必拘泥于教条。

第七节 红柳条击打法

红柳条击打技术是民间外治疗法之一,其操作技法借鉴了许多棒击疗法的经验,因其作用机理与棒击疗法也有一定的区别,形成了自己的特色,取得了良好的临床疗效。

一、规格及制作

1.规格

一般红柳条直径3～5mm,长度35～45cm;直径3mm,35根捆扎为一把;直径4mm,30根捆扎为一把;直径5mm,25根捆扎为一把。

2.采集季节及产地

红柳以西北干旱地区、丘陵地带生长者为佳品,因受自然环境的影响,其叶小、枝干细、抗旱能力强,使其有很强的韧性,不易折断,持久耐用。

红柳采集以秋冬季节为最佳,春为次,夏为最次;秋冬季节,红柳枝条的水分减少,韧性增强,光泽度好,此时采摘为佳。春为阳之始,万物复苏,其水分增多,夏季枝繁叶茂,枝条水分更加饱满,脆性同时增加,此时采摘后,枝条皮部容易迅速萎缩干瘪,急骤脱水,枝条变的光泽度差,树皮收缩不紧致,容易折断,使用时间明显缩短。

3.采集加工
(1)采集

选择深秋或冬季晴天采集,选择枝条相对较直的红柳枝干,直径一般控制在3~5mm,长度在40cm以上,采集完毕后,运回进行二次加工。

(2)修剪及捆扎

①修剪:将运回的红柳枝条进行修边除刺后,进行枝条粗细分类,直径分别为3mm、4mm、5mm三种;枝条长度分别剪切为35cm、40cm、45cm,同时将两端断面平整修齐。

②捆扎:是柳条制作的一项重要工序。首先,捆扎用具选用韧劲较大的橡皮圈,规格为宽1cm、厚1.5~2cm、直径10cm。捆扎时,将枝条粗度较大的一端调整在一侧,作为操作时持握的一端;一手持握较粗一端呈圆柱状后,另一手用橡皮筋交叉缠绕该侧10~12cm长度,使柳条紧紧的捆束在一起,同时,找一平整地面(水泥、石头等硬实平面),将捆扎一端用力撞击,使之对齐;另一端用布条捆扎收紧,初级捆扎结束。

(3)定型及装饰

将捆扎好的成"把"柳条放置通风、干燥处4周以上,使多余的水分进一步的挥发、干燥,即完成了初步的定型。为了增加其柔韧性,选择一合适大小的铁桶,将成把的柳条放入桶中,对其进行油浸24小时处理,完成最终定型。

选上等3~5cm黄绸布条将捆扎橡皮筋区叠加加压包扎,使条把区便于持握,增加舒适度,美化形象。

二、操作

1.常见持条式

(1)握持条法:拇指与其余四指呈握拳式持握柳条把,拇指微弯曲配合与其他四指成握把式,伸直式操作容易形成劳损。可单手持或双手持条同时操作,根据情况而定,适用于击打类手法应用。

(2)夹持式:除拇指外其余四指并拢微弯曲,拇指伸直夹持红柳条把远端,条头垂直向下,适用于躯干及四肢内外侧面拍击手法。

(3)交叉持条式:正常手持红柳条把情况下,腕部交叉连带两把柳条同时也处于交叉位,便于对一些部位形成交叉击打,如四肢或躯干侧面等。

2.常用击打手法

(1)击法:最基本的手法,也是红柳条击打手法主要动作。

①平击式:分为单把平击与双把平击。平击是击打红柳条与施术面呈平行面,单击适合治疗范围相对小,双把平击可选施术面要大,可以中点、两端为参照,进行分分合合、左行右行的平行击打;也可双把并拢,做平行击打。平击持条高度一般20cm左右,力度小。

②侧击式(拍击式):施术者站于一侧时,击打对侧面就会困难,又不便移行对侧的情况下,可采用侧击式击打。施术者手持握柳条,前端与皮肤呈锐角,根据击打需要采用不同的手法。

③抡击法:状似抡锤手法,一手或双手各持一把红柳条,借肢体重量下行惯性力与手腕部施于条把的力,抡击施术部位,高度相对力自然较大,掌握好高度和抡击力度,以舒适为度,过高则重,过低则轻,疗效不佳。

(2)抽托法

①抽法:抽,向下抽拉之意,条把下抽瞬间,对局部肌肉产生向下击打、挤压力。抽法可以解痉,当挤压力消失,肌肉等组织回弹,对原有功能产生修复作用。

②托法:托,向上送达之意,其术式与抽法相反,是条把斜向上举的同时,对肌肉等组织形成了一个向上的推挤动作,在条把离开的瞬间,肌肉组织瞬间产生回弹而进行自我修复。

(3)花式击打法

①抽托并进法:施术者持条把,一手做上下抽动作同时,另一手做上托手法。

②"X"型交叉击打法:双条呈"X"型交叉的术式,在治疗区进行各种治疗手法,主要作用于四肢、躯干侧面。

3.条打动作要点

(1)沉肩、坠肘、松腕。肩膀要沉下来,不要僵硬,肘关节自然下垂;腕关节要松软灵动,握持条把不能过紧过死。

(2)条打手法要节律均匀、速度和缓、力度适中,以舒适为主,忌轻重不一、生硬疼痛。

(3)肌肉喜柔不喜刚,要求节律、速度、轻重、缓急的选择要以患者的舒适度为主。

三、举例

1.颈肩部

颈部疾患,尤其是颈椎病或颈肩综合征,取坐立位,第一步,由于颈项部空间窄小,使用单条击打法,先项部正面自上而下,再项部两侧进行侧击或拍击法,完毕后可采用双条击打肩部及背部近肩部,选用平打、抽托法。由于颈项部肌肉较薄,条打力道相对要轻,如针对颈肩部疾患,每次击打15～20分钟。

2.双上肢

双上肢取俯卧位,上肢前置于头前位,可一手一臂击打同时进行,先正面后内侧再外侧顺序,也可一臂一臂击打,双手"X"交叉条打。上肢肌肉单薄,条打同样要轻巧灵动,不宜重力,每次敲击大约5分钟,时间不宜过长。

3.腰背部

取卧位,第七颈椎棘突至臀部尾椎平面,做分分合合的平击放松手法,对重点施术部位为加强力量的渗透,可采用抽托手法。躯干侧面,自施术者对侧面开始,应用一手平击一手侧向拍击法同时进行。另一侧可同向拍击或者换至对侧进行均可。

4.下肢

俯卧位及仰卧位同,双下肢除关节部位外,其他部位肌肉相对强健,在条打时,力度较上肢为重,下肢粗圆,运用双手条打可提高效率,也可节约时间,在相对较短的时间内完成治疗操作,采用"X"交叉条打法,一手平击正面,另一手同时侧拍内侧或外侧,同时为加强内外侧的击打,再以"X"交叉手法,同时侧向拍击内外侧。

5.胸部

胸部肌肉相对薄弱,虽内有胸腔骨架,但仍较脆弱,而且内部有心肺,条打疗法过重容易振伤内脏,故一般要轻,对内脏有轻度震荡则可,胸肌发达处可适当加大力度。

6.腹部

腹部主要适用于胃肠及男科、妇科等系统的疾病,内有脏器,条打手法忌重,多采用单条或双条并列环型平击法,先顺时针,再逆时针,收势以顺时针条打结束。

7.全身条打法

按顺序条打是为了避免遗漏,也不是一成不变,总的原则是先左后右,自上而下,由近及远,双手条打时,如果击打面空间距离长,如背部、下肢,条打移动多采用分分合合、合合分分条打,增加对局部的力量渗透。

一般是先取俯卧及双臂弯曲置于头前位,以背部正中线定位开始,进行条打,次之,自第七颈椎至尾椎骨平面,再条打躯干侧面,然后再上肢,最后下肢,从近端拍向远端。每一个节段可来回往复条打。

双上肢及下肢先拍施术者对侧,再拍打近侧。具体到某个肢体,要先前侧、再后侧,先内侧、后外侧。

条打时一条一条紧密地打,可条打一下,下一条压上条半条击打,每一面反复条打3~5遍,并在该接口的重要节点加强条打,条打可顺打,也可逆打,互通有无,最后一遍以顺打为宜。收式,一般以平击为结束手法。

第八节　圆形砂袋击打法

圆形砂袋击打法是区别于条形砂袋的一种民间疗法,其器形类似于传统中医药热敷热熨的"药拓","药拓"在操作过程中也有"砸拓"手法,与圆形砂袋手法相同,但"药拓"主要功效在热敷热熨。圆形砂袋在功效方面与条形砂袋有许多相似之处又有各自的特点,圆形砂袋偏于点和面的击打,条形砂袋则偏于经络的击打,因其袋形击打所产生的物理性质有别,其作用力也不同,故分开论述,以便于临床应用。

一、规格及制作

1.规格

一般结扎成品砂袋中间直径6~10cm,分6cm、8cm、10cm三种;砂石厚度5cm上下,结扎留余10cm,砂袋根据大小分大、中、小三种型号,小号适用体格弱小者,中、大号适用于体格强者。

2.砂袋材质

砂袋常规选择传统土布制作,因其柔软性、弹性、结实程度均佳,而且价格又比较便宜,属于上选。布袋颜色可为多样性,如果选黄色显之尊贵,红色又寓意红红火火,代表积极进取、早日健康。

3.砂石规格

《易筋经》记载标准:"石取圆净,全无棱角,大如葡萄,小如榴子,生于水中者,方堪入选"。

4.砂石采集

黄河流域中上游有着丰富的资源,基本全年可采,在北方一般避开冬季寒冷气候,困冬季河边湿滑,甚至结冰,有不慎坠入河流的危险,一般避开危险河段采集,或在早已干涸的河床上搜集。选择石子的大小一般控制在直径0.5~1cm以内,采集运回进行二次加工处理。

5.清洗、分拣、包扎

将运回的石子清除缺边残角、不圆滑者;清洗消毒入选石子,晒干备用;按石子大小分拣归类,分大、中、小三类,分拣完毕,按类装袋。

6.装袋结扎

装袋原则,布袋直径越小、装袋石子越小,依次类推。包扎砂石备用方型35cm×35cm或40cm×40cm,袋口结扎留余10cm,一防松动,二为美观。袋内容物不宜装的太紧,袋口捆扎要牢靠,防止松口。

二、操作

1.常见持袋式

(1)夹持推握法:拇指与其他四指并拢夹持袋尾,尽可能夹持在砂袋结扎根部,敲击过程中容易滑动,在滑动持握松动时,再换手重新持握。适合于颈肩部站立位侧向,正面方向掌推砂袋往复击打手法。

(2)握拳法:同握拳法,直接持握在砂袋结扎根部,拳底下面与结扎根部紧秘接触持紧抓握。适合于卧位,自垂直方向由上而下击打的手法。

2.常用击打手法

圆形砂袋击打疗法手法比较单一,手法以击打为主,但是由于人体解剖特点和患者取卧位、坐位、俯卧位、侧卧位等,其持袋击打也有一定的技巧,灵活应用事半功倍。

（1）击法：是圆形砂袋法经典技法，是一种圆形砂袋垂直向下击打手法，也是击打手法主要动作。

①垂直槌击式：是圆形砂袋与施术面呈水平，砂袋则根据治疗需要在施术部位自上而下反复击打，基本上是一种垂直击打。

②撞击式：采用夹持推握砂袋法，针对肩颈部站立位时，根据其解剖特点，在推击砂袋撞击施术部位后，夹持部牵拉砂袋回击掌心部分，顺势再向前推击砂袋撞向施术部位，如此往复，每个部位反复击打20～30次，根据需要可随证加减。

3.击打基本要领

（1）垂直槌击式法是肩、肘、腕、五指互相配合完成的，其操作技法主要以前臂上抬下降产生的持续击打力为主，同时，肩部要沉下来，不要僵硬，前臂的抬举以肘关节屈伸完成，锤击时又要借腕力击打施术部位。

（2）撞击式，是采用夹持砂袋法操作技法，施术面多正对或斜对操作者，操作时要靠上肢向正前方、斜对面伸缩推动砂袋向前撞击完成操作，要协调好肩、肘、腕三关节的协同操作。

（3）击打手法，要节律均匀、速度和缓、力度适中，以舒适为主，忌轻重不一、忽轻忽重，盲目追求鼓点式的击打方法，看似具有音乐的美感，但轻重不一的技法容易造成对软组织的损伤，患者会感到极为不适。

三.举例

体位击打分类

（1）坐立位

如颈肩区、背部、躯干侧面等适用于夹持推握砂袋撞击技法。

（2）俯卧位

颈肩、背部、下肢等的正面适用于握拳式垂直槌击技法，颈肩、背部、下肢侧面则适用于夹持推握砂袋撞击技法。

（3）仰卧位

胸部、下肢正面以握拳式垂直槌击技法为宜，侧面仍以夹持推握砂袋撞击技法为佳。

第九节　绳　疗

绳疗也是民间一种外治疗法,临床多见用药绳搓痧治疗头风病为多,其他的用长绳进行跳绳疗法治疗一些轻微的关节劳损和健身运动,笔者临床用绳疗治疗一些颈肩腰腿骨性退行性及风湿性骨节病变,在缓解和改善症状时取得了很好的疗效,患者也反应良好,容易接受这一治疗方法,因可参考的数据很难收集到,故笔者以自己临床经验所得现总结归纳如下,供同行交流互相学习。

一、规格及制作

1.材质及规格

材质选择相对柔软、毛刺少者,一般可选择网上市售的苎麻线编成的麻绳或棉绳。麻绳相对较硬,又因其自身特点在编成后一般小毛茬较多,可用火燎一下减少针扎样感,麻绳质硬,力量感强,渗透力大,绵绳相对质软,舒适度强,渗透力较弱。绳直径3~20mm,头部3~5mm、上肢5~10mm、下肢5~20mm、前胸及腰背部20mm,除头部外,通用直径10mm为主。

绳长度20~60mm,头部、上肢、下肢操作面窄一般20~40mm。胸背部40~60mm,通用长度40mm。绳的长度选择以持握时便于控制两端便于操作。

2.取材及加工

将采购成型的麻绳或棉绳按所需粗度进行调整,过粗则分拣重新搓制。长度按需求剪切并将两端捆扎牢固避免松动散开,为体现中国文化的传统性,可用较粗的红线、黄线或红布条、黄布条捆扎。捆扎牢靠以便于操作时使用便利。

头颈部所用绳较细,应进行收紧加固,有硬度和刚性以利于搓、捋等操作手法使用。

3.炮制及贮存

绳疗时可直接干用或略用水打湿收紧即可,也可根据病证类型,事先对麻绳或棉绳进行药酊或药油浸泡备用,酊剂药绳密封贮存,药油药绳放阴凉处即可,如久置出现异味则必须弃之不用。

二、操作

1.常见持绳式

（1）食指、拇指两端夹持式：小指、无名并列缠绕绳头两端，食指和拇指卡压上行，至虎口上方药绳部分，随操作要求调整松紧度，适用于头部，上肢力量较小部位操作。

（2）环压法：将绳头的一端环形缠绕在除拇指外的其余指上，同时用大拇指压住拉直绳头近食指两端，固定便于握持用力，适于前胸、腰背部、下肢部位的操作，头部需要用较大持握力时用环压法。

2.常用手法

绳疗虽然以简单的一条绳作为治疗工具，但是其操作手法相对比较丰富。

（1）搓擦法，多用于肌肉较薄的部位，如头部外感、头痛、失眠等的治疗，持握绳头两端，搓擦头部前额及两侧。

（2）捋法：多用于肌肉相对丰厚、纵向走行的肌肉，如颈部、四肢及关节的软组织疾患，持握绳之两端，顺肌肉走行的方向顺势下捋与逆向反捋。

（3）弹拨法：多用于额头、头顶两侧均可，将绳之两头拉紧悬空在治疗部位，利用双手同时上下或左右来回上弹回拨手法。

（4）拉法：以经络走行为治疗部位，将绳置于其他，两头下压于皮肤上来回拉动。形似拉锯，多用于头部经脉走行区的操作。

3.操作要领

绳疗是肩、肘、腕、五指互相配合完成的，其操作技法主要由腕关节的灵动与肩肘关节的协调性来完成，手法要节律均匀、速度和缓、力度适中，以舒适为主，腰背部肌肉丰厚，用力相对较大，相对劳动强度较大。

第十节　面部滚蛋疗法

滚蛋疗法在民间有着流传悠久的历史，因其疗效方面确切性，现在即使在公立中医院，只能够偶尔看到其身影，为了能更好的利于临床推广应用，发挥中医外治特色，甘肃中医院外治科临床有针对性的在面瘫、伤寒、小儿消化不良、面部美容护理等方面应用,总结了不少经验,但是临床还是缺少比较完善的操作,所能收集到的都很简单,非常不利于临床推广,本节主要针对面部滚蛋技术治疗面神经麻痹、面部皮肤美容护理操作进行归纳总结如下:

一、规格及炮制

鸡蛋大小一般以普通成年鸡所产鸡蛋的大小为宜;其次,也有选用鸭蛋者,可选择易于手持握大小的鸭蛋,要新鲜的最佳,煮出的剥壳蛋就比较饱满,存放时间长则蛋清易干,煮熟蛋清不圆时,滚动操作则不流畅;

蛋的炮制根据纯生态与药用蛋两种炮制,热滚热用,冷滚则将煮熟的蛋用冷水制冷或冰箱制冷后使用。

二、操作

1.物品准备

煮蛋用平底小锅、漏勺、小碗、电陶炉、鸡蛋两个、煮蛋用中药一小袋、面扑、毛巾、发带、甘油。

2.配伍中药

(1)黄褐斑

组方:当归、红花、赤芍、苏木、麦冬、天花粉各3克。功效:活血化瘀、通经活络、滋阴养颜。

(2)面神经麻痹

组方:伸筋草、路路通、防见、白附子、桂枝各3克。功效:温通经络、祛风散寒解痉。

3.滚蛋手法

以爪型手将鸡蛋控制在面部与手掌空心爪中,间有适当的空隙便于推动鸡蛋在面部来回滚动,面部空间面积小,一般采用小幅手法动作,如额、面颊可短距离成线型(直线或斜线)来回滚动;眼周、口周作椭圆型环形滚动手法;整个面部也可根据需要加强某一局部治疗,可用点、按、环摩等手法。

4.速度与力量

速度掌握非常重要,烫则需快,主要体现在刚出锅的蛋很烫,速度慢必然烫伤,后期随温度下降容易耐受时,匀速操作,操作者不易疲劳。滚动手法滚压同时存在的,压之过紧不易滚动,压之太小无按摩之功,其间的力道要施术者长时间临床实践才能体会到,过重了既使带壳的也不经压而破裂,蛋清用力稍大更易破碎,因此,只有在台下,在自己的四肢肌肉丰厚处多练多感觉,才能很好掌握。

冷滚在速度的要求上不同于热滚,因不存在烫伤机会故常规中速滚动,因其手法不一,路线长短不一,在频率上就不适合以每分钟多次来要求。其他同热滚。

5.滚动顺序

一般从额头两边开始,自颊部由内向外斜方反复滚动,在此基础上,根据患者病变部位需要加强者根据需要而定。

6.时间

热滚时,一般备用2~3个先带壳滚,当鸡蛋温度下降达不到温通效果时即换,反复滚动15~20分钟;带壳滚完后回锅加热剥去蛋壳用蛋清滚,仍然滚冷一个剥一个,备用蛋滚完为止,同上法10~15分钟,蛋清易碎一般较带壳蛋用时略短。

三、黄褐斑滚蛋技术举例

1.操作前30分钟,开始煮药蛋,煮蛋时间控制在为20~30分钟,煎煮时间较长可以使鸡蛋清变"老",提高韧性,有利于蛋壳与蛋清剥离时分离,有利于滚动操作时蛋清不易破碎。

2.在煮蛋过程中,开始作施术前面部清洁准备工作,患者平躺于治疗床,用发带固定好患者的头发,将干毛巾铺于患者颈部及前胸处,使患者在做之前用温水做面部清洁,以利于药物渗透,毛孔的开合。有条件者,可用喷雾机面喷10分钟,以便毛孔舒张、清除毛孔周边污垢,并补充足够水分。

3.热滚滚蛋操作分先带皮滚和不带皮滚两步,先将煮好的中药蛋用漏勺捞出来至小碗内,放置适宜温度,根据临床操作经验先在自己的手背上感觉温度是否合适,再在患者身上操作,速度先快以降低面部停留时间而减少灼热度,同时征求患者的耐受程度,及时调整或暂停或加速。

4.冷滚滚蛋操作也分为先带皮滚和剥皮滚两步,先将煮好的中药蛋进行冷处理,常温冷用常温自来水冷却,如果需要更低湿度可用冰箱制冷。冷滚法温度低不存在烫伤的问题,但是非常温下的冷滚还是要征求患者的个人耐受。

5.施术后护理常规,热滚后面部易干燥紧绷不适,面部可擦少许甘油缓解不适。

第十一节 面部揉面团疗法

和冷面成团、发面成团、药粉与面成团治疗或预防疾病的疗法统称为揉面团疗法或面团揉疗法,一些文献里也有用鲜绿植物揉碎成菜团、碎发和药粉及面成团在全身一定部位施行滚、揉、拍、擦等手法而达治病目的的记载,本疗法本在民间广为流行,用以治病,其法简便、随手可取,且有一定疗效,但随着社会的发展,医疗水平的提升,这种老一辈曾使用的方法现在也很难见到,一些传统医学工作者在挖掘特色疗法时,才在一些美容、养生机构,公立中医医院临床应用的凤毛麟角,甘肃省中医院外治科在应用揉面团疗法方面取得了一定的经验,加以总结,形成一套操作方法以便交流推广。本节主要讲女性美容的单纯揉面面团疗法。

一、规格及制作

1.面粉的选择

面粉选用我们平日食用面粉即可,要避免有加入增白剂的面粉,在购买时最好事先咨询,保证其面粉天然属性,防止不可控因素。其他类淀粉、糯米粉等均不适宜使用。

2.水及水温选择

和面用水一般洁净的自来水即可,如有条件备用矿泉水或蒸馏水。面部美容养颜祛除角质等时选择凉水和面,以增强其黏度,温水或热水和面则黏性大为减弱,达不到功效。热揉时则选温水或热水均可。

二、操作

1.物品准备

美容专用面碗、取面勺、压舌板、美容专用发带、专用毛巾、一次性美容专用面扑、微波炉(加热面团用)、面粉、凉水或热水、美容专用冷热喷雾机、蒸馏水。

2.配伍中药

(1)面神经麻痹

组方:白附子、白芥子、没药、木香、木瓜、肉桂各3g。

功效:温通经脉、祛风散寒止痉。

制备:先煎为汤药过滤去渣,根据选用水温和面使用。

(2)面部美容养颜

组方:天花粉、茯苓、当归各等份。

功效:美白、养颜、去皱。

制备:将上药打粉过60目筛同面和匀水调备用。

3.揉面团手法

无论是热揉法还是冷揉法,其主要应用的手法有揉滚、按压、搓擦等,热揉面团法因热面团表面黏性相对低反较光滑,临床应用时与滚蛋控蛋手法有相似之处,以爪型手将面团控制在施术部位皮肤与手掌空心爪中,间有适当的空隙便于推动揉按,以便在皮肤表面来回滚动,面部空间面积小,一般采用小幅手法动作,如额、面颊可短距离成线型(直线或斜线)来回滚动;眼周、口周作椭圆型环形滚动手法;整个面部也可根据需要加强某一局部可用点部环摩按压手法。背部及其他部位均较面部而言空间大,手法的操作空间大,灵活度也大,可随时调整。

冷面团在沾凉水后黏性增强,可先反复面部揉滚、按压、搓擦清洁皮肤后,再用新面团而不再沾水增加其黏性,施以上述手法,可使面力、及药力渗透进皮肤起到滋养和治疗功效。

4.速度与力量

速度掌握非常重要,过慢起不到治疗效果,同时舒适感也差,适中速度很重要,如果热揉面团在微波炉中加热后,较热速度慢必然烫伤,后期随温度下降容易耐受。

揉面手法不同于滚蛋技法,压之过大面易扁滚动性就差,但是手法灵动则可顺势而为,或成圆柱状,或不规则形状均不影响治疗效果,只要面与皮肤紧密接触,来回揉按、挤压、回旋、搓擦等,因此,真正在患者身上施术之前,应在台下练习掌握技巧,真正操作时才能得心应手。

冷揉在速度的要求上不同于热揉,因不存在烫伤机会故常规中速滚动,因其手法、路线、频率也不适合以每分钟多次来要求。其他同热揉。

5.揉动顺序

面部一般从额头开始,次之两太阳穴处、再自颊部由内向外斜方反复滚动,在此基础上,根据患者病变部位需要加强者根据需要而定。背部及其他部位一般均以自下而下,先内后外,先左后右的顺序,也可按自己的顺手意愿,把治疗部位面面俱到即可。

6.时间

热揉时,一般备用两个面团,一个揉的过程中温度下降达不到温通效果时即换,反复滚动15～20分钟;面团冷却后可在微波炉加热1分钟左右再用,一个揉按后污浊物太多时,弃之不用,备用的另一个,同上法10～15分钟。

三、举例

1.在和面团之前,开始作施术前面部清洁准备工作,患者平躺于治疗床,用发带固定好患者的头发,将干毛巾铺于患者颈部及前胸处,使患者在做之前用温水做面部清洁,以利于药物渗透,毛孔的开合。有条件者,可用喷雾机面喷10分钟,以便毛孔舒张、毛也周边污垢清除,并补充足够水分,冷热喷的选择以病性为依据,热则易凉、冷则易温,或者先凉收缩热胀的血管、痉挛肌肉,后热喷再起到温通经络作用。

2.在喷雾治疗开始后,利用这段时间开始进行和面团工作,热揉则用热水和面,冷揉则用凉水和面,取可以和成两个鸡蛋大的面团面粉于空碗内,如果采用热揉法加入热水和面成团,热面团是没有黏性的,即使沾水也起不到黏合作用,主要取其温通作用,和好后即可关闭喷雾治疗,马上进行热揉操作。

冷揉法凉水和面,水分多则黏性成,根据情况调和成适应的硬度,可在治疗过程中沾水不断调和成附着性、黏合性,更有利于满足治疗的需要,尤其在面部、或治疗区的清洁方面显得非常优秀。

3.热揉操作,根据临床操作经验先在自己的手背上感觉温度是否合适,再在患者身上操作,速度宜快,以降低面部停留时间而减少灼热度,同时征求患者的耐受程度,即时调整或暂停或加速。

4.冷揉操作因面团温度低不存在烫伤的问题,但是非常温下的冷滚还是要征求患者的个人耐受。

5.施术完毕后,热揉后面部易干燥紧绷不适,先用热水对面部黏附的面渣进行清理,在面部整理用物之后给患者面部擦少许甘油缓解不适。冷揉后同样存在面部面渣清理,此时可用温水清理易于清理干净。

第四章 火疗操作

概 述

火疗产生于人类掌握了用火之后,是我国古代人民长期与疾病作斗争的经验的结晶。火疗是在中医皮部理论、经络理论指导下,按照人体经络走向或患处体表进行火灸,具有温阳散寒、通经活络、调理气血脏腑、补益气血,强壮身心等作用。

笔者把明显带有"火焰"的性质,借助其火热物理特性达到治疗效果的归为火疗一类,虽然部分火疗与火龙灸相同,因为根据火的危险因素和操作防范的一些共同点,按此划分有利于规范临床操作,故作尝试性编写,供初学者及同道交流指正。

一、适应证

内科常见的流感、偏头痛、哮喘、咳嗽、支气管炎等;妇女卵巢囊肿、输卵管炎症、宫冷、带下、痛经、恶露不止、子宫下垂、盆腔炎等;胃痛、胃下垂、脂肪肝、肝炎、肾炎等;风湿及类风湿性关节炎、强直性脊柱炎、颈椎病、肩周炎、肘关节炎、坐骨神经痛、各种腰腿痛和关节痛、外伤恢复期的辅助治疗等;尿频尿急、阳痿、早泄、前列腺炎、性功能障碍、性功能减退;减肥,养生等。

二、作用机理

火疗主要将经络、腧穴、中药、艾灸、火热多种疗法为一体,通过火热与药物刺激达到刺激经络、扶助正气、通络舒筋、散寒活血止痛的目的,体现"气以通为用,血以散为安"的理论。

三、注意事项

1.防火意识

临床因火疗导致烫伤并不少见,有些给患者造成无法弥补的伤害,因此,在火疗中要严加防范,因操作不当导致医疗事故的发生。火疗的重中之重就是防火,预防火苗四散烫伤或发生火灾,在做火疗前一定要有预防方案及措施,杜绝火灾的发生,确保安全。

2.防火防烫方案

(1)配备盛满水的小水桶在操作区附近,随时可取用。

(2)配备潮湿的毛巾,在必要时一次覆盖火苗。

(3)配备小型灭火器在周边,便于随时随地取用。

(4)严控酒精用量,避免酒精喷洒过多,外溢于治疗区外,烧伤正常皮肤。

(5)严格禁止将未盖或盖未拧紧的酒精瓶放在操作区附近,以防打翻酿成火灾。

(6)火疗过程中,通常持续性热传导会使机体难以承受,对这种局部皮肤突然过热现象,应采取立即撤离所有灸具的措施,要事先做好撤离预案。预案一:有市售长方形、方形灸疗托盘,盘底有薄款帆布与皮肤接触,姜泥及艾叶放置于托盘上,在操作过程中,热力使患者不能耐受情况下,可直接从两端托起灸疗托盘,撤离皮肤表面;预案二:在皮肤与姜泥之间铺一层较薄的大方土布,作为布托,在紧急情况下可以将土布四角提起迅速撤去。

3.过敏史

询问患者有无酒精、艾叶过敏史,有些患者有酒精过敏史,要防范酒精过敏导致的全身过敏症状。艾叶过敏者闻到艾灸气味出现呕吐、憋气、头晕、连续打喷嚏、咳嗽等症状,一定要慎重。

4.温度控制

在操作过程中,施术者注意力要集中,严格操作,热度以患者能够耐受、舒适为度,切不可提倡强忍,以免烫伤皮肤。

四、禁忌证

1.对以下疾患要禁忌,如高烧、头痛、咳血、吐血者。心悸、心动过速、血压过高者、中风早期者。白喉、大叶性肺炎、肺结核晚期者。猩红热、麻疹、丹毒、传染性皮肤病者。伤寒、过饱、过劳、过饥、醉酒、大渴、大惊、大恐、大怒者。

2.应在光线较暗处进行,以便观察和掌握火焰活动;不宜在当风处进行,防止火苗四蹿;抓药酒时不要抓得太多,以免发生烧伤。

五、术后护理常规

火疗操作完毕,观察局部皮肤有无发红、烫伤,如有按烫伤常规处理。皮肤无异样情况下,迅速在热敷部位覆盖一块干毛巾,吸收局部汗液,然后嘱患者加衣保暖。施术后毛孔扩张,受风寒邪气袭击,休息20分钟左右出门为宜,预防外感风寒。术后不要立即洗澡,2～3天内也不要在抓火处强力搓擦,以免擦伤皮肤。

六.疗程

火灸类每日1次或隔日1次,7天为1疗程,一般2~3疗程,如果为丹火灸,基底过红导致皮肤烫伤,待伤愈后再灸。火贴疗法每2日1次,6日为1疗程,或根据有无烫伤、发红情况而定。

第一节　火龙灸

传统火龙灸运用多个"瓦甑",在人体督脉上同时施灸,在施灸的过程中好似一条喷云吐雾婉转盘旋的火龙而得名。另一种是现代改进版"灸绳""灸带"点燃产生的火焰,形似火龙而得名。本节是指产生明显燃烧火焰的火龙灸。

一、火龙灸技术操作

1.操作前准备工具

(1)防火设备:盛满水的水桶、小型灭火器,潮湿大方巾。。

(2)火龙灸绳:药汁浸泡的不同粗细和长度的药绳、长条药布,纱布条、苎麻绳、棉线绳。

（3）治疗毛巾、托盘、酒精喷壶、95%医用酒精、毛刷、打火机。

2.防火预防措施检查

（1）检查周边灭火设施是否到位。

（2）检查酒精喷壶及酒精是否灌装好，壶口有无松动及渗漏，如有问题及时更换，确保安全性。同时将酒精瓶远离操作台，避免酒精瓶放在附近打翻发生危险。

3.点火前各项准备工作

（1）询问患者有无酒精过敏史，如有酒精过敏史，则选用其他方式。

（2）暴露施术部位，用温热毛巾对施术部位擦拭清洁，用温热毛巾保护好周边皮肤。

（3）把用中药浸泡好的纱布条取出，逐条循经络走向摆放在患者背部督脉上，把一条湿毛巾轻盖在摆好的纱布条上方，上面再盖一层湿毛巾；如果毛巾过薄，容易快速热透，选用毛巾时相对要厚些，或者多铺几层则可。

4.点火及熄火

（1）在点火之前，准备好扑火用的湿毛巾，放在随手可取的地方，扑火巾的长宽以一次能盖住火苗为准。

（2）点火前事先嘱患者，如果感到背部较热时立即告知，不要强行忍受，感到背部灼热应立即告知医生。

（3）沿药绳或药纱布条的摆放形状，用喷壶在毛巾上喷洒上酒精，点燃酒精后，可以看到在患者背部形成了一条"火龙"。

（4）点燃后将酒精喷壶、打火机归位后，应立刻用备好的湿毛巾展开立于火龙侧面，当听到患者感到较热时即开始扑灭火焰，

一种扑灭法是侧面两头同时下压湿毛巾将火瞬间扑灭。另一种是自头至脚的方向扑灭火焰，先下压头部湿毛巾，再顺势逐渐扑灭全部火焰，不允许自下向头部扑灭火焰，以防赶火至头部点燃患者头发。

（5）如果扑灭火后，患者仍感背部灼热难忍，应迅速将背部皮肤上毛巾从两头揭起，让皮肤有个缓冲降温，并再次逐渐放置原位，其间可使治疗巾与治疗区皮肤一接触一撤离，使其慢慢适应温热度，以患者感觉可耐受为度。

(6)当热感减退后再次喷洒酒精、点火、灭火,反复操作3~5次或5~8次均可,根据治疗情况随机掌握次数。

二、病案举例

强直性脊柱炎

药绳中药组方:半夏9g、南星6g、川乌3g、草乌3g、麻黄根9g。

功效:祛风寒、化瘀滞、活血止痛。

制备:根据临床实际制备成药汁绳、油绳、酊绳均可。

操作:同上统一操作。

第二节 艾姜火龙灸

艾姜火龙灸是以鲜姜为主要载体,取姜的温热之性、艾叶温通之力,火的火热之性,三者合一,作用于机体不同部位,共奏调和阴阳、通经活络、固肾壮阳、健脾和胃等功效,同时,也可因证制宜,辨证论治,将中药打粉,调和于生姜之中相拌为泥,上置适量艾绒便于喷洒酒精后能够产生较为有力的热量进行施治,不同部位,可根据所需形状的铺设以覆盖患处,点火后灸之,达到治病防病的目的。

一、艾姜火龙灸操作

1.准备工具

(1)防火设备:盛满水的水桶、小型灭火器、潮湿大方巾、铺灸托盘。

(2)姜末、艾绒或艾准备:取鲜姜500g或根据施术面积的大小备姜,一般以施术部位姜末的厚度在5~10mm为宜,尽量厚实些,太薄热量容易透过不宜持久耐受,姜末切成如绿豆大小碎末即可,艾绒或搓绵的艾叶盖住铺姜区边缘内1cm为宜,防止烫伤周边。厚度控制在1cm左右。

(3)治疗毛巾、托盘、酒精喷壶、95%医用酒精、毛刷、打火机。

2.防火预防措施检查

(1)观察周边灭火设施是否到位。

(2)检查酒精喷壶及酒精是否灌装好,壶口有无松动及渗漏,如有问题及时更换,确保安全性,同时将酒精瓶远离操作台,更要避免酒精瓶放在附近打倒发生危险的可能性。

3.点火前各项准备工作

(1)询问患者有无酒精过敏史,如有酒精过敏史,则选用其他方式。

(2)暴露施术部位,用温热毛巾对施术部位擦拭清洁,用温热毛巾保护好周边皮肤。

(3)备用好鲜姜泥与艾叶或艾绒,在治疗区皮肤上置隔离大毛巾或铺灸隔离托架后,将姜泥平摊铺在上面,置艾叶或艾绒于姜泥上,准备点火施灸。

4.点火及熄火

(1)在点火之前,准备好扑火用的湿毛巾,放在随手可取的地方,扑火巾的长宽以一次能盖住火苗为准。

(2)点火前事先嘱患者,如果感到背部较热时立即告知,不要强行忍受,若感到背部灼热应立即告知医生。

(3)点燃后将酒精喷壶、打火机归位后,应立刻用备好的湿毛巾展开立于火龙侧面,当听到患者感到较热时即准备开始扑灭火焰。

如果是在背部督脉,一种扑灭法是侧面两头同时下压湿毛巾将火瞬间扑灭。另一种是自头至脚的方向扑灭火焰,先下压头部湿毛巾,再顺势逐渐扑灭全部火焰,不允许自下向头部扑灭火焰,以防赶火至头部点燃患者头发。其他部位,则采用侧方湿巾下压法扑灭法。

(4)如果扑灭火后,患者仍感背部灼热难忍,若大毛方巾作为姜泥与皮肤隔离层,应迅速拿起两端毛巾四角,将姜泥撤离治疗区皮肤表面。若为铺灸木质铁网格托作为姜泥隔离面,则迅速起底铺灸架,使姜泥离开皮肤表面,让皮肤有个缓冲降温,并再次逐渐放回原位,使患者感觉可耐受为度。

(5)当热感减退后再次喷洒酒精、点火、灭火,反复操作3～5次或5～8次均可,根据治疗情况随机掌握次数。

二、病案举例

强直性脊柱炎

中药组方:新鲜生姜。

功效:祛风寒除湿邪、通络止痛。

制备:用时以菜刀切为3~5mm颗粒备用。

操作:同上统一操作。

第三节　药酊火龙灸

药酊火龙灸是将火龙灸所用药物制剂按类进行分类论述,便于临床学习、操作、推广。药酊火龙灸药绳用泡制好的药酒或药酊炮制,或者用棉布蘸上铺于患处,但酒精量不宜过多,然后盖上数层白布或毛巾,再洒上酒或者酒精,点燃后通过热和药的作用,来达到治病目的的一种方法。

一、药酊火龙灸技术操作

1.操作前准备工具

(1)防火设备:盛满水的水桶、小型灭火器、潮湿大方巾。

(2)药酊或药布准备:选择适应证药酊及准备好与施术部位大小相同的蘸用药酊的白布或薄毛巾均可。

(3)治疗毛巾、托盘、酒精喷壶、95%医用酒精、酒药毛刷、打火机。

2.防火预防措施检查

(1)观察周边灭火设施是否到位。

(2)检查酒精喷壶及酒精是否灌装好,壶口有无松动及渗漏,如有问题及时更换,确保安全性。同时将酒精瓶远离操作台,更要避免酒精瓶放在附近打倒发生危险的可能性。

(3)药酊瓶也要放置于安全地方。

3.点火前各项准备工作

(1)询问患者有无酒精过敏史,如有酒精过敏史,则选用其他方式。

(2)暴露施术部位,用温热毛巾对施术部位擦拭清洁,用温热毛巾保护好周边皮肤。

(3)将药酊用毛刷刷涂于或用药布蘸药酊摊铺于治疗区,上覆盖多层毛巾,做好点火前准备。

4.点火及熄火

(1)在点火之前,准备好扑火用的湿毛巾,放在随手可取的地方,扑火毛巾的长宽以一次能盖住火苗为准。

(2)点火前事先嘱患者,如果感到背部较热时立即告知,不要强行忍受,感到背部灼热时立即告知医生。

(3)点燃后将酒精喷壶、打火机归位后,应立刻用备好的湿毛巾展开立于火龙侧面,当听到患者感到较热时即准备开始扑灭火焰,

如果是在背部督脉,一种扑灭法是侧面两头同时下压湿毛巾将火瞬间扑灭。另一种是自头部头至脚的方向扑灭火焰,先下压头部湿毛巾,再顺势逐渐扑灭全部火焰,不允许自下向头部扑灭火焰,以防赶火至头部点燃患者头发。如果是其他部位,则采用侧方湿巾下压法扑灭法。

(4)如果扑灭火后,患者仍感背部灼热难忍,则立即起底治疗毛巾,使其撤离皮肤,待患者自感可以耐受时再回原位,如果还热可多重复数次还位,适宜后放置回原位。

(5)当热感减退后再次喷洒酒精、点火、灭火,反复操作3～5次或5～8次均可,根据治疗情况随机掌握次数。

(6)点火、灭火完毕后,起底治疗区,可见水珠渗出,迅速用干毛巾轻轻擦干患者背部汗珠,并给予保温措施,防止受寒。

二、药酊配方

1.跌打损伤

组方:酒大黄,无名异、威灵仙、五加皮、当归尾、防己、益母草各等份。

功效:消肿止痛、活血化瘀。

制备:将药打粉或饮片放入容器里,加入白酒,密封,浸泡15天后可用,随用随取。

2.风湿性关节炎

组方:透骨草,鸡血藤,络石藤,海风藤,桑寄生、五加皮、伸筋草、防风、羌活、独活、川乌、草乌各等份。

功效:祛风除湿、温阳散寒、舒筋通络。

制备:将药打粉或饮片放入容器里,加入白酒,密封,浸泡15天后可用,随用随取,药渣不倒。

第四节 药油火龙灸

药油火龙灸是用动物油或者植物油将药物煎制后备用,使用时将药油刷涂患处后,或用土布浸油铺于施术部位,然后盖上数层毛巾,喷洒高度酒或者95%医用酒精,点燃后通过热和药的作用,来达到治病防病的目的。

一、操作

1.操作前准备工具

(1)防火设备:盛满水的水桶、小型灭火器、潮湿大方巾。

(2)药油或药布准备:选择适应证药油及准备好与施术部位大小相同的蘸用药油的白布。

(3)治疗毛巾、托盘、酒精喷壶、95%医用酒精、药油毛刷、打火机。

2.防火预防措施检查

(1)观察周边灭火设施是否到位。

(2)检查酒精喷壶及酒精是否灌装好,壶口有无松动及渗漏,如有问题及时更换,确保安全性。同时将酒精瓶远离操作台,更要避免酒精瓶放在附近打倒发生危险的可能性。

(3)药油瓶也要放置于安全地方。

3.点火前各项准备工作

(1)询问患者有无酒精、香油或中药过敏史,如有则坚决停止使用相关用品,选择其他方式。

(2)暴露施术部位,用温热毛巾对施术部位擦拭清洁,用温热毛巾保护好周边皮肤。

(3)植药油可以用毛刷刷涂,以轻盖过治疗区皮肤既可;动物油脂煎熬的药是凝固性的,用压舌板或刮板平刮于治疗区,用量也宜少,避免遇热后四处流溢污染周边。做好保鲜膜隔离后,上覆盖2~3层毛巾,做好点火前准备;如果没有保鲜膜有土白布做隔离层均可。

4.点火及熄火

(1)在点火之前,准备好扑火用的湿毛巾,放在随手可取的地方,扑火毛巾的长宽以一次能盖住火苗为准。

(2)点火前事先嘱患者,如果感到背部较热时立即告知,不要强行忍受,感到背部灼热时立即告知医生。

(3)点燃后将酒精喷壶、打火机归位后,应立刻用备好的湿毛巾展开立于火龙侧面,当听到患者感到较热时即准备开始扑灭火焰。

扑火方向一般向操作者对侧方向,禁忌朝头部方向,避免操作不当点燃患者头发,一般均采用对侧下压灭火法。

(4)如果扑灭火后,患者仍感背部灼热难忍,则立即起底治疗毛巾,使其撤离皮肤,待患者自感可以耐受时再回原位,如果还热可多重复数次还位,适宜后放置回原位。

(5)当热感减退后再次喷洒酒精、点火、灭火,反复操作3~5次或5~8次均可,根据治疗情况随机掌握次数。

(6)点火、灭火完毕后,起底治疗区,可见水珠渗出,迅速用干毛巾轻轻擦干患者背部汗珠,并给以保温措施,防止受寒。

二、药油配方

1.风寒湿痹

组方:川乌、草乌、麻黄、桂枝、地龙、蜈蚣、元胡、血竭、苏木、防风、羌活、独活各等份。

功效:温经通脉、散寒除湿、通络止痛。

制备:先将芝麻油浸泡中药粉,或饮片24小时后,用不锈钢锅、铜锅煎至发黄、焦黄去渣存贮备用。

2.创伤性软组织疾患

组方:桃仁、红花、苏木、酒大黄、伸筋草、威灵仙、赤芍、元胡、无名异各等份。

功效:消肿止痛、活血化瘀。

制备:将药打粉或饮片放入医用不锈钢锅、铜锅煎至发黄去渣存贮备用。

第五节 拍火疗法

拍火疗法是对酒醋疗法的一种改良,是用布圈或其他物品在施术区做出一个围栏式空间,将药粉均匀抛撒其中,不至遗漏于周边;然后盖上一层白布,喷洒上醋使布完全湿透则可,以不渗流为准,完毕后在白布上置以毛巾,喷洒适量酒精点燃,通过火的热力,使药、醋、酒之力渗透于皮肤,来达到治疗疾病的目的。

一、操作

1.准备物品

(1)防火设备:盛满水的水桶、小型灭火器、潮湿大方巾。

(2)准备食醋喷壶、95%的酒精喷壶、白布数块、毛巾数条,直径1cm左右的圆柱状棉布箍圈大小不等数个、热水袋、托盘、毛刷、打火机。

2.防火预防措施检查

(1)观察周边灭火设施是否到位。

(2)检查酒精喷壶及酒精是否灌装好,壶口有无松动及渗漏,如有问题及时更换,确保安全性。同时将酒精瓶远离操作台,更要避免酒精瓶放在附近打倒发生危险的可能性。

3.点火前各项准备工作

(1)询问患者有无酒精过敏史,如有酒精过敏史,则选用其他方式。

(2)暴露施术部位,用温热毛巾对施术部位擦拭清洁,用温热毛巾保护好周边皮肤。

(3)先于治疗区皮肤垫一薄层洗水脱浆白棉布,然后用棉布箍圈或其他方法在施术区做出一个围栏式空间,将药粉撒在箍圈中,约1cm厚,如皮肤表面不平,可先用热水布浸湿皮肤,然后再撒上药物,以免药物由皮肤高处滑落到低处,造成厚薄不匀。或者在皮肤上平铺一层薄薄的润湿的大片布块,把布圈放在其上,再撒上药末,既防止药末滑动堆集,也方便操作时皮肤过热迅速撤离。

(4)布圈及药末撒好后,盖棉布块,使布块与药粉直接接触后,均匀喷洒食醋到白布上,使其渗透,但不宜太多,布渗透则可。

(5)喷洒完食醋后,与上方盖2~3层湿毛巾,毛巾多少根据厚薄喷酒精适量,准备点火。

4.点火及熄火

(1)在点火之前,准备好扑火用的湿毛巾,放在随手可取的地方,扑火毛巾的长宽以一次能盖住火苗为准。

(2)点火前事先嘱患者,如果感到背部较热时立即告知,不要强行忍受,感到背部灼热时立即告知医生。

(3)点燃后将酒精喷壶、打火机归位后,应立刻用备好的湿毛巾展开立于火龙侧面,当听到患者感到较热时即准备开始扑灭火焰。

扑火方向一般向操作者对侧方向,禁忌朝头部方向,避免操作不当点燃患者头发,一般均采用对侧下压灭火法。

(4)如果扑灭火后,患者仍感背部灼热难忍,则立即起底最底层接触皮肤的治疗毛巾,使其撤离皮肤,待患者自感可以耐受时再回原位,如果还热可多重复数次还位,适宜后放置回原位。

(5)其次,也可选择热水袋中途保温,使药力缓慢渗透方法,加强疗效,当火燃着后,如病人感觉热痛时,即用棉垫轻压,将火熄灭,约经1分钟后,将棉垫放在治疗圈上,把热水袋放在棉垫上保温。隔10分钟左右,再加醋与酒精少许,重新点火。

(6)当热感减退后再次喷洒酒精、点火、灭火,反复操作3~5次或5~8次均可,根据治疗情况随机掌握次数。

(7)点火、灭火完毕后,起底治疗区,可见水珠渗出,迅速用干毛巾轻轻擦干患者背部汗珠,并给以保温措施,防止受寒。

二、配方举例

1.肌肉劳损

组方:草乌、乳香、元胡、酒大黄各等份。

功效:温经散寒、活血止痛。

制备:打粉至30~60目左右贮罐备用,防潮防气味泄露。

2.风湿性关节炎

组方：制川乌、制草乌、当归、细辛、肉桂、生地、川芎、干姜、蜈蚣、僵蚕、元胡、防已、益母草各等份。

功效：祛风除湿、散寒止痛、消肿。

制备：打粉至30～60目左右贮罐备用，防潮防气味泄漏。

第六节　抓火疗法

抓火疗法又称着火疗法、酒火疗法等。是用手指蘸酒火抓拍揉按患处，以治疗疾病的一种方法。它既有热疗作用，又有按摩效果，能促进血液循环、温通经络、祛风散寒。

一、操作

1.操作前准备工具

准备瓷盘1个用于盛酒，50%Vol～60%Vol白酒30ml（根据患处面积大小而定），湿毛巾1～3条用于预防灭火，火柴或打火机用于点火。

2.防火预防措施检查

（1）观察周边灭火设施是否到位，包括湿毛巾、盛满水的灭水桶是否到位。

（2）检查酒瓶或酒精瓶是否盖好，同时远离操作台，更要避免酒精瓶、酒瓶放在附近打倒发生危险的可能性。

3.点火前各项准备工作

（1）询问患者有无酒精过敏史，如有酒精过敏史，则选用其他方式。

（2）暴露施术部位，用温热毛巾对施术部位擦拭清洁，用温热毛巾做好对周边皮肤保护。

（3）在点火之前，准备好扑火用的湿毛巾，放在随手可取的地方，用于酒精外洒意外着火扑灭。点火前事先嘱患者，如果感到较热时立即告知，不要强行忍受，术者随时做好停止抓火治疗。

（4）将白酒倒入扁平瓷盘内20ml左右，放在靠近患者的床边或椅子边，以便抓取方便。

4.点火及熄火

（1）双手抓火法

医者将手洗净，消毒，用打火机或火柴点火，此时满盘都是蓝色火焰，但温度不高。有助手持碟或固定于某处便于术者用抓火，手五指蘸带蓝火的白酒，迅速抓梳患处，边抓边梳，动作轻快。左手还未抬起，右手五指又迅速在左手抓火的地方，边梳抓，边扑灭火焰。紧接着左手再照前法抓火，右手再行梳抓扑灭火焰。如此反复多次，直到瓷盘内白酒抓尽为止。

（2）单手抓火法

医者将手洗净，用抓火手五指蘸带蓝火的白酒，迅速抓梳患处，边抓边梳，动作轻快，抓梳至火灭后再抓再梳，如此反复，直到抓完瓷盘内着火酒为止，如果感觉治疗未达到满意效果，可再取一定量酒精点燃至抓完为止。

二、配方组成

配方：60%Vol纯食用白酒、60%以下的医用酒精为宜。

抓火疗法为纯酒精疗法，传统为食用类酒，度数在60%Vol左右为宜，太高燃烧强烈，太低又燃点高不易操作，患者也感觉太烫不宜耐受。如临床用75%酒精燃点比较高，使用时要稀释再用，在操作前在自己手上测试可耐受时再行患者身上操作。

第七节 火贴疗法

火贴疗法是将具有燃烧性质的药物与相关药物加工成可燃剂型，贴敷时点燃，控制火势于微燃状态时立即贴于所取穴位或病变部位，通过热刺激与药物作用，达到治疗疾病的一种方法。

一、火贴制备技术

火贴疗法配方分为两个部分，一部分为燃烧用药，所选药物既是药物又是燃烧剂作用，另一部分根据病情辨证选方配伍使用。可针对各科寒性、痛症、积症等配伍应用。

1.炮制工艺

（1）燃烧剂

临床上常以冰片、松香等作为燃烧药剂,将燃烧剂用密封瓶单贮备用。

（2）配伍用药原则

这部分用药尽可能简单,因为药物在燃烧过程中,所占比例要小,否则会影响药物的燃烧,这部分药一般打粉过筛同燃烧药合拌用之,也可单独备用,用时临调临用,否则大量调和使用不完,容易造成浪费。

2.火贴药片制作举例

（1）将冰片等燃烧剂直接作成小丸,点燃后迅速贴于穴位或痛点处。

（2）先将配伍用药打粉,适量的松香按比例融化后再投入药粉,趁热势用手碾成碗豆大小的颗粒备用。

二、火贴疗法操作

1.操作前准备工具

（1）操作准备:打火机一个、4cm×4cm规格胶布块数块。

（2）选用易燃药物或与易燃药物特制而成的豌豆大小的药粒备用。

（3）防火预防措施检查

观察周边灭火设施是否到位,包括湿毛巾、盛满水的灭水桶是否到位。

（4）暴露施术部位,火贴贴敷部位以穴位和痛点为主,术前应选择好容易操作的穴位,头颈部,毛发多的地方均宜避之,防止火焰灼伤皮毛,或者贴敷部位狭小不易操作者均不作选择。

2.点火及熄火

（1）点火前事先嘱患者要做配合,不要因火苗接触皮肤瞬间产热而躲闪出现意外。

（2）根据部位调整药粒大小,并置于胶布中间,确保其不易滑脱掉落后,即可点火。

3.燃火贴敷法

点燃药物后,控制火苗于可控范围,不宜过大燃烧,燃烧刚起火焰力小,迅速贴敷患处,瞬间使火焰熄灭,也即见火即贴原则,将胶布与皮肤压实,留滞于皮肤上6小时或更长时间,可根据药性作用或个体皮肤差异为度。火贴后应注意处理以下问题:

(1)如果贴敷后,患者即感局部烧痛剧烈,即可刻判定为烧烫伤。判定烫伤后,嘱患者不要紧张,应软揭胶布,可用常温水打湿胶布后,使胶布与皮肤缓慢分离,切忌暴力撕扯。

(2)如果有水泡发生,禁忌撕脱泡壁,造成皮肤缺损延迟愈合。若水泡为针尖样大小,需告知病人注意不要擦破,一般3天内可自行吸收。如若继续增大,可用一次性针头沿皮穿刺,放出水液,烫伤膏涂敷暴露,数日内即可痊愈。

(3)如若水泡过大,嘱患者到医院就诊,不要自行处理,避免处理不当引发化脓、瘢痕的形成等。

(4)嘱患者,每天贴敷时间6~10小时,若贴敷之后,出现痒感等不适症状,可自行揭去,温毛巾擦净皮肤表面。

4.硬膏贴敷法

将药物通过工艺加工成可燃性小药片备用,使用时取之放置于4cm×4cm大小的方形胶布上,黏附于胶布胶面,然后用火点燃,使药片表面瞬间软化,随之吹灭,用手轻触表面,热度适宜皮肤耐受后迅速贴敷于穴位或痛点。

第八节　丹火透热法

丹火透热法原为艾灸的一种,是以丹座与丹药片的燃烧共同作用于局部皮肤和穴位而达到温通经络、行气散结之功。因其操作时火焰明显,为了便于临床统一分类,操作更具操作性与合理性,划分至火疗系列中。

一、配方组成及炮制工艺

1.配方组成

丹火透热法配方分为两个部分,一部分为丹药片配方,所选药物既是药物又是燃烧剂作用,另一部分为丹座,根据病情辨证选方配伍应用,可针对各科寒下、痛证、积证等配伍应用。

2.炮制工艺

（1）丹药片炮制

丹药片类同于火贴疗法的燃烧剂的制备部分,也可在丹药片中应用,现举例传统丹药片"硫磺饼",经验方"龙脑丹"作为丹药片。

（2）丹药片配方

硫磺饼:硫磺粉 30g、朱砂 12g、雄黄 12g,将硫磺粉放铜勺中微火烊化,和入雄黄、朱砂调匀,倾倒在制备好的长 8cm、宽 4cm 左右、深 2mm 的有孔木板上,冷却成形抖动下来贮瓶备用。

龙脑丹:龙脑、樟脑、松香各单独贮备,用时根据情况,选择一种或数种调为一碗豆大颗粒备用,随用随调,避免浪费。

（3）丹座炮制

将配方用药打粉为末,蜂蜜调匀为膏,捏成如栗子大小中心凹陷之丹座,可随用随做,也可事先调制风干备用。

（4）丹座附方

五虎丹座:胆南星 30g、法半夏 30g、威灵仙 30g、细辛 12g,田七 9g。上药为末,蜂蜜搅匀为膏,捏成如栗子大小中心凹陷之丹座。

通气丹座:黄柏、黄芩、大黄各 30g,青黛 15g,上药为末,蜂蜜搅匀为膏,捏成如栗子大小中心凹陷之丹座。

二、丹火透热技术操作

1.操作前准备工具

打火机、镊子、棉垫、胶布、丹药片、丹座。

2.防火预防措施检查

丹火透热疗法归为火疗,但也因其操作火焰范围小,安全度相对高,防火关键在于点燃火贴时,操作时间太长,火势过大,胶布燃烧发烫又不适合贴敷时,要迅速扑灭火焰,或投入水桶,不能乱扔,同时如果操作手有烫伤时,冷水冷敷。

3.点火前各项准备工作

（1）使用时,置丹座于穴位或患处放平,取瓜子大的丹药片于凹陷中准备。

（2）暴露施术部位,丹火透热疗法以穴位和痛点为主,术前应选择好容易操作的穴位,头颈部,有毛发多的地方均宜避之,防止火焰灼伤皮毛和胶布固定不方便,或者部位狭小不易操作者均不作选择。

(3)点火前事先嘱患者要做配合,火苗在丹座中如果过热马上告知,避免烫伤。

4.点火及熄火

(1)燃火贴敷法

根据部位调整好丹座的摆放,使其不宜滑脱掉落,然后点火,药片燃烧,以皮肤烧灼感为度,然后熄火,继将丹座压扁,外敷棉垫,用胶布固定4小时后除去。

(2)点火烧灼法

根据部位调整好丹座的摆放,使其不易滑脱掉落后点火,药片燃烧,以皮肤烧灼感为度,然后熄火,继将丹座夹起使局部降温,再置于其上,每穴2～3次,适合于从穴位论治,而不以病灶点论治者。

第九节　苗医纸火疗法

纸火疗法是苗医特色外治疗法之一,苗族人民在长期的生产活动及与疾病、伤害作斗争的实践中,积累了丰富而宝贵的医疗经验,成为我国传统医药宝库中的一部分。纸火疗法就是其中的一种。是指在施治的穴位或患处铺以浸湿药纸数层,在上点燃烧酒精棉球慢慢烧灸,或者在药纸上铺以数层治疗毛巾,上喷酒精点燃治疗,有强热刺激和药物作用的双重治疗效果,主要用于治疗风寒湿痹型骨关节疾病。

一、苗医纸火疗法操作

1.操作前准备工具

草纸、备用药液(酊、油、药汁)、大纱布或白棉布、治疗毛巾、托盘、95%酒精棉球数个、打火机。

2.防火预防措施检查

(1)观察周边灭火设施是否到位,操作台湿毛巾、盛水灭火桶是否到位。

(2)检查酒精喷壶及酒精是否灌装好,壶口有无松动及渗漏,如有问题及时更换,确保安全性。同时将酒精瓶远离操作台,更要避免酒精瓶放在附近打倒发生危险的可能性。

3.点火前各项准备工作

(1)询问患者有无酒精过敏史后,如有酒精过敏史,则选用其他方式。

(2)暴露施术部位,用温热毛巾对施术部位擦拭清洁,用温热毛巾保护好周边皮肤。

(3)根据选用剂型,将纱布或白土布按治疗部位的大小蘸湿后以不滴药液为度覆盖患处,然后取草纸数张,浸泡于清水中,完全浸湿后,置于干处待水滴尽,贴敷于药布上待用。

4.点火及熄火

(1)在点火之前,准备好扑火用的湿毛巾,放在随手可取的地方,扑火毛巾的长宽以一次能盖住火苗为准。

(2)点火前事先嘱患者,如果感到背部较热时立即告知医生,不要强行忍受。

(3)点燃酒精棉球,对放置于患部上的草纸表层进行燃烧,给治疗区整体加热,然后对重痛点或重要穴位,持续1分种左右加热烘烤,以患者感到热度适宜为度,过热即吹灭酒精棉球暂停燃烧,待冷却后再重复上述操作3～5次,治疗全过程总共约15分钟为宜。燃烧点大则选用酒精棉球可偏大些,利于燃烧。如果采用药纸下铺,上铺治疗巾,喷洒酒精,按火龙灸常规操作。

二、药纸配方验方举例

风寒湿痹通用方

组方:生艾叶、川芎、羌活、独活、五灵脂、钩藤、川乌、草乌、威灵仙、木爪、红花、桂枝、伸筋草、防风、郁金、木香、天南星、皂荚、姜黄、莪术、透骨草、三棱、益母草各等份。

功效:通络舒筋、散寒活血、止痛。

制备:成酊剂、油剂、煎剂等备用。

第十节 瑶医火攻法

瑶医火攻疗法(烧刺疗法)是瑶医火功类疗法之一,是采用经过加工炮制的药枝,点燃后用蘸了药的牛皮纸或棉布,甚至一片树叶包裹明火于内,间接按灸穴位或患处,本疗法一火、一药枝、一片树叶即可施灸治病,不受场所限制,使用安全、简便、价廉、效显,是典型的天然生态疗法。

一、烧刺工具取材举例

(1)原生态木棍:瑶医火攻疗法本来源于民间劳动、生活中,取材具有就地取材、民族性等特点,头痛感冒,可能瑶族百姓用一根小木棍,几片大树叶,一根火柴就完成了,同样有效。

(2)药布、药麻纸、药棍:随着人们对这一疗法的不断积累,为了提高疗效,根据所治疗病症,辨证用药,出现了药布、药麻纸、药棍等,药棍具有药物作用与热刺激双重治疗效果。

(3)风湿骨痛烧刺酊

组方:制川乌、制草乌、五灵脂、元胡、防风、木瓜。

功效:祛风活血止痛。

制备:打粉或饮片置酒器,每日摇匀一次,浸泡15天即可。

二、瑶医烧刺疗法操作

1.操作前准备工具

酒精灯(煤油灯、蜡烛、炭火等均可)、药棍、药布、牛皮药纸。

2.防火预防措施检查

瑶医烧刺疗法,因其火焰操作范围小,安全度相对较高,防火关键在于,完全包裹正在燃烧的火焰。

3.点火前各项准备工作

(1)询问患者有无酒精过敏史,如有酒精过敏史,则选用其他方式。

(2)暴露施术部位相对要求不高,但面部还属禁忌部位。

(3)点火前事先嘱患者要做好配合,烧刺时可能局部皮肤较烫,不要闪躲,以防出现意外。

4.烧刺

(1)点燃酒精灯将木棍慢慢点燃,出现明显火焰,同时木棍头有一定火星为佳。

(2)取一根长约15~20cm的药枝,把药枝一端放在酒精上燃烧,明火可直接吹灭包裹,如果火小则可直接包裹于数层牛皮纸或药布中(根据所选用包裹物厚薄选择层数,过薄易烫伤,过厚则热力达不到)。

(3)迅速对准穴位或痛点快速按灸,快按快起,宜轻不宜重,力度适度为原则,以患者耐受及有轻度烫感为宜。

(4)每个治疗部位3~5次,根据疗效和耐受程度调整。

第十一节 土医火攻法

土医火攻疗法是众多土家族用火为引火功疗法之一,是将药物用高浓度酒浸泡一定时日之后,取一定量药酒点燃拍打患处,达到治疗效果的一种方法,与抓火疗法最大区别是,所用酒为浸泡的药酒,与中医抓药酒疗法相似,只不过土医用的民族药材或当地药材比较多。火攻疗法在土家族民间流传甚广,具简、便、廉、效的特点,群众易于接受。

一、土医用药

(1)土家族火攻疗法多为土家自酿米酒与当地少数民族医药为主配伍应用,或取材当地地道药材为主,切成薄片,放入广口瓶或瓦罐中,加入60%Vol左右烧酒,每日摇晃数次,浸泡10天后使用,传统自酿米酒为食用类酒,酒精度数低,燃烧不强烈,操控性好。

(2)中医组方用药(风湿寒痹酊)

组方:羌活、独活、五灵脂、川乌、草乌、威灵仙、木爪、红花、桂枝、伸筋草、防风、郁金、木香、天南星、姜黄、莪术、透骨草、三棱、益母草各等份。

功效:温阳散寒、活血止痛、通经活络。

制备:根据需要可制备成药酊、药油或煎汁用。

五、操作

1.操作前准备工具

(1)瓷盘、湿毛巾、火柴或打火机。

(2)观察周边灭火设施是否到位,操作台湿毛巾、盛水灭火桶是否到位。

(4)检查酒瓶是否盖好,同时远离操作台,更要避免药酒瓶放在附近打倒发生危险的可能性。

2.点火前各项准备工作

(1)询问患者有无酒精过敏史,如有酒精过敏史,则选用其他方式。

(2)暴露施术部位,用温热毛巾对施术部位擦拭清洁,用温热毛巾做好对周边皮肤保护。

(3)在点火之前,准备好扑火用的湿毛巾,放在随手可取的地方,用于酒精外洒意外着火扑灭。点火前事先嘱患者,如果感到较热时立即告知,不要强行忍受,术者随时做好停止抓火治疗。

(4)将药酒倒入扁平瓷盘内20ml左右,放在靠近患者的床边或椅子边,以便抓取方便或者施术者一手持酒碟,一手操作。

3.点火及熄火

(1)单手抓火法

术者可一手持药酒盘,另一手用五指蘸带蓝火的药酒,迅速抓梳患处,边抓边梳,动作轻快,抓梳至火灭后再抓再梳,如此反复,直到抓完瓷盘内着火酒为止,如果感觉治疗未达到满意效果,可再取一定量酒精点燃至抓完为止。

(2)双手抓火法

用打火机或火柴点火,此时满盘都是火焰,但温度不高。术者用抓火手五指蘸带火药酒,速将手中火焰在患部及周围抓、摸、揉、拍、打,并以左手助之,动作轻快,边行梳抓等手法,边扑灭火焰或火焰自灭后,紧接着前法抓火,再行梳抓等手法扑灭火焰。如此反复多次,直到瓷盘内白酒抓尽为止,每个部位每次大概15分钟左右。

第十二节　土医赶油火法

赶油火疗法是土家族民间常用的一种治疗风气病的方法,医者用手蘸取加入生姜、葱白的烧烫桐油,拍打在患处,反复揉、搓、拍打等手法以达到祛风散寒除湿、通经活络的目的,是治疗风气病的常用外治法。因其操作简单,疗效显著,价格低廉,深受患者欢迎而广泛流行。

一、油火规格及炮制

(1)桐油多为土家族当地桐树子所榨的桐油。

(2)如果桐油不容易准备也可以酥油代之,取北方青海、西藏高寒地带所产牦牛油之温阳散寒之性代之,疗效也显著。

(3)如没有桐油也可用芝麻油或胡麻油煎炸中药制剂代替。

(4)对桐油加热锅的选用要求不高,临床一般铁锅、不锈钢锅、铜锅等均可。

二、操作

1.器械及材料

推拿治疗床、铁锅、电陶炉、温度计、桐油、生姜丝、小葱葱白、凉水一碗。

2.防火防烫预防措施检查

(1)观察周边灭火设施是否到位,操作台湿毛巾、盛水灭火桶是否到位。

(2)油碟摆放是否方便操作及安全可靠。

3.赶油火前各项准备工作

(1)让患者躺在推拿床上,下垫一次性铺巾防止油滴污染,根据治疗部位选择合适体位等待。

(2)取桐油倒入锅中,电陶炉或电磁炉加热至沸腾后,加入葱和姜简单煎炸后,停止加热,待油温逐渐下降,操作前将温度计浸入桐油中测量油温,或电子测温仪均可,待桐油温度降至50℃～60℃时,即可操作开始。

(3)等待油温降低期间,医者清洗双手消毒,站于患者身体右侧,油碟一般放患者治疗区附近,近左手旁(以惯用右手操作者为准,左手反之)便于蘸取桐油,旁边放置一碗凉水,施术者操作手降温备用,准备妥当,即测油温,温度适宜开始蘸油赶火操作。

4.赶油火操作手法

(1)单手赶油火法

患者取坐立位或俯卧位,充分暴露患肩。施术手先蘸凉水(蘸完水后可选择迅速用毛巾擦掉水分,避免水珠与油混合加温时发生溅水现象),将除拇指外的四指并拢,快速从锅中蘸取热桐油,快速拍打在患者肩部及其周围,并立即行推、抹、揉、按等手法,反复蘸取烫油,连续揉按患处,揉按10~15分钟,用力适度,手法要求快速,均匀,柔和,使力度渗透至病变部位。使患处发红,患者感到局部有透热感而不灼热,舒适为度。如涉及多个部位,一个部位结束后,再开始下一个部位的治疗。

(2)双手赶油火法

患者取坐立位或俯卧位,充分暴露患肩,施术一手先蘸凉水降温后,速将蘸取碟中热油在患部及周围抓、摸、揉、拍、打,并以另一手助之,边行梳抓等各种手法,动作轻快,如此反复多次,直到瓷盘热油温度降低,热力不够时,再次加热至50℃左右时,反复蘸取热油,揉按10~15分钟,使患处发红,患者感到局部有透热感而不灼热,舒适为度。

第五章　烟熏法

烟熏法是指用燃烧药物产生的烟气在人体全身皮肤或患部熏治疾病的一种方法。春秋战国时,就有"越人熏之艾"的记载,以后各书中均有散在记述。汉代还盛行用熏炉来做卫生防疫,西汉的刘向曾作了一篇《熏炉铭》,文中反映了这一风气。虽然烟气吸入对人体有害,但是合理操作将避免其不利的一面,故而将传统中医烟熏法挖掘、整理、传承、应用、推广是非常重要的,现将部分烟熏法操作总结如下:

第一节　烟箱体熏法操作

在历代烟熏法的基础上,笔者结合多年临床经验,充分挖掘中医烟疗方法,利用汗蒸箱原理结合熏药,改良了传统装置,使除人体颈部以上部分外,均可进行烟熏。在治疗各种顽固性风寒湿痹、顽固性皮肤瘙痒有一定的疗效,供同行参考。

一、烟箱规格

中药体熏烟箱规格:长1.2m、宽0.7m、高1.5m,内有加温装置,温度可控度最高45℃,使用照明电即可。

顶端留直径为25~30cm的对开半圆形缺口,作为头部出口,周边有良好的布包挂边,具有良好的封闭性。

箱底距底部约10cm处开直径12cm左右的圆形进口,衔接输送药烟管道,将药烟输送管另一端接于药炉出烟口。

二、适应证

烟箱体熏适用于各种顽固性风寒湿痹、顽固性皮肤瘙痒、顽固性湿疹等多发或全身泛发性疾患。

三.注意事项及禁忌

(1)药烟烟熏法须高有单独的操作间,有良好的通风设施,配备强力换气扇,避免烟气袭人,导致过敏或呼吸问题。

(2)控制好火炉火势避免烫伤,烟道易宽,可使烟气、热气量不致太过,熏治时间不宜过长,避免患者虚脱或长久熏治烧伤皮肤。

(3)入箱先嘱患者补充能量,出箱后注意补充水分及保暖,避免烟熏后因毛孔开张导致寒邪侵袭。

(4)待皮温恢复常温后用温水洗澡除去身体烟垢,严嘱患者不可凉水冲洗,而造成不必要的寒邪侵袭。

四、药方举例

1.红斑皮肤病类

组方:生大黄、黄连、黄柏、苦参、苍术、防风、地肤子、蛇床子、白鲜皮、藿香、马齿苋、大青叶各等份。

功效:清热解毒、杀虫止痒、祛风燥湿。

制备:将中药饮片晒干,使其易燃,或打成粗药粉,贮干燥药柜中,置于通风处。

2.风湿性关节炎

组方:麻黄、桂枝、荆芥、防风、杜仲、续断、伸筋草、透骨草、红花、鳖甲、黄芪各等份。

功效:疏风散寒、强筋健骨、通络止痛。

制备:将中药饮片晒干使其易燃或打成粗药粉,贮干燥药柜中置通风处。

五、操作

1.熏治前准备

(1)准备点燃炉火材料,如木柴、火柴。

(2)根据病情开具处方用药物饮片备用。

(3)患者准备贴身衣服一套,因熏疗后要废弃,所以建议患者选用旧衣物,进入熏箱前饮热水或糖盐水一杯,给以能量支持。

(4)患者进入熏箱后,关闭箱体,露出头部,并将头颈部周边密闭,防止烟雾泄露。

(5)检查箱体药烟输送管道接触部是否密闭。

2.点火熏治

(1)炉火供烟法

以上准备完毕后,点燃炉火后,将中药片剂加入,产生药烟,输送进熏箱里,同时将熏箱体温度加热在40℃以内,熏治30~60分钟后,待微出汗后,逐渐灭火,停止药烟输入,15分钟后出箱。

如果是秋冬季节,应马上保温,待体力恢复和温度降至常温后,方可淋浴,注意全身保暖工作。

(2)艾叶烟熏内置供烟法

将艾绒点燃后,将治疗用备用药粉与部分艾绒混合后置于点燃艾叶上,控制用药量和火力,因熏箱密闭,在人进入箱内后,将盛有艾叶与药粉的熏盘点燃,放入并关闭箱体,箱体下烟道进口暂时开启,同时打开熏箱加热装置,等药烟燃烧快完时封闭下口。其他同上。

3.出箱注意事项

患者出箱后,患者立即保暖,喝杯热糖盐水;有条件者可洗温水澡祛除烟味,注意保暖避免受风。

彻底熄灭炉火,清理灰烬,打扫炉面。关闭熏箱电源,清理熏箱内杂物和密封用毛巾,并紫外线用箱体内外消毒。

4.疗程

烟箱法较累,一般3天1次为宜,一般5次为1疗程。

第二节　局部烟熏法操作

局部烟熏法是对患部进行薰治的一种方法,随着现代社会的发展,人们更加注重个人形象,烟熏易产生烟味污染吸附身体,同时吸入过多烟气对人体健康又有损害,加之医院操作空间限制,临床应用条件限制,一定程度上阻碍了其发展,但是灸疗仍然是中医文化的重要组成部分,应避其不利,取其有利一面,切实将这一传统有效的方法继承、发展、推广。

一、熏器分类

局部烟熏疗法根据所要熏治的部位、病种不同会选择不同的熏治器具,有些病种可能要随时就地取材制作烟熏器具,中医治病在医之道,并不在医之器,能解决问题就行,常见的局部熏制器具如下:

(1)桶熏类:木桶、泥桶、铁桶。

(2)钵熏类:碗、小盆、小缸子。

(3)壶熏类:专门铁制、铝制、铜制熏壶,底层有网格放药,下有进气孔和排灰烬口。

(4)药捻子熏类:将药物研成细末,摊在草纸上卷成药纸捻子,用时点燃熏治。

(5)涂药泥盆类:是将药物打粉加工成散剂或糊剂、膏剂涂抹于患处,另将烟叶或药物放泥盆中点燃冒烟,将病处对准烟熏的方法。

二、适应证

肛门湿疹、肛门瘙痒、肛门肥厚性湿疹、肛门坠胀、阴囊湿疹、疥疮等;妇科外阴皮肤病;风寒性骨性关节炎、类风湿性关节炎等痹症。

三、验方举例

1.湿疹方

组方:大黄、黄连、黄芩、黄柏、白鲜皮、艾叶各30g,地肤子、蛇床子、防风各10g。

功效:燥湿祛风止痒。

适应证:肛门湿疹、肛门瘙痒、肛门肥厚性湿疹、湿疹、神经性皮炎、手足癣。

2.暖痹方

组方:麻黄10g、桂枝15g、伸筋草15g、透骨草15g、路路通15g、羌活30g、独活30g、防风10g、赤芍15g、当归10g、艾叶30g。

功效:散寒除湿、温经止痛。

适应证:风寒湿痹症。

四、注意事项及禁忌

(1)局部烟熏法有单独的操作间、良好的通风设施,配备强力换气扇,避免烟气袭人,导致过敏或呼吸困难问题等问题。

(2)有些局部烟疗完全可以指导病人,让病人回家后找四面通风又能保护个人隐私地方更好,不必完全拘泥于医院治疗。

(3)烟疗毕竟是烟火共存的,因此,一定要有对火的防范意识,避免烫伤和火灾。

(4)控制好熏治时间不宜过长,避免患者过敏或长久熏治烧伤皮肤。

(5)严格控制使用熏治中具有毒性的中药,必要用时一定要有预防措施。

(6)烟源和皮肤保持适当距离,以不灼伤皮肤、又能耐受为宜。

(7)对药烟过敏、热毒症、严重高血压、孕妇、体质较差以及急性皮肤病者,一般禁用本法。

(8)熏后注意补充水分及保暖,避免烟熏后因毛孔开张导致寒邪侵袭。

(9)在患者熏治后,彻底熄灭熏治火源火星,清理灰烬,打扫环境。

五、操作

1.熏治前准备

(1)准备炉火材料,如木柴、火柴。

(2)根据病情开具处方,用药物饮片或药粉备用。

(3)准备熏治部位贴身衣服,因熏疗后要废弃,所以建议患者选旧衣服穿用,如果暴露部位则可不用。

2. 点火熏治

先根据病情选方配药,然后按治疗要求选用下列方法:

(1)桶熏法:选择大小适宜的木桶、泥桶、铁桶等,首先用木材点燃烧后,将药物放与桶内燃烧至一定程度后,将明火熄灭,再覆以药物后,坐桶上熏患处。主要适用于臀部的疾病。

(2)钵熏法:将药物放在小钵内,比如碗、小盆、小缸子等内点燃,再将一个大小适当的漏斗反罩于钵上,使烟气集中从漏斗冒出,熏治患处,或者直接在点燃的药烟上薰治。

(3)壶熏法:是一种特制的一种烟熏工具,方便使用。熏壶用铜皮或铁皮制成,下粗上细,底直径约为15cm,高约30cm,上、中、下分为三层,分别为置药层、置炭层、对流层,彼此用金属丝隔开。置药层与置炭层共有一个小门,对流层单独一个小门。顶口直径约5cm,药物由此冒出,还可以根据治疗需要,选择不同的方一向,不同口径的金属出烟口套在顶口上,以控制药烟。壶身安有把手,以便于操作。操作时打开上面的小门,将药物放入置药层,然后将烧着的木炭放入置炭层,关上这两层的小门,套上出烟口,等冒出药烟就可以熏治患处或穴位了。

(4)药捻子熏法:将药物研成细末,摊在草纸上浸成纸捻子,或把药物用汤水刷在草纸上晾干后卷成药纸捻子。点燃后熏治患处,或吸入。如果药捻子不易燃烧,可以卷刷食油以助燃烧。或者将浸有蜂蜡的药纸点燃薰患处,或者吸入进行薰治的方法。

(5)涂药泥盆法:是将药物打粉加工成散剂或糊剂、膏剂涂抹于患处,另将烟叶或药物放泥盆中点燃冒烟,将病处对准烟熏的方法。

(6)熏炉法:与熏壶类似,成直桶状、小火炉状,能够烧药起烟,放置四肢在上面熏治刚可。

3. 熏后护理常规

嘱患者熏治风因毛孔开张,局部避免受风影响疗效;熏治皮肤病时,施术部位常见一层烟油时,勿擦去,且保持越久效果越好。

4. 疗程

局部疗法每日一次,7天为1疗程,一般2个疗程。

第六章　吸入法操作

凡是经口、鼻以吸入方式局部给药达到治疗目的的疗法称为吸入疗法,临床主要以吸烟法、气雾吸入法、鼻吸法为主,均有主动吸入口、鼻腔内的特点。本章主要以吸烟、气雾吸入、鼻烟三种疗法进行系统总结。

第一节　吸烟疗法

吸烟疗法概念:是利用药物燃烧产生的烟气,吸入口腔、鼻腔、肺部来治疗疾病的一种方法,是中医文化组成部分,在合理应用下反可以为人类健康做出贡献。吸烟我们并不提倡,但看待一个事物对我们是否有利,应该权衡轻重取其利,暂时性的、偶尔性的吸入有其可取性。只要选用的药物将有毒性的药物排除之外,掌握好适应证它就是可控的。

吸烟也是一种文化,也是一种传统,在中医文化中,它既是一种治疗方法,也是一种治疗思想,不能简单的去否定。

一、功效

中医认为人体是皮肤、五官等外部器官与脑、心、肺、胃等内部脏腑以经络脉道和气窍相互连接,相互联通的有机统一体。通过烟雾局部刺激、吸收等特点,起到开窍、通脉道、改善气血运行,杀黏虫、预防疫毒、消肿、止痛、明目、镇静、平寒热、调理全身气血之功效。具有简便、作用快、毒副作用少等特点。

二、适应证

(1)各种原因引起的昏迷,抢救性治疗如癔病、癫痫、鼻衄、胃痉挛、流感等。

(2)各种原因引起的鼻塞、流清涕、鼻窦炎、牙痛等五官疾病的治疗；气喘症等呼吸系统疾病；呃逆症、小儿惊厥等。

(3)各种头痛、喉痹失音等。

三、注意事项及禁忌

(1)一切非吸入治疗的药烟要避免吸入，患者及操作者戴上口罩。

(2)吸入药烟治疗咳嗽时，如果吸药烟后咳嗽加重，也不要中断治疗，而应适当休息，并忌辛酸辣刺激性食物。

(3)掌握好烟源和皮肤的距离，不要灼伤皮肤，温度以患者能耐受为适宜。

(4)不宜久用。

四、制备工艺

药烟的制备在临床应用中既要考虑应用方便简捷，又要考虑疗效，就必须提高药烟烟丝制作工艺水平，笔者经多年临床经验总结，已总结了一套药烟制备工艺，具体如下：

1.药烟原材料分类

药烟中药材临床应用取自植物的不同部分，植物类药材部位不同其质地不一，我们日常抽的烟丝为烟叶的绿叶祛除叶茎的部分，但是药烟因中药材不同部位功效不同，即会选择绿叶部分，也会选择根茎枝杈，要做到可燃可吸就要在加工工艺上解决这个问题，根据这一临床要求我们将绿叶与非绿叶类分开加工，绿叶类制备成成品纸烟，以烟卷的形式贮存，非绿叶类制备成易燃颗粒贮备在专门的贮烟罐中，绿叶类与非绿叶类在应用时可以配合使用，增加其可燃性和治疗效果。

麻纸药烟也是一种特色吸烟疗法，是将药汁浸于麻纸上风干或将药物打碎取极细末与粳米同煮搅拌为较稀薄米糊浆，有一定的黏性后刷涂于麻纸上，风干后卷为细烟卷贮药烟罐中备用。

2.炮制及加工

(1)烟丝(绿叶)

第一步：对需要进行加工的绿叶类中草药进行最初步的分拣，除去杂质、粗大叶茎等不适合加工卷烟烟叶的部分。

第二步:对分拣药材进行喷水潮化,控制喷水量不要过于湿化,使绿叶部分柔化处理后,再次进行蜂蜜秘制,根据柔湿程度,再保以适量的香油,使药烟烟丝有一定的湿度后,净手消毒,搓揉尽可能使其成卷曲状,然后持剪刀将绿叶剪成长3 mm,宽1～2mm以内适合于卷烟机操作的规格,放入专门的药烟烟丝保湿贮存罐存放,用时取出放入电动卷烟机中,使药烟丝充填入空烟卷中即成,点燃可吸;如果没有卷烟机设备可采用常规方纸片卷成烟卷点燃抽吸即可。

(2)颗粒烟(非绿叶部分)

第一步:对非中草药根、枝叶及茎部分,首先进行杂质分拣,将过于粗硬、较大的部分拣弃用。

第二步:对分拣药材进行喷水潮化,控制喷水量不要过于湿化,使其有一定柔性不易加工过程中形成碎末,然后用刀进行碎断处理使其能放入石臼易于捣烂捣碎,用粗筛过去太细碎末,留取直径1～2mm的颗粒,对过于大的颗粒不易再次加工者分拣出去。

第三步:取少量香油、蜂蜜进行潮化保湿炮制后放入专门烟草保湿贮物罐存放备用。

附:如果炮制量较大,为提高效率有小型粉碎机者可以使用。

第一步:先对药材进行潮化处理,在粉碎机高速旋转中不宜打的太碎,使符合标准者太少,控制打磨时间一般在1～2分钟短时间研磨。

第二步:过筛,选择颗粒直径1～2mm,其余成分弃用。

第三步:喷水打湿潮化,使颗粒烟丝柔化处理后,进行蜂蜜秘制,根据柔湿程度,再保以适量的香油,使颗粒烟丝有一定的湿度后,放入药烟烟丝保湿贮存罐存放,用时取出放入一次性烟斗中,点燃可吸。

(3)麻纸药烟米糊法

第一步:按配方备药,不区分绿叶与根茎日晒、风干。

第二步:用臼器捣为极细末,去粗渣留细末;如果有小型家用粉碎机更方便,持续打粉5分钟左右后,过细筛留极细末。

第三步:煮粳米粥适量,加入药粉极细末,调粥为糊刷于麻纸单面或双面均可,阴干后卷成烟卷贮于贮烟罐备用。

（4）麻纸药烟汁浸法

第一步：按配方备药，煎煮浓缩有一定黏稠度。

第二步：取麻纸浸入药汁后即出，不易久浸，然后平铺于实木板上风干，实木有利吸收水分，同时木性条达，得其舒展之性。

第三步：阴干后卷成烟卷贮于贮烟罐备用。

五、吸烟操作举例

1.头痛

药物：防风、藜芦、瓜蒂各等份。

制法：同颗粒烟炮制工艺。

用法：用时从药烟烟丝保湿贮存罐取出，填充于一次性烟斗中，点燃可吸。

适应证：用于头风久治不愈。

出处：《理瀹骈文》。

2.喉痹

药物：生麻黄、伸筋草各等份。

制法：同颗粒烟炮制工艺。

用法：用时从药烟烟丝保湿贮存罐取出，填充于一次性烟斗中，点燃可吸。

适应证：用于因寒凉刺激引起的突发性失声或嘶哑。

出处：经验方。

3.呃逆

药物：生栀子。

制法：同颗粒烟炮制工艺。

用法：用时从药烟烟丝保湿贮存罐取出，填充于一次性烟斗中，点燃可吸。

适应证：用于胃热动膈引起的反胃、打嗝等。

出处：摘自外治疗法方面书籍，具体出处不详，但从单个药物的药性上看是有合理性的。

第二节 鼻烟疗法

鼻烟疗法由鼻烟壶和鼻烟两部分组成,鼻烟壶是盛装鼻烟的容器,明末清初自欧洲传入中国,其内贮鼻烟系一种烟草制品,后来逐渐被本土化,一些王公贵族或宫廷御医用传统名贵中药材类,具有明目、开窍、醒神、避秽的功效,演化成了有中国特色的鼻烟及鼻烟壶。

鼻烟有一些是名贵的香料,但是又有很高的药用价值,鼻烟的治疗思想实质为鼻黏膜给药和鼻部吸入取嚏疗法等,由于其易于携带、贮存、鼻嗅等优点,结合药物自身的治疗作用,在临床治疗中,具有独特的治疗地位。

一、功效

鼻烟壶盛装的药品以芳香类居多,如麝香、冰片等,具有明目避秽、醒神开窍、安神定志、通经止痛等功效;根据病证辨证处方,如风寒感冒以麻黄汤为主,疏风散寒、发汗解表用以治疗头痛;脾胃虚弱者,用石菖蒲、白豆蔻等以化湿和胃、健脾醒脾之功。

二、适应证

鼻烟法虽然具有简、便、验、廉、捷的特点,但是药物成分的给药形式为鼻黏膜给药、吸收也为鼻黏膜吸收,故摄入量的有限性也决定了其治疗效果的有限性,在选择治疗适应证时也要客观,避免夸大功效影响病人的治疗,尤其在一些危急重症上更要有侧重点。

鼻部属头部的一部分,给药以及吸收部位主要为鼻黏膜、口腔黏膜、甚至胃肠、气管均会有一定的吸收,因此,其适应证以头痛、鼻窦炎、过敏性鼻炎、慢性萎缩性鼻炎、鼻臭证、风寒感冒为主;同时对咳嗽、哮喘、痛经、腰痛、便秘等也有一定的疗效。

三、注意事项及禁忌

(1)一般要避免有毒性的、带有绒毛的中草药,防止并发症的发生。

（2）对于有心脏支架和起搏器、重度眩晕等症要注意，要根据患者情况慎重选用。

四、炮制工艺

1.鼻烟壶的制作及选择

鼻烟壶的材质和品类繁多，金、银、玉石、玻璃、名贵木材、甚至现代树脂等材料，门类非常之多，鼻烟壶贮药罐相对较大，但作为个体使用者则均以盛装 1～2g 容量的器皿为主。盖口要选择封闭良好的；通常选择以纯实木如檀香类为上品，石类以玉石类为上品。

2.鼻烟的选择

鼻烟一般分为三类：

（1）芳香走窜类（闻香类）。

（2）非芳香走窜类（吸入类）。

（3）芳香与非芳香。

3.鼻烟的炮制加工

（1）传统手工加工（芳香性药）。

一般以闻香吸入为主，对其细度要求不高，一般传统手工研磨即可。

（2）传统手工加工（吸入型非芳香性药）。

在古代社会对吸入药粉加工主要以手工研磨为主，药物的细度相对不高且粗细不均，疗效也受到一定的影响。

第一步：对药物进行分拣，对根瘤部位及粗大叶茎者能拣则拣，否则，不易研磨。

第二步：可以选择在天气晴朗的日子，先潮化药材，再用刀切碎或剁为大小不等的小颗粒，盛在筛子里暴晒干透。

第三步：放入大的石质杵臼窝中用力反复杵捣，取细末再反复杵捣，最后用过细布筛留取最细部分贮于密封好的小瓷器罐中备用。

（3）机械加工

现代加工工艺水平非常高，使用家庭常用的小型粉碎机就可以提高效率与药物颗粒目数指标，具体如下：

第一步：对药物杂质进行分拣，对部位要求不是很高，因为是电动粉碎技术支持,药物选择上可以进一步放宽。

第二步:可以选择在天气晴朗的日子,直接将中药饮片在太阳下暴晒数日,使其彻底干透。

第三步:使用家用小型粉碎机,每次填装少量饮片,控制好粉碎时间,尽可能粉碎的比较细,取出风干。

第四步:选择小型中药振动筛,筛盘目数要求在100～300目,一般药物含油脂性的透过性差,目数要求相对较低,控制在100目;块茎类的易于粉碎,透过性强目数自然容易提升上来。茎叶类的居中。目数越高相对吸入效果更高,对提升疗效有非常大的作用。

第五步:过筛后的药粉用密封好的陶瓷罐先行贮存,当需要使用时用鼻烟壶进行盛装,一般均以原生态木质、玉石类、陶瓷为上品,但现在多倾向于鼻烟的治疗作用而非壶本身的艺术性,只要密封效果好,没有其他污染的材质小型鼻烟壶均可。

五、操作

(1)如果应用闻香吸入法,打开壶盖置鼻孔处进行闻吸即可,根据临床改善效果,决定其时间和次数,缓解慢,时间延长,快则较短。

(2)吸入性操作,将鼻烟可用鼻烟勺轻挑少许置鼻孔处吸入,没有鼻烟勺可倒少许于指腹置于鼻孔处吸入,一般每次吸入量为一个大米粒大小,每日三次或可根据情况或增或减。

六、疗程

7天为1个疗程,一般2～3疗程。

七、临床举例

1.头痛

药物:麝香。

制法:芳香走窜类(闻香类)炮制加工。

用法:闻香吸入法。

适应证:用于头风。

出处:《神农本草经》。

2.哮喘

药物:瓜蒂、皂角、白芥子各10g。

制法:同吸入型非芳香性药的炮制加工。

用法:每用时,以一纸筒取少许药末,放于病人鼻孔中。

适应证:用于痰浊哮喘。

出处:《奇治外用方》。

3.呕吐、呃逆

药物:灶心土。

制法:同阴土炮制工艺。

用法:用凉水搅拌为湿泥状,置于鼻孔处闻吸。

适应证:孕期妇女的生理性反胃、呕吐。

出处:《外治寿世方》。

备注:可作为怀孕妇女不宜用药时之需。

4.尿潴留

药物:皂角、瓜蒂末适量。

制备:同吸入型非芳香性药的炮制加工。

用法:吹些许入鼻,令其喷嚏,百药不效者,用此即通。

适应证:用于小便数日不通,遍身肿满者。

出处:《外治寿世方》。

第三节　气雾吸入疗法

　　气雾吸入疗法是通过口和鼻吸入含有中药成分的气雾以治疗疾病的一种方法。气雾吸入疗法最传统的是用煮器将药物用水煎煮,形成气雾,然后让病人一边气雾吸入,一边自然呼吸。现今,这种传统的简、便、捷、廉的气雾法在医院里很难见到,代之以更为现代化的、专门的雾化吸入医疗器械,但是这并不代表着现代的东西就一定比传统的更优越,只能是互为补充。

一、功效

气雾吸入法自口、鼻而入,口鼻又为头之孔窍,肺为"华盖",又主宣发肃降,其功效自然可通关开窍、醒脑苏神治疗头面部疾患;宣畅肺卫、解肌发汗治疗外感及肺部咳喘;通上焦、升清降浊、激气上行,催吐祛邪治疗胃肠疾病;疏通经络、行气活血、调整脏腑提高机体抗病能力。

二、作用机理

1.中医理论

《黄帝内经》认为"鼻为肺窍""五气入鼻,藏于心肺""一十二经脉,三百六十五络,其血气皆上于面而走空窍……其宗气上出于奔而为臭。"为鼻疗初步奠定了理论基础。清代医家王晋三甚至认为:"喉风急症,舍吹鼻通肺之外治,别无他法。"清代外治宗师吴师机所著的《理瀹骈文》认为:"上焦之病,以药研细末,搐鼻取嚏发汗为第一捷法。""嚏法、达之、发之、泄之,可以解木、火、金之郁""连嚏数十次,则腠理自松,即解肌也;涕泪痰涎并出,胸中闷恶亦宽,即吐法也。盖一嚏实兼汗、吐二法"。而且亦可"上取而治下"。故而鼻疗可广泛用于内、外、妇、儿、五官等科各种病症。

2.现代医学机理

现代医学主要认为与以下三个方面有关:一是药物和其他治疗手段作用于鼻部而产生的刺激和调节作用;二是药物经鼻腔黏膜吸收后产生的药物本身的治疗作用;三是以上两种作用的综合作用。

三、注意事项及禁忌

(1)用药前宜先将鼻腔内容物排除,清洁鼻腔,使药物易于进入,更好地发挥治疗作用。

(2)如果药物的刺激性太大,也可缩短雾化时间,以免过敏或损伤鼻腔黏膜。

(3)在一般情况下,患鼻部疾病在患鼻外用药;其他的疾病,左侧有病治右鼻、右侧有病治左鼻,双侧患病或全身性疾病可左右鼻同治或左右鼻孔交替用药。

(4)孕妇、脑溢血、脑外伤出血所致的昏厥及高血压患者,不宜使用。

(5)慢性病需长期应用时,宜间断用药,或各种鼻疗方法轮换交替使用。

(6)如在雾化中或雾化后发生皮肤或鼻腔黏膜对药物过敏反应时,应立即停药,可以改换其他药物或其他治疗方法。

(7)鼻腔黏膜比较敏感。不宜应用刺激性太大的药物,也不宜用太热的雾化气体,治疗时间也不宜过长,以免灼伤鼻腔。

(8)用壶式、杯式和瓶式雾化吸入时,应注意防止烫伤。

(9)治疗前应询问患者的药物过敏史。凡能引起患者过敏反应的药物,必须禁止使用。

四、适应证

头痛、伤风感冒、急性支气管炎和支气管肺炎、各种鼻炎、咽炎等。

五、操作

(1)中药制剂、传统煮器、雾化器械、熏杯。

(2)制作气雾的方法比较多,下面介绍几种,以供选用。

①壶式雾化法:将药物放入有嘴的壶中,加水适量,盖好壶盖,加热煮沸,蒸气则从壶嘴中冒出。病人坐在壶嘴旁边,保持在15~20cm开外,热气湿度相对可以耐受为度,口鼻周围也可以涂凡士林防止烫伤,然后将气雾吸入,每日2~4次,每次20~30分钟。

②杯式与瓶式雾化法:将选取的药物放入搪瓷杯中,加水煮沸,使其产生气雾,此时可移开火源,也可煮好后倒入杯中,手持鼻吸;药物放砂锅中加水煎煮,使其产生气雾;药物放在药锅中煎煮后,将药液倒入保温瓶中,使其冒出气雾,然后病人鼻吸入每日2~4次,每次20~30分钟。

③气雾剂雾化法:将药液加喷射剂适量,制成气雾剂,如市售的复方异丙肾气雾剂等。使用时将塑料喷雾头按上,将瓶倒置,把喷头对准口腔,然后挤压阀门推动钮,药液成雾状喷出,进入气管和肺泡中,每日2~3次。

④机器雾化法:将所需的药液加入雾化机产生气雾,病人用口鼻吸入即可。

六、病案举例

1.急性支气管炎和支气管肺炎

组方:麻黄10g、杏仁10g、生石膏30g、甘草6g、桑白皮15g,用壶式雾化法,将气雾吸入。

功效:发汗解表、宣发肃降、祛痰止咳。

操作方法:壶式雾化法,将气雾吸入。

2.慢性支气管炎

组方:冬花15g、紫苑10g、麻黄10g、杏仁10g、葶苈子10g、陈皮10g、厚朴10g、紫苏10g、茯苓12g、半夏10g、甘草6g。

功效:健脾化湿、降气化痰、止咳平喘。

操作方法:用壶式雾化法,将气雾吸入。

3.咽喉疼痛(急性咽炎、急性喉炎、急性扁桃体炎)

组方:玄参2g、大青叶15g、牛子10 g、金银花15 g、桔梗6 g、甘草6 g、薄荷10 g。

功效:清热解毒、消肿止痛。

操作方法:用壶式或杯式雾化法,将气雾吸入。

第七章 热敷操作

概 述

古之热熨同今热敷热熨,热敷疗法是目前临床应用比较广泛,热熨因操作人员要固定、费时长,在医院受效率的原因应用较少,目前,虽然热敷疗法临床应用较为广泛,但是非常缺少统一操作教学范本,本章主要从局部热敷疗法论述,最后一节沙疗热敷以全身和局部热敷并论,兼顾局部与整体统一原则,现将具有代表性的热敷疗法技术操作进行归纳总结,以便于初学者或临床工作参考。

一、适应证

热敷疗法主要用于风寒性、虚证、气血瘀滞等证型疾患,如各型风湿性关节炎、颈肩腰腿痛、跌打损伤后期关节肿胀、粘连等。胃痛、胃胀、粘连性肠梗阻、肠胀气、冷积便秘、急慢性腹泻、急慢性胃肠炎、术后肠粘连、积食等。妇女痛经、慢性盆腔炎、乳腺炎、产后受寒腹痛、产妇手足逆冷、闭经等。男性癃闭、尿频等等。

二、理论依据

1.传统医学认识

中医认为以热制寒,故可散寒;温可通脉,故可祛瘀、活血止痛,温可复阳,故可温中散寒,扶正祛邪;热敷疗法通过热刺激与药物的共同作用可温阳散寒、祛风除湿;温通经络、活血化瘀、消肿散结止痛等。

2.现代医学认识

(1)温热作用。当热敷热熨疗法操作于患处时,皮肤的血管遇热即扩张充血,使机体代谢加快,促进炎症的消散、吸收。热敷后肌肉内的废物也加快排泄而减少疲劳、缓解僵硬和痉挛,使肌肉松弛而舒服。热敷可使汗腺分泌增加,促进身体散热。

(2)药理和物理的双重作用。如用药液、药粉等与热敷材料混合共同作用于患部,因药物有效成分就会渗透到组织中去,起到外治给药的作用。

三、注意事项

(1)烫伤

烫伤局部皮肤多表现为发红,出现大小不等的水疱。热敷过程中应观察皮肤及患者表情变化,定时检查皮肤,如有皮肤发红立即停止热敷,并在局部涂凡士林以保护皮肤防止粘连,可给予冷敷,有水泡者按轻度烧伤治疗。有烫伤油者给以烫伤油湿敷,经常做热敷治疗的科室应配备烫伤油备用,中度以上则要请相关科室会诊处理。

(2)青霉素注射硬结、化疗药物渗漏误用热敷

临床要注意热敷后加重判断及处理,青霉素局部过敏反应表现为局部发红,外观酷似急性炎症表现,但不痛、不肿、发痒、无感染化脓发生。停止热敷3~5天,上述症状逐渐消退。化疗药物外漏引发的疼痛,热敷后可表现为局部皮肤剧痛、发热、肿胀、变色,继之出现色素沉着,皮肤感觉麻木迟钝,严重者局部皮肤发黑、坏死、溃烂,如出现以上症状停止热敷,邀相关科室会诊进行综合诊治。

(3)温度控制

局部组织对热的耐受力不同,选择适宜的温度,一般在60℃~70℃,小孩或感觉迟钝及昏迷患者不超过50℃。

(4)加热

现有用微波炉加热法,如盐中有时有水分发生炸裂,应注意安全。

(5)配伍中药

热敷所用中药,一般用量大,有些药物毒性大,除千万叮嘱病人不得误服以外,还要注意药物皮肤吸收过多以免药物中毒。

四、禁忌

青霉素或破伤风注射硬结及化疗药物渗漏、要禁忌。局部皮肤有破损、溃疡、开放性损伤等;饭后1小时内;脉搏每分钟超过90次以上;过饥、过饱、酒醉;婴幼儿及年老感觉迟钝患者。

五、辅助恒温

为了延长热敷温度、热敷时间,临床可准备简易热水袋、烤灯辅助恒温。

六、热敷时间

热敷一般0.5～1小时,每日1～2次根据病人情况而定。

七、术后护理常规

热敷操作完毕,观察局部皮肤有无发红、烫伤,如有按烫伤常规处理。皮肤无异样情况下,迅速在热敷部位覆盖一块干毛巾,吸收局部汗液,然后嘱患者加衣保暖。施术后毛孔扩张,易受风寒邪气袭击,休息20分钟左右出门为宜,预防外感风寒。

八、疗程

一般每日1～2次,一周为1疗程,一般2～3疗程。

第一节　粗盐热敷

粗盐热敷是取适量的粗颗粒盐,通过炒热炮制,装于布袋热敷患处的疗法。热敷的优点主要有以下几个方面:便于室内操作、节约资源、清洁卫生、疗效显著、价格便宜、便于临床应用等。粗盐方便取得,热敷操作简单,民间比较盛行,是一种既可治病又可养生的方法。传统中医外治在热敷方面积累了丰富的经验,将具有代表性的进行总结。

一、性味归经与功效

《本草经集注》曰:"今戎盐房中甚有,从凉州来,芮芮河南使及北部胡客从敦煌来,亦得之,自是稀少尔。其形作块片,或如鸡鸭卵,或如菱米,色紫白,味不甚咸,口尝气臭,正如孵鸡子臭者言真"。可见粗盐微臭,味咸,性寒。有凉血、明目之功效。但是粗盐在经过炒制加热以后,改变了盐的寒凉之性,盐又有收涩、软坚之功,故可温阳散寒、祛风除湿;温通经络、活血化瘀、消肿散结止痛等。

二、取材及炮制

1.取材
粗盐一般选择粗颗粒盐为主,现在生产这种粗盐的厂家很多,而且颗粒更为均匀,根据需要网上与厂家联系购买很容易购得,避免了亲自取材加工。

2.初次加工
祛除杂物,将颗粒盐一般控制在直径5mm,不宜过大也不宜过小,盐容易吸水要注意防潮,应放置于瓷器等容易隔潮防水的容器贮存,避免结块影响使用。

3.中药粉加工
临床也有根据病证的不同,用粗盐同中药粉同炒,改变单一盐的药性为可控功效,提高治疗效果,根据病证处方用药,处方用药饮片可用粉碎机粉碎过筛备用。

三、操作

1.准备物品
毛巾、土布袋、热水袋、烤灯、粗盐、中药粉。

2.粗盐炒制
粗盐的加热以传统铁锅炒制为佳,家用铁锅炒制既可。纯粗盐炒制,先取两个热敷包用量2kg,通过慢慢加热,热力渗透,通常10~15分钟,温度一般在70℃~80℃,既可出锅。

盐药合敷则需粗盐与中药粉同炒炮制,在粗盐炒制即将出锅前2分钟,中药粉与粗盐按1:15或1:20的比例投入,混合均匀后即可出锅。

3.装袋

有条件可备两袋,待温度过低时再另换一袋,以保证热敷延续性,如果只备有一袋,可备用热水袋保温。

4.体位

取合适的体位并暴露患处,注意保暖其他部位以免受凉,同时注意保护患者隐私。用湿温毛巾清洁施术区皮肤。

5.垫巾与撤巾

为了防止烫伤,在热敷袋置于患部前,放置若干层毛巾于患处,然后将布袋置于其上,根据患者的耐受度不断撤离上面毛巾,直到撤完至皮肤为止,使土布盐包直接贴敷在皮肤上,切忌撤之过快烫伤皮肤。如果为两个热盐袋轮换热敷,操作同第一个操作。

6.辅助恒温

为了延长热敷温度、热敷时间,临床可准备简易热水袋、烤灯辅助恒温。

第二节　黄沙热敷

黄沙热敷指炮制好的纯净黄沙,或加入中药粉共同炒制成药砂,装袋(可将布袋设计成各部位解剖相适应的形状备用)局部热敷的疗法。属于传统热敷外治方法之一。

一、性味归经及功效

黄沙性凉,但其吸热性强,经过炒制改变药性,取其温通之性,温可祛寒、通络、止痛、行气、除湿等,也可根据病情需要加入中药粉共同炒制成药砂热敷,如加入健脾化湿、活血止痛、祛风散邪等功效的中药以纠病之偏。

二、取材及炮制

黄沙在西北地区山间有丰富的资源,南方长江流域河边也有细砂存在,一些砂质化的田地或死水源区均不在所选之列,要保证所采之砂安全性、无污染性,在选材上,必须严格把关。

1.取材天气及地势的选择

选择天气晴朗的日子,如在西北地区山川中寻找到砂源后,清理表面杂物,进行采集即可。南方气候虽然潮湿,但一些省份砂岩资源丰富,河道边流水冲击留下的细砂可采集。

2.二次加工

选一干净、空旷的地方进行太阳曝晒、打碎、碾压后,分拣杂草石头等杂物,待基本晒干后过30目筛,最后进行扬尘处理或用清水清洗暴晒后收集备贮。

3.中药粉加工

处方用药饮片可用粉碎机粉碎,过30~60目筛备用。

三、操作

1.准备物品

黄沙、土布包、毛巾、炒制加热工具一套、中药粉、热水袋、烤灯。

2.黄沙炒制

黄沙的加热以传统铁锅炒制为佳,家用铁锅炒制既可。纯黄沙炒制,先取两个热敷包用量2kg,通过慢慢加热,热力渗透,通常10~15分钟,温度一般在70℃~80℃,既可出锅。

沙药合敷则需黄沙与中药粉同炒炮制,在黄沙炒制即将出锅前2~5分钟,中药粉与粗盐按1:15或1:20的比例投入,混合均匀后即可出锅。

3.装袋

有条件可备两袋,待温度过低时再另换一袋,以保证热敷延续性,如果只备有一袋,可备用热水袋保温。

4.体位

取合适的体位并暴露患处,注意保暖其他部位以免受凉,同时注意保护患者隐私。用湿温毛巾清洁施术区皮肤。

5.垫巾与撤巾

为了防止烫伤,在黄沙包置于患部前,放置若干层毛巾于患处,然后将布袋置于其上,根据患者的耐受度不断撤离上面毛巾,直到撤完至皮肤为止,使土布黄沙包直接贴敷在皮肤上,切忌撤之过快烫伤皮肤。如果为两个黄沙包轮换热敷,操作同第一个操作。

第三节　铁砂热敷

铁砂(铁屑)热敷是指机床刨下的纯生铁屑,按一定比例与醋或醋酸调和拌匀自发产热或先行将铁屑炒热直接加入醋后装袋热敷患处,由于铁砂屑这种资源一般人很难找到,加之操作比较麻烦,个人炮制很容易失败,必须有专业知识的人便于操作以提高疗效,铁砂疗法是一种行之有效的热敷疗法,笔者通过临床验证对其进行理论和操作完善便于临床交流和推广。

一、性味归经功效与作用

铁砂又名生铁落、铁屑、铁花、铁蛾等。为生铁煅至红赤、外层氧化时被锤落的铁屑,原矿物为磁铁矿,分布于全国各地。具有平肝镇惊,解毒敛疮,补血之功效。

二、取材及炮制

1.取材及加工

取工厂机床刨下的纯生铁屑,一般需要与机床厂相关单位联系可能收集到,难度相对比较大。采集到铁屑后进行初次加工,首先要进行分拣,将杂质及大块铁屑清除,一般直径掌握在1~3mm,不宜过大。

2.炮制及贮备

铁屑原材料经初次加工后无须特殊炮制。铁屑性质稳定,自然环境影响非常小,贮存空间要求不高,择一洁净空间存放即可。

3.中药粉加工

如果配伍祛风除湿止痛类中药,具体内容详见"坎离砂热敷疗法"。

三、操作

1.施术前准备

加厚土布包、毛巾、盛醋喷壶、保温毯、加热锅铲一套、热水袋、烤灯、铁砂、中药粉。

2.铁砂炮制

铁砂热敷,铁砂的产热有两种方法,具体如下:

①自行产热法:选适量铁砂倒入锅内,用醋或5%盐酸,按10:1的比例投入,即1kg的铁屑加入50ml的食醋或5%的盐酸溶液,充分搅拌均匀。配好后,放置15分钟,有一定热度即装袋。

②炒制加热法:将备好的铁砂2kg倒入锅内,开始加热至微发红时倒入醋或5%盐酸200ml,进行搅拌均匀,盖锅盖稍焖,等蒸气缓和,锅底无醋水,温度一般在70℃~80℃,即可装袋。

3.装袋:一般备用一袋即可,因其存在一定的化学产热变化有持续发热现象,持续热度时间较久。

4.体位

取合适的体位并暴露患处,注意保暖其他部位以免受凉,同时注意保护患者隐私。用湿温毛巾清洁施术区皮肤。

5.垫巾与撤巾

为了防止烫伤,在铁砂包置于患部前,放置若干层毛巾于患处,然后将布袋置于其上,根据患者的耐受度不断撤离上面毛巾,直到撤完至皮肤为止,使铁砂包直接贴敷在皮肤上,但是要忌药敷包来回熨烫,因铁砂多尖屑露出布包,容易割划皮肤。

切忌撤之过快烫伤皮肤。如果为两个铁砂包轮换热敷,操作同第一个操作。

6.辅助恒温

为了延长热敷温度、热敷时间,临床可准备简易热水袋、烤灯辅助恒温,虽然铁砂热敷有持续化学变化,一般应用不到,但是,由于自发热的特点,存在多种因素导致产热不佳的情况下,可配合加速其产热。

第四节　油渣热敷

油渣热敷是指油料压榨油后的次生产品,以刚从榨油机出来的油渣为上品,可捣碎装袋即敷。油渣热敷历史悠久,现在随着社会生活节奏变快,人们的许多生活模式改变,这些疗法逐渐退出了历史的舞台,但其疗效值得肯定,总结以便同行参考。

一、性味归经功效与作用

北方主要以胡麻仁产生油渣为原料,胡麻仁味甘性平,入肺、脾、肝、肾经。具有润肠通便、滋养肝肾的作用。外用敷于腹部可起到温阳通脉、润肠通便作用,用于腰部又可温养肝肾、散寒止痛等。

二、取材及炮制

1.取材
油渣的取材主要以胡麻仁或芝麻仁等作物压榨出油后的次生产品为热敷原料,一般在榨油厂就有出售,或一些农户家容易购到。

2.炮制
油渣原材料无须特殊炮制,刚榨完油之油渣余温存之,既可取之使用,如为已风干的陈年油渣必须要喷洒适量的水分增加潮气后使用。

3.贮备
油渣仍然含少量的油分,压榨后比较坚实,如非阴冷潮湿长久贮存是不存在问题的,只要置于干燥、通风地方保存即可。

4.配伍
中药根据病证辨证处方,打粉备用。

三、操作

1.施术前准备
土布包、毛条、喷壶、保温毯、加热锅铲一套、热水袋、油渣、烤灯。

2.油渣炒制
油渣炒制分新鲜油渣和陈旧油渣两种,具体如下:

①新鲜油渣:新鲜的、刚榨出的油渣,自身温度很高,迅速捣碎至1cm以内的小块和碎末后即可装袋。

②陈年油渣:取粉碎的陈年油渣2kg,如果为风干品,先用喷壶喷洒水分,使其略微潮湿,再入锅内炒制;也可以先将干品倒入锅中,根据炒制情况喷洒水分,

使其有一定的潮气量,有利于有效成分的释放。炒热时翻动速度以不炒焦为度,加热炮制时间10～15分钟,太干则影响疗效,温度一般在70℃～80℃,既可出锅。

③油渣与药合敷:则需油渣与中药粉同炒炮制,在油渣炒制即将出锅前2～5分钟,中药粉与油渣按1:15或1:20的比例投入,混合均匀后即可出锅。

3.装袋

有条件可备两袋,待温度过低时再另换一袋,以保证热敷延续性,如果只备有一袋,可备用热水袋保温。

4.体位

取合适的体位并暴露患处,注意保暖其他部位以免受凉,同时注意保护患者隐私。用湿温毛巾清洁施术区皮肤。

5.垫巾与撤巾

为了防止烫伤,在油渣包置于患部前,放置若干层毛巾于患处,然后将布袋置于其上,根据患者的耐受度不断撤离上面毛巾,直到撤完至皮肤为止,使油渣包直接贴敷在皮肤上,切忌撤之过快烫伤皮肤。如果为两个油渣包轮换热敷,操作同第一个操作。

6.辅助恒温

为了延长热敷温度、热敷时间,临床可准备简易热水袋、烤灯辅助恒温。

第五节　麦麸热敷

麦麸热敷是小麦面粉次生品麸皮,炒热装于布袋热敷患处的疗法,在北方以小麦为主的产区,资源丰富非常容易得到,这种热敷疗法相对也容易实现临床的应用。

一、性味归经功效与作用

麦麸即小麦皮,味甘,性凉,具有除湿、止渴、敛汗、消肿等功效,外用热敷可治跌打损伤、岔气、风湿寒痹、小儿肠炎、积食等。

二、取材及炮制

1.取材:麦麸的取材以小麦皮为热敷主要原料,一般在面粉厂就有出售。

2.炮制及贮备:麦麸原材料无须特殊炮制,取之既可用,用量少随用随购不用长期贮备,如果医院科室使用势必要适量贮备,由于麦麸味甘易招虫蛀,遇热又极易成为一些蚊虫产卵的温床生蚊长蛆,所以贮备区要凉、通风而且麦麸不能压实存放防止产热生虫。

3. 配伍:如果配伍中药根据病情处方打粉备用。

三、操作

1.施术前准备

土布包、毛巾、醋、喷壶、保温毯、热水袋、烤灯、炒锅铲一套。

2.麦麸炒制

麦麸的加热以传统铝锅炒制为佳,相对不易炒焦,家用铝锅炒制既可。麦麸分新鲜和陈年两种,炒制过程略有不同。纯麦麸炒制,一般取两个热敷包用量1kg。

①新鲜麦麸炒制:倒入锅内缓慢炒制,新鲜的麦麸含有一定水分,炒制以微微产生潮气,温度60℃~70℃,太高则容易炒焦影响治疗效果。

②陈年麦麸炒制:陈年麦麸久置已经风干,炒制中需用喷壶喷水进行潮化,否则,既容易炒焦,又因麦麸焦化,麦麸有效成分破坏影响治疗效果。炒制通常8~10分钟,温度一般在60℃~70℃,既可出锅。

③麦麸及药合敷则需麦麸与中药粉同炒炮制,在麦麸炒制即将出锅前5分钟,中药粉与麦麸按1:15或1:20的比例投入,混合均匀后即可出锅。

3.装袋

炒制好后即行装袋,一般备用两袋,一袋放锅里保温,另一袋送治疗间热敷,待温度过低时再另换一袋,以保证热敷延续性。如果一袋装,可备用热水袋保温。

4.体位

取合适的体位并暴露患处,注意保暖其他部位以免受凉,同时注意保护患者隐私。用湿温毛巾清洁施术区皮肤。

5.垫巾与撤巾

为了防止烫伤,在麦麸包置于患部前,放置若干层毛巾于患处,然后将布袋置于其上,根据患者的耐受度不断撤离上面毛巾,直到撤完至皮肤为止,使麦麸包直接贴敷在皮肤上,切忌撤之过快烫伤皮肤。如果为两个麦麸包轮换热敷,操作同第一个操作。

6.辅助恒温

为了延长热敷温度、热敷时间,临床可准备简易热水袋、烤灯辅助恒温。

第六节 坎离砂热敷

坎离砂俗称风寒砂,药典载名"祛寒止痛砂",为中医外用热熨法之一,具有祛风散寒、活血止痛功效。在卦象中坎为水属寒,离为火属热,故可以清热散寒、温通经脉等。本法与铁屑加醋热敷法相比,因配伍了具有祛风活血止痛之功的中药,加强了其功效,坎离砂热熨法里面加有中草药,通过发热,可充分发挥药物功效,有活血化瘀、祛风散寒、止痛消肿等功效。

一、取材及炮制

坎离砂取材分为铁屑、醋、中药粉三个部分的炮制加工,铁屑的加工炮制同铁屑热敷,醋一般选家酿陈醋为佳,也可用5%盐酸代替。中药粉辨证处方,加工后贮干燥罐中备用。如为加入中药的陈酿醋醅即用即取。

二、操作

1.施术前准备

土布包、毛巾、醋、喷壶、保温毯、热水袋、加热锅铲一套、铁屑、中药粉等。

2.坎离砂炒制

坎离砂的加热以传统铁锅炒制即可,家用铁锅炒制既可。由于自发热疗法制备,受铁屑质量、醋深度、中药粉干湿度等,不易配制,就不在此赘述,现将操作产热稳定的炒制法进行总结。一般分以下两个步骤:

第一步:铁砂炒制,先取两个热敷包用量2kg倒入锅内,缓慢加热,以微发红时倒入醋或5%盐酸200ml,进行搅拌均匀,时间10~15分钟。

第二步:药砂混合:铁砂炒制就绪后,中药粉与铁砂按1:15或1:20的比例投入混合炒制,时间约5分钟,盖锅盖稍焖,等蒸气缓和,以药砂微微发潮为准,温度一般在70℃~80℃,即可装袋。

3.装袋

有条件可备两袋,待温度过低时再另换一袋,以保证热敷延续性,如果只备有一袋,可备用热水袋保温。

4.体位

取合适的体位并暴露患处,注意保暖其他部位以免受凉,同时注意保护患者隐私。用湿温毛巾清洁施术区皮肤。

5.垫巾与撤巾

为了防止烫伤,在铁砂包置于患部前,放置若干层毛巾于患处,然后将布袋置于其上,根据患者的耐受度不断撤离上面毛巾,直到撤完至皮肤为止,使铁砂包直接贴敷在皮肤上,但是要忌药敷包来回熨烫,因铁砂多尖屑露出布包,容易割划皮肤。切忌撤之过快烫伤皮肤。如果为两个铁砂包轮换热敷,操作同第一个操作。

6.辅助恒温

为了延长热敷温度、热敷时间,临床可准备简易热水袋、烤灯辅助恒温,坎离砂热敷有持续化学热反应,有必要的条件下,可配合保温。

7.热敷时间

热敷一般0.5~1小时,如为自发热法,由于产热时间相对长,可适当延长时间。每日1~2次根据病人情况而定。

第七节　红砖热敷

红砖热敷指将烧热的红砖,或用中药水煎煮加热后,包被于毛巾中放置于腰背部、腹部等肌肉厚实、支撑力强的部位进行热敷的疗法。是民间外治疗法之一,其优点是吸热性强,散热慢,中药煎煮可加强功效,易于推广。

一、功效

红砖为黏土烧制而成,咸、温,因其烧制后去其寒气,增加了火气,烤热后温可祛寒、通络、止痛、行气、除湿等,也可根据病情需要加入中药饮片共同煎煮热敷,以纠病之偏。

二、取材及炮制

1.红砖在全国各地都有广泛的分布,是随手可得的资源,以北方黏土烧制者为上品,无论新旧,清洗干净即可。

2.中药处方

根据病证开具。

三、操作

1.准备物品

红砖、微波炉、或炭炉、或中药煎煮锅、毛巾、砖夹、处方中药饮片。

2.加热方式

微波炉红砖加热法、炭炉加热法、中药煎煮红砖加热法,一般多用药煮加热法,待红砖煎煮10分钟即可热透。

3.包被

把砖夹取出用双层毛巾做横截面包裹,两侧窄面可不必包裹。或将热砖直接盛盘,送达于施术部位的垫巾上。

4.垫巾及撤巾

为了防止烫伤,在包被红砖置于施术部位前,放置若干层毛巾于患处,然后将热砖置于其上,根据患者的耐受度不断撤离上面毛巾,直到撤至包被红砖和一层毛巾则可。

4.辅助恒温

红砖保温作用持久,一般每次备用1~2块砖即可,可交替加热热敷,不用辅助加温即可完成。时间30~60分钟。

第八节　醋糟热敷

醋糟热敷是醋糟的取材以小麦、大麦、高粱等谷物酿醋后的残渣,加热后装于布袋热敷患处的疗法,属于发酵物热敷疗法,藏医就有相似的发酵藏药热敷疾患的方法,相当于中原一带北方谷物酿醋发酵好夯实在缸中久贮后陈年醋醅。

在北方,有家庭以粮食麸皮酿醋的传统,其材料相对容易收集,民间这种疗法偶然还是可以看到,为更好的传承民间这些简便易廉疗效又肯定的方法,现进一步完善其理论与操作便于临床应用与推广。

一、性味归经功效与作用

《本草纲目》:"大麦醋糟,酸,微寒,无毒",《食疗本草》:"气滞风壅,手臂脚膝痛,炒醋糟裹之"。说明醋糟外用热敷历史悠久,且疗效可靠。

二、取材及炮制

1.取材

醋糟的取材以醋厂,或民间酿醋的家庭收集,相对于其他热敷材料,是比较容易收集到的。

2.炮制及贮备

醋糟原材料无须特殊炮制处理,新鲜取材即用,如果备用则需风干贮藏,放置于通风干燥处。但是如果条件允许使用酿醋的发酵醋醅疗效更佳,平时藏于发酿缸中,即用即取。

3. 中药配伍

如果配伍中药根据病情处方打粉加于麸皮中共同酿制备用。其工艺复杂,属民间非物质文化遗产。

三、操作

1.术前准备

土布包数个、毛巾数条、保温毯、热水袋、醋糟、加热锅铲一套。

2. 醋糟炒制

醋糟的加热以传统铝锅炒制为佳,相对不易炒焦,家用铝锅炒制即可。醋糟分新鲜和陈年两种,炒制过程略有不同。纯醋糟炒制,一般取两个热敷包用量1kg。

①新鲜醋糟炒制:倒入锅内缓慢炒制,新鲜的醋糟含有一定水分,炒制以微微产生潮气,温度60℃~70℃,太高则容易炒焦影响治疗效果。

②陈年醋糟炒制:陈年醋糟久置已经风干,炒制中需用喷壶喷水进行潮化,

否则,既容易炒焦,又因醋糟焦化,有效成分破坏影响治疗效果。炒制通常8~10分钟,温度一般在60℃~70℃,既可出锅。

③醋糟及药合敷则需醋糟与中药粉同炒炮制,在醋糟炒制即将出锅前5分钟,中药粉与醋糟按1∶15或1∶20的比例投入,混合均匀后即可出锅。

3.装袋

炒制好后即行装袋,一般备用两袋,一袋放锅里保温,另一袋送治疗间热敷,待温度过低时再另换一袋,以保证热敷延续性。如果一袋装,可备用热水袋保温。

4.体位

取合适的体位并暴露患处,注意保暖其他部位以免受凉,同时注意保护患者隐私。用湿温毛巾清洁施术区皮肤。

5.垫巾与撤巾

为了防止烫伤,在醋糟包置于施术部位前,放置若干层毛巾于患处,然后将布袋置于其上,根据患者的耐受度不断撤离上面毛巾,直到撤完至皮肤为止,使醋糟包直接贴敷在皮肤上,切忌撤之过快烫伤皮肤。如果为两个醋糟包轮换热敷,操作同第一个操作。

6.辅助恒温

为了延长热敷温度、热敷时间,临床可准备简易热水袋、烤灯辅助恒温。

第九节　蒸饼热敷

蒸饼热敷是一种根据疾病的性质,调配中药后将其打粉,用米面等介质制成饼状备用,同时,用蒸屉蒸热后,置于患处热敷的一种外敷疗法,是一种非常传统又有特点的外敷疗法,目前临床基本无人使用,尤其各大中医院更是难觅其踪。为保护和传承传统中医非物质文化遗产,有必要挖掘整理,完善理念与操作技术便于临床应用推广。

一、性味归经及功效

药饼热敷法是药物与热敷相结合作用模式,具有疏通经络、调理气血、活血止痛、祛风散寒等多重功效。

二、制备工艺

1.准备物品

小型粉碎机、小型振动筛、木槽、木臼、石臼、木杵、石杵、抹泥刀、木质或树脂圆型、方型、长条型模具,模具厚度10mm;压饼机、圆饼切刀;砂盘、风干房间。

2.制饼药粉规格

根据病证辨证处方,将药物打粉60目,按每次制作药饼的数量,准备好药粉的用量。

3.黏合介质

原料多以糯米类为黏合介质,根据制作药饼的数量预算好米糊粥的大致用量,制作前煎煮为黏稠米糊粥备用。

4.药饼制作

(1)模板制作

①准备好木槽臼或石臼,然后先倒入准备好的米糊粥,再根据粥量的多少慢慢加入药粉,边加入边用木杵或石杵捣匀,直至呈药泥,相对较硬,过稀不易风干及凝结。

②先把模具放在平面板上,内边刷油便于成形后脱落,将药泥用泥刀填入药饼模具中,并用泥刀压平夯实,表面用泥刀沾水抹光。

③放置10分钟后,即可将药饼从模具中脱落放于风干沙盘中,不可直接放于不利于水分蒸发的地方,否则易致发霉不能使用造成浪费。一般2周左右风干,风干后收贮于干燥通风容器中备用。

(2)压饼机制作

药泥的制作同模板制作法,将药泥制作成拳头大小,用手掌压为厚约1cm药饼,再置于压饼机下面加压挤压为更薄的饼,控制厚度在3mm左右,从压饼机下撤出后,用切圆刀切割,放于沙盘,然后将沙盘放在风干房内缓慢风干。

三、操作

1.准备工作

蒸屉一组、药饼、土布包皮两张、药饼两张、夹饼镊、毛巾数条、塑料薄膜一卷。

2.药饼蒸屉加热

根据热敷部位选择合适大小的热敷药饼,放置于蒸屉中,进行蒸煮加热,待水开后,蒸煮15~20分钟,即可出笼。

3.装袋

蒸至热透表面略湿润时即可用夹饼镊取出放置于土布包皮中央,将四边收起捆扎,收束部位为手部执握。

4.垫巾及撤巾

先将蒸饼包缓慢接触皮肤,较烫可先铺层毛巾,然后逐渐撤去,使蒸饼包皮与皮肤直接接触,使皮肤充分吸收药物的作用提高疗效。

5.辅助恒温

蒸饼热敷置于患处后,在蒸饼上铺塑料薄膜隔温,再加盖数层毛巾保温,一般15分钟左右一换,一次30~60分钟。

四、药饼处方举例

风寒湿痹处方

当归30g、川芎15g、羌活15g、独活30g、灵仙15g、钩藤30g、川乌30g、草乌30g、山甲45g、木瓜30g、杜仲60g、木鳖子15g、银花15g、连翘15g、红花30g、牛膝60g、透骨草30g、地骨草75g、生蕲艾30g、乳香45g、没药60g、防风15g、桂枝45g、荆芥15g、木香30g、生姜250g。

第十节　沙疗

沙疗法是将身体局部或全部浸埋在热沙之中,利用热沙的温热和机械作用来治疗疾病的一种方法。海滨和江河流域、西北大漠更是有丰富的沙疗资源,西北内陆沙漠地区的人们,经常利用沙子和当地独特气候条件治疗某些疾病,有一定的地域条件限制,把沙疗搬到室内,解决了传统埋沙方法在时间、季节、气候、地域局限性等问题,减轻患者各方面负担,治疗起来省心省时且便捷舒适。

一、按沙疗环境分类

(1)天然沙疗法:是指在室外的天然环境中,利用各种天然的沙疗场或晴天太阳暴晒加热后,进行填埋热敷的疗法,此疗法易受天气变化的影响,阴天往往会中断治疗。

(2)人工沙疗法:是指对沙子进行人工筛选与炮制加热后,在室内特定的沙疗箱或治疗床上所进行的沙疗疗法。此疗法的特点是不受环境、气候条件限制,在任何季节均可进行。

二、沙疗操作

1.准备工作

(1)沙的选择:人工沙疗选沙要选择颗粒较小的沙子,颗粒过大,容易损伤皮肤;颗粒过小,容易形成尘土。一般选取直径为0.2~1mm的沙粒最好,选好之后,过筛除去杂质,必要时进行清洗除尘,晒干后贮罐备用。天然沙场的选沙以就地取沙,选择质量上乘,干净的沙即可。

(2)沙的加热:加热的方法有天然加热法和人工加热法两种:

天然加热法:在有沙疗条件的沙疗厂,或者自制小型自用天然沙疗场地,太阳就是天然的加热工厂。在干燥的沙场、平坦的地上、石板上或木板上等等,均可铺上布单或直接将选好的沙子平摊在上面,在阳光暴晒下加热沙子的温度达到40℃~45℃时,即可用于治疗。天然加热法宜在天气炎热、日光充足的夏天进行,同时注意保护暴露部位防止晒伤。人工加热法:人工加热的方法很多。局部用量少者可用柴草点火烘炒加热,或用铁锅、铝锅等加热。

如用沙量很大,可用天燃气大灶炉,用大铁锅或铝锅、铜锅等加热炒为阳土备用。现在有市售炒货滚桶炉,密封性好,灰尘小,干净,更适合于室内相对用量大的局部沙疗热敷。

2.天然沙疗技术操作

(1)全身沙疗操作

全身沙疗分为室外天然疗场和室内沙箱法,室外灵活多样,可在沙滩上挖造一个与身体长、宽度大约相等、深度约30cm的沙坑,挖好后,先让阳光照晒10分钟左右,可以仅保护隐私部位,其他部位裸露卧于其中,也可穿薄内衣裤,形式多样因人而制宜。由旁人帮助把沙滩表面热沙覆盖在身体,仅露出头颈部即可,也可自埋沙疗,沙的覆盖厚度,一般以2~10cm为宜,过厚则重,压之不适,太薄疗效欠佳,同时又要考虑沙热的温度,以舒适为度。

天然疗厂治疗时间,开始为半小时,以后根据耐受程度逐渐增加,每次60分钟左右,天然加热可以保持较好的温度,过久又可能因为温度太高而烫伤皮肤,治疗前要有一定的预见,并根据耐受程度调整治疗沙的厚度或沙疗时间。

(2)局部沙疗操作

天然沙场局部沙疗,仍然分为天然疗厂与室内疗厂,根据治疗部位选择埋沙部位和厚度。天然沙疗腰以下沙疗:保护隐私部位,暴露其他部位坐在温热沙上,或者直接自挖沙坑以能填埋大小需求制作,由旁人帮助把热沙覆盖或自埋,覆盖厚度为20cm左右,上身可用太阳伞遮阴避免晒伤,治疗时间,开始为30分钟,以后可根据耐受程度增加至每次治疗60分钟为止。

室内人工沙疗者,根据治疗部位要求,如膝关节,则可在治疗床上下铺棉褥及隔离厚棉帆布,人坐于上,把加工好的热沙敷在膝关节上,如果有加热沙床直接坐于沙床内,上敷热沙治疗,加热沙床可以恒温调控,容易掌握治疗温度。沙厚10cm左右、温度约50℃,不可过高,避免烫伤。腰部则取卧位,上敷盖大量热沙,然后可用油布、塑料垫包裹在身上保持上面的温度不宜快速降低。四肢沙疗法:取55℃左右热沙放入木盆或木桶中,厚度以能埋没至手腕或足踝部为宜。然后将需要治疗的手或足埋于热沙中,手掌或足底置于5cm厚的热沙上。若属人工沙疗法,其沙温应保持在45℃~50℃,开始每次为10~30分钟,以后逐渐增加到每次60分钟。

3.人工沙疗技术操作

(1)沙袋热敷操作

为了便于热敷或从节约资源的角度出发,可以根据沙疗部位的不同,制做成相应的沙袋,操作时将沙加热至50℃左右,装入沙袋中,将口扎好,覆盖在身体患处,先垫毛巾作为缓冲,使局部慢慢适应情况后撤去,直到布袋直接与身体皮肤接触,每日1~2次,每次30分钟左右。沙袋用粗棉布缝合更佳,热气、沙气容易透出,缝线要稠密而结实,以免热沙流出烫伤皮肤。具体参见黄沙热敷。

(2)药沙热敷包操作

在中医理论指导下,根据病情辨证施治,药物打粉过筛备用,将选好的沙子放入大铁锅中搅拌加热后,按比例投入药粉共同炒制加热,使沙子与药粉充分混合备用,也可先行将沙炒热至60℃以上后直接加入药粉充分混合出锅装袋备用。适用于临床各种风寒性疾病或跌打损伤导致气血瘀滞性疾病。具体参见黄沙热敷。

第八章 灸疗操作

概 述

艾灸,中医针灸疗法中的灸法,临床以艾叶制成的艾炷、艾条为主,点燃后熏烤人体的穴位以达到治病、预防、保健的一种外治疗法。灸疗有"以灸代针"之功,临床应用极广。本章主要将临床常用的、具有代表性的灸法,作最基本的、提纲性的归纳总结,供初学及临床教学参考,以利于不断完善操作。

一、适应证

艾灸适应证范围比较大,如寒凝血滞、经络痹阻引起的各种病证;虚证、寒证、阴证为主的疾病;外感风寒表证;中焦虚寒、脾肾阳虚、元气暴脱之证;气虚下陷、脏器下垂之证;气逆上冲的病证;对于疮疡溃久不愈,灸之还有促进愈合、生肌长肉的作用;亦可养生保健。

二、注意事项

颜面五官、心脏大血管处、心经区、阴部及重要肌腱,关节活动处,不宜施直接灸,以防危险或留疤痕影响功能;不要急于求成,不宜一次灸过多穴位或灸过长时间;灸的顺序,先阳后阴,先背腰部后胸腹部,先上部后下部,先头面躯干后四肢,先灸左方,再灸右方。

三、禁忌

阴虚阳亢,邪热内盛,热证和实证、高热病人、过度疲劳、身体红肿的人不适宜用艾灸;饭后一小时内不宜温灸。脉搏每分钟超过90次以上禁灸;过饥、过饱、酒醉禁灸;孕妇的腹部和腰骶部禁用,身体发炎部位禁灸。

发泡灸、烙灸等明火直接皮肤接触性者灸,又是一种创伤性治疗方法,副作用多,也容易引起医疗纠纷,非必要情况下建议尽量不要选择。

四、艾绒加工

艾条用艾绒卷制而成。艾绒是艾叶经加工除去根茎等杂质后的药材,艾叶以蕲艾为上乘,其他产地次之。现在市场供应有成品,为临床应用提供了很大的方便。

(1)古法加工

一般采集野生向阳处5月份生长的艾叶,风干后在室内放置1年后使用,此称陈年熟艾。取陈年熟艾分拣除去杂质、大的根枝叶茎和发霉部分,用量大则碾碎后过筛,去掉尖屑、叶茎等再行碾轧成绒。也可取当年新艾叶充分晒干后,多次碾轧,多次分拣除杂,至其揉烂如棉,然后分拣去叶茎只存留细的艾绒部分,其余残渣细末均弃之,即成上等艾绒。用量少,找一特制的石臼或者大木臼放入艾叶后用杵反复捣烂,分拣、过筛、再捣、再拣,过筛至捣烂如棉,即成绒。

(2)机械加工

现有加工艾绒机械,型号不一,在此不再赘述。

五、术后护理常规

(1)温灸后半小时内不要用冷水洗手或洗澡;忌生冷寒凉和辛辣刺激食物,忌冷饮。

(2)在冬季要保暖,在夏天高温时要防中暑,同时还要注意室内及时换取新鲜空气。

(3)艾灸容易助火,很多人艾灸后会出现口干舌燥,这也是艾灸的一种反应,多喝温开水即可缓解。

(4)有人艾灸后身上出现很多红疹的现象,如为局部多为皮肤对热或艾烟气过敏,对于外感热证,有灸后出疹,也可能助阳透疹,具体情况应依临床具体分析。

(5)无瘢痕灸施灸后,局部皮肤红晕或潮红,施灸完后应该用干棉球或干毛巾轻轻按揉局部,使开张的毛孔闭合,防止复感外邪。

(6)灸后4～6小时自然起泡者,有条件者可即时挑破泡壁基底边缘容易渗出引渡液体的位置,如果不能自行处理尽快去医院处理,以防积留时间过长,造成激化形成"皮冻样"改变。挑破放泡时,以75%酒精棉球自上而下常规消毒3遍后,用消毒针头沿水泡下缘平刺,泡液自然流出,再以消毒干棉球按压干净。

六、疗程

治疗性灸,每日1~2次,1周1个疗程。日常养生灸,每次可灸2~3个穴位,一个穴位灸10～20分钟。时间上有4种选择:可以隔天灸或灸2天停1天;每周灸3～5天;连续灸10天,停1周;切忌长期不停歇的艾灸。

第一节 艾条灸

艾条灸是将艾条点燃后在施灸部位或穴位进行熏灸的方法,又称艾卷灸,是传统艾灸的重要组成部分,其他基本无不出其左右。《灵枢·官能》说:"针所不为,灸之所宜"。表明灸法有特殊疗效,针刺与灸法各有所长,灸法有自己的适应范围。灸法还可补针药之不足,凡针药无效时,改用灸法往往能取得满意的效果,但是受重内治轻外治、重针刺轻艾灸,以及经济效益、烟尘污染排放、艾火防火措施等因素影响,无烟灸盛行,传统艾灸应用现状惨淡。

一、艾条加工

艾条分为普通艾条和加药艾条两种。艾条制作有传统古法手工卷制和当代机械化卷制两种,手工加工,将适量艾绒用双手捏压成长条状,软硬要适度,以利点燃为宜,然后将其置于宽约5cm、长约20cm的桑皮纸或纯棉纸上,再搓卷成圆柱形,最后用面浆糊将纸边黏合,两端纸头压实,即制成长约20cm,直径约1.5cm的艾卷。也可根据具体需要制成不同的规格。

机器加工型号不一,有各自特点,此处不再详述。

二、艾条灸的操作

艾条灸根据操作手法又分为悬起灸、触按灸、隔物灸3种,均有其各自的特点,现将三种灸条操作总结如下:

1.悬起灸操作

悬起灸是将点燃的艾条悬于施灸部位之上的一种灸法。一般艾火距皮肤约3cm,灸5～10分钟,使皮肤有温热感即可,要防止太近烧伤皮肤。悬起灸操作方法又分为温和灸、回旋灸和雀啄灸3种。

(1)温和灸操作:将艾条燃着的一端,悬于施灸穴位之上熏烤,若病人有温热舒适的感觉,就可固定不移,灸至皮肤稍有红晕即可。一般灸10～15分钟。为掌握距离和避免施灸者疲劳,施灸者可用右手拇、食、中指持艾条,小指置于患者穴位附近施灸。此法能温通经脉、散寒祛邪,多用于灸治慢性病,临床运用最为广泛。对于晕厥、感觉迟钝的患者,施灸者可将自己的左手中、食二指分张,置于施灸部位的两侧这样可以通过施灸者手指的感觉来测知患者局部的受热程度,以便随时调节施灸的距离和防止灼伤。

(2)回旋灸(熨热灸)操作。将点燃的艾条,悬于施灸部位上距皮肤3cm处,平行往复回旋熏灸,使皮肤有温热感而不至于灼痛。一般可灸20～30分钟。适用于风湿痹证、神经性麻痹及广泛性皮肤病等。

(3)雀啄灸操作:将点燃的艾条于施灸部位上高出3cm,对准穴位,上下移动,使之像鸟雀啄米样,一起一落,忽近忽远的施灸。一般可灸5分钟左右。多用于灸治急性病、昏厥急救及儿童疾患。此法因热力较强,应注意避免烫伤皮肤。

2.触按灸操作

触按灸是用加药艾条施灸。将药物艾条点燃后,垫上纸或布,趁热按到穴位上,使热气透达深部。因临床需要不同,艾绒里掺进的药物处方亦异,又分雷火针灸、太乙针灸、百发神针、消癖神火针、阴证散毒针、艾火针衬垫灸等,具体配方详见相关著作记载,此处不再重复。

3.隔物灸操作

隔物灸是指在艾条与皮肤之间放置布、纸、树叶等,一是为了增加疗效,其次防止明火烫伤皮肤,具体操作在相应的章节有详细说明。

第二节 艾炷灸操作

艾炷灸是用艾绒捏成的圆锥体点燃施灸的方法。艾炷又称"艾团""艾丸""艾圆"等,其加工简单易行,较艾条灸比较,艾炷灸更为盛行。

一、艾炷的炮制加工

1.规格

艾炷一般可分为大、中、小三种类型。大者如蚕豆大小,中者为黄豆大小,小者为麦粒大小,此为传统概念上艾炷的大小。临床上有神阙隔灸大饼,艾炷底座直径5cm左右,铺灸艾炷略小也在3cm左右,小的可以指搓为麦粒大小或更小些,炷高根据底座的大小按比例调整制作。

2.制作

(1)手工制作:把适量的纯净陈年艾绒用拇、食、中三指一边捏一边旋转,把艾绒捏成上尖下平如圆锥形或三角锥形的大、中、小不同的艾炷。麦粒大小的用拇指、食指指腹搓成小丸便可。

(2)工具制作:如果直径在2cm以上则三指夹捏是有难度的,借助一些工具可以简单、高效的完成。提供以下两种方案供大家选择:①卷纸法,可用较硬的纸卷成倒三角圆锥状,调整好需要的底座直径,再将艾绒倒入夯实,松开纸卷取之即制做完毕。②艾炷器法,艾炷器中有圆锥形模具,洞下留一小孔,将艾绒放入艾炷器的模具中,另用平底圆棒捣紧夯实,即成圆锥小体,然后用平底圆针从艾炷器背面之小孔中将制成的艾炷顶出备用。

二、艾炷灸的操作

艾炷灸分直接灸和间接灸两类,分述如下:

1.直接灸操作

又称明灸、着肤灸,是把艾炷直接放在皮肤上而施灸的一种方法。古代称为"着肉灸",如《千金要方》记载:"炷令平正着肉,火势乃至病所也。"施灸时如用大艾炷,可在皮肤上擦点清水,增强其吸附性防其倾倒;如用小艾炷,防其安置不稳时,可在皮肤上涂一点蜂蜜、香油等增加黏附性。直接灸因其对皮肤刺激程度的不同,又分为瘢痕灸和无痕灸两种。

（1）瘢痕灸操作

又称化脓灸。是指用艾炷直接置于穴位上施灸,以灸至皮肤起泡,并致局部化脓、结痂、脱落,留下永久性瘢痕,故名。

①适应证

本法一般应用于慢性疾病,顽固性疾病。如哮喘、脱骨疽、癫痫、肺痨、胃脘痛、痞块、保健等。

②灸前准备

艾炷（按取穴和施灸的壮数排列成行或分组放置,以便施灸时有序进行）。无菌纱布、胶布一卷、烫伤油（可科室中药自制,作为常备用药）、2%普鲁卡因数支及2ml注射器（局部麻醉用）、无菌性一次性针头（放烫伤水泡用）、火柴、线香（点燃颗粒型艾炷）、酒精棉（穴位消毒用）、生理盐水（洗灸处或灸疮）、消毒纱布3～5块、消毒棉棒（换艾炷前拭灸处）、小镊子2～3把、灰盒一个。

③取穴

按病症不同,采用适当的体位后,定好穴位,用指甲掐个"十"印,或用钢笔画一圆圈作为标记。取穴的体位和施灸的体位必须一致,即什么体位取穴什么体位灸。

④燃艾换艾技术

艾炷有蒜汁黏着皮肤的常见操作,但是一定要询问有无皮肤过敏史,过敏体质容易引发全身性并发症,要引起重视。一般大艾炷用火机或火柴点燃均可,颗粒型多以线香点燃。

换艾炷,在同一个穴位上施灸两壮以上时,当一炷灸完后,更换艾炷。其操作方法是待第一壮艾炷燃尽后,即用镊子持湿棉球先将灸处余灰及黏附物润湿,再用干纱布或干棉球将余灰擦拭干净,取第二个艾炷放在涂好蒜汁的穴位上,点燃施灸。以后重依上法,换用第三壮,如此灸完规定壮数。

⑤局麻减痛艾炷灸

用2%的盐酸普鲁卡因,注射在应施灸的穴位皮下,使局部呈丘疹状。每穴注射0.3ml左右,将艾炷黏着于"丘疹"上面,过几分钟再点燃施灸。此法可在

2～3个穴位上同时施灸,不但节省时间,而且能避免或减轻疼痛。

⑥拍击减痛艾炷灸

此法是在艾火燃到1/2或2/3时,患者局部稍感灼痛时,术者用手掌面,在灸穴的四周处,轮回地轻轻拍打。或用一手五指指端在灸穴周围叩打,以便减少疼痛。为了减少病人痛苦,防止意外,对体质较弱的患者,最好先局麻再施灸。

⑦灸疮常规处理:对灸疮的处理,仅有水泡按轻度烫伤常规处理,如果化脓按脓疮常规处理,尽量避免中药膏局部外用,疮口容易造成污染,结痂形成疤痕和色素沉着。

⑧灸后常规护理:一般要嘱病人多休息,在两个月内避免做重体力劳动。注意避免灸疮面摩擦和受压,发痒时不能搔抓。在化脓期间不要吃发物,如鱼、蟹、虾、鸡肉、羊肉及生姜、酒、辣椒之类刺激性食物,以免灸疮发痒,在化脓期间要禁止房事,不要游泳。

(2)无瘢痕灸操作

又称非化脓灸。临床上以达病人稍感灼痛为宜。施灸后皮肤不致起泡或起泡后不致诱发灸疮,灸后不遗留疤痕。

①适应证

本法一般应用于虚寒证,小儿各种虚弱症。如腹痛、腹泻、腰疼、阳痿,痛经等病。

②灸前准备

灸前应准备的物品都要准备齐全,如小艾炷、凡士林油、镊子、火柴、线香、灰盒等。

③取穴法

按病症不同,采用适当的体位后,定好穴位,用指甲掐个"十"字印,或用钢笔画一个圆圈作为标记。取穴的体位和施灸的体位必须一致。即卧位点穴卧位灸,坐位点穴坐位灸。

④涂凡士林油固定艾炷法

用凡士林油,在拟定施灸的穴位皮肤上涂敷少许,立即将艾炷的底面放在涂好凡士林油的穴位上,借此固定艾炷,再点燃施灸,每灸一壮涂敷凡士林油1次。以凡士林油固定,即能固定艾炷,又不使皮肤发泡。

⑤燃炷法

小艾炷用凡士林油黏着皮肤后,用线香点燃艾炷的上端施灸,当病人感到温烫时,即用镊子把未燃尽的艾炷拿掉,防止发泡或烧伤皮肤。对昏迷、小儿及感觉麻痹患者尤应小心,及时更换艾炷。一般当艾炷燃烧1/3~1/2时就需要更换。

⑥换艾炷法

在同一个穴位上施灸两炷以上时,当一艾炷燃烧感到温烫时,就要更换艾炷。其操作方法是将第一壮(未燃尽)用镊子拿掉,放在灰盒里,清洁施灸穴位,然后,取第二个艾炷放在涂好凡士林油的穴位上点燃施灸。以后依上法,换用第三壮,如此灸完规定壮数。施灸壮数根据病情和体质,一般规定灸3~7壮。

2.间接灸操作

是在皮肤和艾炷之间隔上某种物品而施灸的一种方法,又称"隔物灸""间隔灸"。

(1)间隔灸的物品

包括动物、植物和矿物,但多数属于中药,因病证不同而用不同药物,既有单方又有复方,所以治疗时即发挥了艾灸的作用,又起到药物的治疗效果。

(2)代表性隔物灸

①隔姜灸

是在皮肤和艾炷之间隔上姜片而施灸的一种灸法。

灸前准备

大艾炷、生姜片(厚0.3~0.4cm,用粗针于中间穿数孔)、镊子、火柴、线香、灰盒等。

操作方法

点穴法:坐位点穴坐位灸,卧位点穴卧位灸。

施灸法:把姜片放在所点穴位的皮肤上,再把艾炷放在姜片上。用线香火点燃艾炷进行施灸,当患者感到灼热时,则换艾炷再灸,不换姜片,将预定的壮数(3~7壮)灸完为止。一般灸处出现潮湿、红晕现象为度,患者又有舒适感。灸后宜暂避风寒,或以干毛巾复之轻揉,使其汗孔闭合,以利恢复。

临床应用

一般对风寒湿痹,肠胃证候和虚弱证均可采用。如呕吐、泻痢、腹痛、遗精、早泄、面瘫、关节酸痛等都有较好的疗效,起到解表散寒,温中止呕,补肾治泄作用。

②隔蒜灸

是皮肤和艾炷之间隔上蒜片而施灸的一种灸法。临床上常用的有隔蒜片灸和隔蒜泥灸两种。

灸前准备

大艾炷、新鲜独头紫皮大蒜(切片厚为0.3~0.4cm,用粗针于中间扎数孔,或蒜泥适量)、镊子、火柴、线香、灰盒等。

操作方法

点穴法:炎症区的顶端,坐位或卧位。

施灸法:把蒜片放在穴位或炎症区的顶端,再把艾炷放在蒜片上,用线香火点燃艾炷进行施灸,施灸的程度视不同情况而定,如痈、疽、疮、疖等,若不知痛,灸至知痛为止;知痛者,灸至不知痛为度。换艾炷不换蒜片,每日灸1~2次。初发者可消,化脓者亦能使其速溃,促使其早日愈合。一般病证可在穴位上施灸,每穴灸5~7壮,每日或隔日1次。

临床应用

治疗慢性肿疡,如脱疽(脉管炎)、瘰疬(淋巴结结核)。另外,还治疗痈、疽、疮、疖、蛇蝎等毒虫所伤,腹中积块及肺疥等。此法有消肿、拔毒、止痛、发散、杀虫等作用。

③隔附子灸

是在皮肤和艾炷之间隔上附子而施灸的一种灸法。临床上常用的有隔附子片灸和隔附子饼灸两种。

灸前准备

大艾炷、附子片(是取熟附子用水浸泡后,切片厚0.3~0.5cm,中间用粗针穿刺数孔,附子饼是将附子切细研末,以黄酒调和做饼如五分硬币大小,厚约0.4cm,中间扎数孔,也有用生附子3份,肉桂2份,丁香1份,共为细末,以炼蜜调和制成0.5cm厚的药饼,用粗针穿数孔)、镊子、火柴、线香、灰盒等。

操作方法

点穴法:坐位点穴坐位灸,卧位点穴卧位灸。

施灸法:把准备好的附子片放在穴位或部位上,将大艾炷放在附子片上,用线香火点燃艾炷施灸,换炷不换附子片,灸治5~7壮,使患者感到有温热舒适为度。附子饼和附子药饼,施灸方法同附子片灸。

临床应用

本法用于治疗各种阳虚证,如阳痿、早泄、遗精、肾虚火衰等证以及疮疡久溃不敛或一些阴虚性病症等,对只流水无脓者需要换饼换艾炷,灸至疮口红润为度。附子灸有温肾壮阳和祛腐生肌的作用。

第三节　隔粉灸

隔粉灸是以药粉作为皮肤与艾炷之隔层的灸治方法,临床上根据疾病之证型辨证处方,通常以单味药为多,复方相对较少,临床受加工、科室烟尘的处理、药物制备管理等多重因素的影响,推广应用还是非常有限。

一、炮制加工

(1)隔药粉炮制:根据病证配方后打粉60目过筛,贮密封罐置阴凉处保存备用。

(2)灸炷制作:取适量陈年或精制艾绒置于平底瓷盘内,用食指、中指、拇指捏成圆柱状即为艾炷,艾绒捏压越实越好,根据需要,艾炷可制成拇指大、蚕豆大、麦粒大3种,称为大、中、小艾炷。穴位灸者艾炷底座要小于隔灸粉边3mm以上,避免烧伤皮肤,部位铺粉隔灸则适度,仍不宜过大,否则易烫伤皮肤。

(3)隔粉灸具制作

隔粉灸具的设计是为了便于操作和预防烫伤后快速撤离,如布托、隔灸粉盒等多种灸具。隔粉灸器的优点是灸治过程中,热力患者不能耐受,有利于迅速的撤离施灸物品防止烫伤。最简易的为布托,既用小块方布放置于皮肤与隔灸粉之间,艾炷倒塌撤去失败,可迅速连同布托一同撤去。隔粉灸盒不在此详述。

二、隔粉灸操作

(1)物品准备:打火机、收灰盒、艾炷镊、微湿毛巾、毛刷等。

(2)灸治穴位及部位选择:隔粉灸选穴,施灸穴位以胸腹、腰背、四肢部为重点。躯干部常以俞、募、门、海、八会、交会等特定穴为主；四肢部常以五输、络、郄、原、八脉交会等特定穴为主。处方选穴，宜少求精，讲究远近结合、上下相配、腹背交替、阴阳互换。部位选取以疼痛部位为隔灸治疗区，其灸疗范围相对穴位更大，可以采用铺粉隔灸的方式灸治。

（3）分类操作

①直接隔粉灸：根据施术选穴或部位的大小，直接将药粉平铺在上面，厚度在3mm以上，太薄容易烫伤，然后以拇指、食指、中指三指顺势捏成三角形艾炷，大如枣核、豌豆、绿豆、麦粒之类，施灸时置于所选部位的隔药粉上方，如为部位隔粉灸，则选择间隔式、点豆式灸疗模式等，根据艾炷的大小选择用线香、打火机、火柴等点燃，让其自然燃尽，换炷再灸。每穴可灸1～3壮，一般病证以灸处呈现红晕、温热为度，不易过烫，烫则移去，待温度降低再灸。

②隔粉灸布托（盒）：布托适用于穴位或部位铺药粉灸，简单实用，只需将药粉平铺于治疗部位布托上，根据部位制作大小合适的艾炷，并放置在待灸部位上，依次点燃同时灸之。如灸疗过程中，患者感到灼热难以忍受，可直接提起灸托，稍候再灸。

第四节 隔药饼灸

隔药饼灸是艾灸法的一种，是将药物打粉加工成饼状或者直接将新鲜药物切成片状，在其上方放置艾炷点火艾灸的方法。药饼处方既可为单方、也可为复方，可根据病证类型使用通用处方，这样适应证相对广泛，可以每次量化生产，形成较大规模生产和临床供给使用。

隔药饼灸因其加工复杂，目前临床基本很少有人使用，如果形成较大规模的临床推广应用，又缺少简易的加工模具，给临床推广应用增大了难度。为保护和传承传统中医非物质文化遗产，笔者对其加工技术进行了相对完善的理论与实践操作总结，供同行交流学习推广。

一、制备工艺

（1）准备物品：小型粉碎机、小型振动筛、木槽、木臼、石臼、木杵、石杵、抹泥刀。

（2）药饼模具的制备

①硬木或树脂板数张，大小为 50cm × 50cm 左右，厚度 3mm，设计直径 2、3、4、5cm 圆形孔径模板，然后用相应尺寸空心打孔钻头开孔，开孔完毕后用细砂纸打磨光滑。圆型、方型、长条型模具，模具直径一般 2 ~ 5cm；放置于干燥、通风室内场地晾晒。

②小型手动压饼机一台，直径 2、3、4、5cm 圆形切饼刀各一，将药粉搅拌和匀为软硬适宜的药泥后，擀成与直径成比的圆条后按饼的厚薄大小切断，依次放置于压饼机下压成圆饼，厚度 3 ~ 4mm，然后用圆形切饼刀切饼后，放置于干燥、通风室内风干。

（3）中药处方：根据病证辨证处方，将药物打粉过 60 目筛，按每次制作药饼的数量，准备好药粉的用量。

（4）黏合介质：原料多以具有良好糯米类为黏合介质，于蒸饼疗法中药饼制作方法相同，只是大小的问题，根据制作药饼的数量预算好米糊粥的大致用量，制作前煎煮为黏稠米糊粥备用。

（5）饼泥加工

①准备好木槽臼或石臼，然后先倒入准备好的米糊粥，再根据粥量的多少慢慢加入药粉，边加入边用木杵或石杵捣匀，直至呈药泥，相对较硬即可，过稀不易风干及凝结。

②先把模具放在平面板上，模具饼模内边刷油便于成形后脱落，将药泥用泥刀填入药饼模具中，并用泥刀压平夯实，表面用泥刀沾水抹光。放置 30 分钟或更长时间后，等水分有一定蒸发，模具中的药饼收缩即可将药饼从模具中脱落放于风干沙盘中，不可直接放于不利于水分蒸发的地方，否则易引发霉，不能使用而造成浪费。

③2 周左右风干后收贮于干燥通风容器中备用。

（6）中药饮片饼制作：如隔蒜灸、隔姜灸、隔马铃薯灸等，即用即取。

二、操作

（1）准备工作：药饼、夹饼镊、毛巾数条、艾炷、火机、线香、盛装水桶。

（2）取穴定位：根据病证，辨证取穴或取阿是穴；取便于施灸的合适体位。用湿毛巾对施灸部位清洁。

(3)施灸：先取合适大小的药饼置于施灸部位，然后放置艾炷后点火，小艾炷用线香点燃，中、大号艾炷用打火机或火柴点燃。

第五节　药捻灸

药捻灸指以麻纸裹药末捻成细条或者用药糊刷涂于麻纸上阴干至一定湿度后卷成细长纸捻备用，也可将药粉加入黏合剂与棉线制成细长药捻备用，再剪作小段，点燃后在穴区施灸的一种方法。由于药捻灸制作相对复杂、有些特殊药捻价格又较贵，同时受临床药物制备各种条件和科室在外治技术应用上的限制，在临床应用上仍难以推广。

一、制备工艺

药捻主要分为绳捻和线状药捻两种，具体加工制备工艺如下：

(1)绳捻：先根据所治病证，辨证处方后将药物打碎过筛，再用麻纸把药末卷进去，搓成如细绳一般，或者将药粉和米糊刷于纸上，卷成直径2mm左右、长10~15cm的细长捻绳，待风干后，置于干燥透风处贮存备用。

(2)线状药捻：根据病证，可辨证处方为通用处方后，将药物打粉过筛，再拌入黏合剂加水，搓成细条阴干，收贮干燥木制容器中置干燥处备用。

二、操作

1.准备物品
绳捻、线状药捻、隔灸纸、布、绿叶，打火机、线香、剪刀、湿毛巾。

2.取穴及体位
根据病证取穴，并选择合适的灸治体位，充分暴露施术部位，并用湿毛巾清洁局部。

3.施灸
先将绳捻或线状药捻，剪成手指易于持捏，操作中又不易烫手的长度，点燃灸捻的一端，对准穴位进行悬空点灸，也可局部直接烫灸。烫灸适合于皮肤肥厚部位,或有一定疼痛承受者;悬灸面部、头部等特殊部位均可灸治,一般不主张直接对准皮肤穴位点烫灸,易造成皮肤损伤或感染、疤痕的形成,影响美容,应谨慎使用并征得病人同意方可。

4.隔物药捻灸

适合于临床推广应用,可避免直接烫伤产生的并发症,隔灸物可选择纸、布或者新鲜树叶等,有条件者可根据病证,配制隔灸药纸或药布以提高疗效。每穴点灸1~2次,隔物灸根据患者耐受程度随时调整点灸次数,进行隔物点灸,灸至患者感有灼痛为止,但不易过痛,即点即撤,不可久留,防止烫伤。

民间也有利用煮熟糯米黏性,涂于施灸部位厚2mm,将绳捻剪成数条,按穴位或经络走行,将点燃的绳捻贴附于事先涂抹好的糯米糊上灸之,或者先行放置在涂抹好糯米糊上,再用线香点燃一头或两头同时灸治,病人自感灼痛即除去。

第六节　烙灸

烙灸疗法是祖国传统医学的重要组成部分,尤其在藏、回等少数民族医应用中有非常丰富的经验,尤以藏医最为突出;烙灸是指以不同的材料或药物加热或烧红后,在穴位、患处、脓疮、经络等部位,通过一定的手法烙灸的外治方法。烙灸法虽然是流传于民间一种非常古老的外治疗法,但是,现在临床应用非常少见,主要有以下几个原因:部分烙灸法为烧红直烙,为创伤性治疗,疼痛难忍,破坏正常皮肤,影响美容;烙灸工具有的为贵重金属,价格昂贵,制作困难;工具的制备和烙灸工具的市场及医院的准入制度繁琐;临床应用的经济价值非常有限,缺少激励机制;烙灸工具规格及制作缺少标准等。

为了将这一传统医学及文化得以传承和发展,在资料很少的情况下,笔者克服困难,亲身践行实验,对各种烙灸工具做了初步的总结,供以后不断的完善。

一、烙灸分类及制作

1.金烙铁

金烙铁操作部位使用材料为贵重金属黄金,如果制成一把纯黄金小烙铁价格是非常昂贵的,从节约材料和降低价格的角度,建议使用烙头镀金法,镀金技术可采用传统金铺手饰制作手艺。

(1)准备制作工具

黄金块数克、传统黄金首饰制作工具一套、直径2、3、4、5mm,长度15~20cm自行车或摩托车辅条数根,实木手柄、烙头模具。

(2)规格及制作

金烙法一般适用于穴位的灸烙,烙头一般不宜过大,多以圆形为主,为便于临床制作的可操作性,笔者建议使用自行车或摩托车辅条制作,辅条直径选2、3、4、5mm,长度在15~20cm,辅条圆头部分,成90°直角,尾部螺帽部分嵌于木质手柄中,正常将辅条螺紧即可。烙头制作专门模具,再将黄金熔化后注入模具中成型即可。

2.银烙铁

银烙铁使用材料为金属白银,虽然价格并不是很贵,但是其质地较软不宜直接打制成烙铁,与金烙铁同样采用烙头镀法制作工艺。

(1)准备制作工具

白银数克、传统黄金首饰制作工具一套、直径2、3、4、5 mm,长度15~20cm自行车或摩托车辅条数根,名贵实木手柄、烙头模具。

(2)规格及制作

银烙法除材质与黄金、铜不同之外,其余制作工艺相同。

3.铜烙铁

铜烙铁使用材料为普通金属铜,虽然价格并不是很贵,但是其质地较钢丝仍然较软,不宜直接打制成铜烙铁,而且采用自行车或摩托车辅条,与金烙铁同样采用烙头镀法制作工艺。

(1)准备制作工具

黄铜或红铜数克、传统黄金首饰制作工具一套、直径2、3、4、5 mm,长度15~20cm自行车或摩托车辅条数根,普通硬木手柄、烙头模具。

(2)规格及制作

铜烙铁除材质与金银不同之外,其余制作工艺相同。

4.铁烙铁

铁烙铁制作工艺简便,有许多可替代疗法,为了临床统一与便于制作,小烙铁用自行车或摩托车辐条制作,工艺同上,如果制作比治疗部位更大的烙灸工具,可设计模具请机车工加工。

5.木烙铁(棒)

木烙有摩擦产热烙和烧红烙两种,摩擦产热烙法将实木制成便于手持与布往反摩擦形状,烙头可较大些;烧红烙则可以将实木加工成直棒备用。

（1）木材选择

木材选择一般以就地取材为主,通常把地上木为阳,地下木为阴区分,主要以干燥质地相对较硬实木为主,制做摩擦型的木烙铁可寻一些带有弯头的树权加工,既有艺术感又有实用性,更能突显传统文化。烧烙用的木材注意尽量不要选择红松类油烟太大的木材,容易燃烧暴油和产生大量呛入烟气。

（2）加工工具

木艺雕刻打磨工具一套、荡刀布(网上有售)、砂纸。

（3）规格及制作

木烙铁烙头直径为0.5～1.5cm半球形烙头,烙柄10～15cm,柄粗2cm左右,形似烙铁状,制作完成后,用荡刀带摩擦试用顺手即符合标准;烙木棒一般选择直径5～10mm,长10～12cm,可用斧头简单的劈成,周边只要光洁不影响持握,不扎手即可。

6.角烙法

用动物犄角加工成一定的形状,采用燃烧烙、燃烧隔物烙、摩擦发热烙等,与木烙法相似。

（1）材质选择

角烙法可以选择任何可以烙灸的动物犄角,实心、空心均可采用,实心可以加工成圆锥状,空心的可以加工成细条状。

（2）加工工具

切割牛皮刀、手工线锯、锯条,或者有加工条件可选择打磨割雕刻工具一套。

（3）规格及制作

实心牛角如果为大料可用锯分为数个圆锥状,长度10～15cm,便于持握和点烧,打磨或者粗加工不扎手即可。空心料可切割成直径5mm区间大小、长10cm左右的条状,便于点按又不宜折弯则可。

7.石烙

用比较光滑圆形、椭圆形石,如黄河石、戈壁石、松耳石和玛瑙石等石类明火烧热、水煮热、或黏涂上加热动物油脂,置于穴位、病变部位等点按、或留置等的灸疗方法,其取材简便,一般以就地取材为主,按部位大小选择相应大小的光滑圆石,其他无需特殊处理。

8.油脂烙

用融化的牛油、山羊油、蜂蜡、酥油、鹿油等动物油脂,用拇指大小扎紧的布包石袋或中药布包黏上烫热的油脂烙于患处或穴位的方法。

(1)材质选择

动物油脂选择,温阳者取西北羊油、牦牛油、骆驼油为上品。

黏油石包、药包选择容易采集到的能免吸热吸油的圆石,如北方黄河小卵圆石,直径在2~3cm;如为根据疾病辨证处方打粉制成的球形药包控制在直径2~3cm。

(2)加工工具

中厚土白布、剪刀、捆扎线、石头、中药等。

(3)规格及制作

石烙油脂包,将棉白布剪成长宽10cm×10cm或12cm×12cm的方布块,选择与石头匹配布块包扎石块于布中,收紧牢固捆扎石头,布头收束部分为手夹持便于蘸油烙灸。药布同理将定量的药粉摊于相应大小的布片上,收束紧扎成球形,布头束为手持操作部分。

9.布烙

将布块或羊毛等于火硝水中浸煮,取出后用椆木炭火烤干变硬,卷在沉香木上,干后点燃,以不烫伤皮肤为度,熄火置于穴位上烙之,对黑痣、鸡眼、脑病和偏头痛等有效。

二、适应证

烙灸,属于藏医火灸范畴,主治积食、胃火衰弱、浮肿、寒性水肿、寒性痞瘤、寒性赤巴病、头部及四肢黄水充斥、肉痈和骨痈、炭疽、虚热、癫狂、痫证、昏仆不省人事、一切脉病以及热病后等。对隆、培根所致的一切寒性疾病,特别对白脉和黑脉病、黄水病、直候病、痛风、类风、湿性关节炎等疗效显著。

三、烙灸法操作

烙灸法根据与皮肤是否直接接触又分为直接烙灸法和间接烙灸法两种。

1.直接烙灸法操作

将烧红或加热的烙灸工具在穴位、患处、脓疮顶部、经络等部位以快速点按、点刺、粹刺、灼烫等操作手法烙灸,速度要迅速敏捷,避免留置时间过久将皮肤黏连带起,撕扯造成皮肤严重创伤,不利于修复。

2.间接烙灸法

间接烙灸法又分为隔空烙灸法和隔物烙灸法两种。

（1）隔空烙灸操作

隔物烙灸有隔空气与物之分,隔空法是以烧红的烙铁采用悬空手法,在近治疗部位正上方,自上而下熏灼、熨灼,或者根据体位需求采用自下向上火灸法。

（2）隔物烙灸操作

隔物烙主要为了增加疗效,在中间置于药物,如药饼、中药切片、药布、药纸等,厚度以烙灸不易于直接穿透过热造成烫伤便可。其次,在加热或烧红的器械与皮肤之间加上隔物层,是为了防止直接烙灸造成皮肤、软组织创伤。

第七节　铺灸

铺灸属灸法之一,是在经脉、病变部位铺蒜泥、鲜姜泥、咸萝卜泥等,有上铺艾绒洒酒精点燃艾灸的,又属火龙灸范畴,详见火疗篇。本章指以十数甚至三五十余或更多的艾炷施灸,形如长蛇者,铺灸一说为我国浙江地区的针灸工作者从传统和民间的方法中挖掘和总结出来的一种灸疗方法,铺灸的特点为施灸范围最大、灸疗时间长,可以是一条经脉如督脉,也可以是一个部位如腰背部。现将目前临床较为常用的铺灸长蛇灸、大灸操作总结供同行初学者或同行交流共同完善。

一、长蛇灸操作

长蛇灸是以铺灸状如长蛇而得名,通常选择经脉为主,临床应用较为广泛的要以督灸最为闻名,凡是所灸经脉状如长蛇者均可称之,如灸任脉、冲脉等,本章以督脉为范本示范其操作。

1.功效

督脉铺灸具有温肾壮阳、行气破瘀、拔毒散结、祛寒利湿、通督止痛的功效。

2.适应证

适用于督脉诸证和慢性、虚寒性疾病,如慢性支气管炎、支气管哮喘、类风湿性关节炎、风湿性关节炎、强直性脊柱炎、慢性肝炎、慢性胃炎、慢性肠炎、慢性腹泻、慢性腰肌劳伤、增生性脊柱炎、神经衰弱等。

3.注意事项及禁忌

(1)蒜泥灸艾灸区皮肤容易出现水泡,一要基底边缘挑破引流,避免得不到及时引流出现激化成"皮冻样"改变,造成创口迟愈久不收口的现象。同时须严防感染,可由医护人员进行消毒处理,在铺灸完毕后即使没有出现水泡也要给患者进行相关防护和简单的引流处理,并及时来医院就诊,临床尽可能避免采用其他可替代方法,防止医院矛盾的发生。

(2)长蛇灸因灸治面积大,灸治时间长,要避免灸治过程中烫伤皮肤。

(3)灸治过程中忌生冷、辛辣、肥腻、鸡鹅及鱼腥之品,忌冷水洗浴、避风寒、忌房事。

(4)孕妇及年幼老弱者或阴虚火旺之体,不适宜用本法治疗。

4.操作

(1)经脉及体位选择

取督脉的大椎穴至腰俞穴为施灸部位,俯卧位,暴露施术部位。

(2)清洁铺巾

对施术部位用温毛巾进行擦拭清洁;沿督脉走行区铺一长方形棉布或大方毛巾,预防灸治过程中过热患者不能耐受,方便迅速撤离;现在也有市售铺灸长条托盘,可以替代也比较实用。

(3)铺灸泥

在方巾或者托盘上,顺督脉走行铺灸治药泥(姜泥、蒜泥、咸萝卜泥等),本章以姜泥为例,厚约1cm。

(4)放置艾炷

在姜泥上面顺督脉放置艾炷,每炷之间间隔1~2cm,也可摆成宽约2cm,厚0.5~1cm的艾绒带。

(5)点燃艾炷

如为独立艾炷,点燃上、中、下三点,再交叉点燃其他的,如为艾绒带,只需点燃上、中、下三点即可,任其自燃。

(6)换艾炷

一般铺灸一炷即可,也可根据个人体质,在背部温度下降后,耐受力可以的情况下再灸1~2壮。

(7)移去姜泥

灸完后直接起底层铺巾,从患处移去。

二、大灸操作

大灸是一种以萝卜片与蒜泥为隔物行大面积灸疗的铺灸法。大灸法,为我国清末民初河北省丰润县高怀医师的家传秘法,在《岳美中医案集》中曾作记载,主要用于虚弱证的治疗。本法因流落于民间,囿于家传,缺乏严格明确的适应病证,一次选用的穴位又较多,且操作繁杂,故以往临床很少有人报道。于一般针灸书籍中也未见述及。近些年来,不少针灸工作者开始对本法作了发掘验证,并对操作方法进行了一定的改进。已有实践表明,大灸法对多种久治不愈的病证有较好的治疗效果,值得进一步推广应用。

1.适应证

久病体弱、虚寒痼疾、中阳不振、肾元不充等一切虚寒衰弱病证及久病不愈者。

2.注意事项及禁忌

施灸过程中,既要防止火力中断,又要防止发生灸疮。若灼痛难忍时可将萝卜片夹离皮肤片刻,以皮肤出现深度红晕为度。灸治完毕,针刺三阴交(泻法)不留针,配合十宣放血(否则易实热内生)。灸后1~2日内勿搓洗灸点,以免引起感染或引发灸疮。应注意保暖,忌食生冷之品。

急症、新症、热症、实症;小儿、孕妇、初次针灸者、神经过度敏感者以及不愿配合治疗者等禁忌。

3.操作

(1)灸具制备

取腌好的胡萝卜(冬腌3日,夏腌1日,以软为度)一根,切成0.6cm厚,3cm见方的方块萝卜片若干片,将鲜紫皮蒜泥平摊于萝卜片上,中间按一凹(深见萝卜面),让蒜泥形成一圆圈。把艾绒做成艾球如花生米大小;硬纸板一条,长21寸,宽1寸,备用。

(2)按部位施灸

①腰背部灸

主要取二侧膀胱经穴。患者俯卧,将备用的硬纸板沿脊柱铺好固定,再把制作好的萝卜蒜泥片由大杼穴至白环俞穴一个接一个排成左右两行,再由附分穴至秩边穴一个接一个排成左右两行,排列时,起点应低于前行半片,止点高半片,壮数多少要看患者皮肤的耐受性来决定,共四行。脊柱正中线放一条卫生纸以吸水。将艾绒捏成食指头大小的艾绒球放置于萝卜片凹中,可用火柴点燃,也可用镊子夹住艾球在烛火上点着,放在萝卜片凹中,要逐个放好放齐。宜从上往下燃起,使其自行燃尽,勿使灸火熄灭,随时接上艾球,防止火力中断。艾球可做得略小,防止烧伤及大灸疮发生,患者若感觉灼痛时将艾火减弱一些。灸部皮肤稍现深红色即停止灸治,一般每穴灸3~5壮。灸完背部,休息10分钟左右,再灸胸腹部。

②胸腹部

取穴以任脉为主。让患者仰卧好,以膻中穴为中心放置9块萝卜片,使成正方形;先在膻中穴上放一块,以此为中心,上下左右放八块;再在鸠尾穴与神阙穴上各放一块不着蒜的萝卜片,此两点不灸,两穴间放六片;神阙穴下至曲骨穴放五片,若是妇女则石门穴放一片不着蒜的萝卜片,不灸;上腹部中间行的两侧各排一行,起点低半片,止点高半片;再在两侧各排一行,起点再低半片,止点再高半片,灸法如前。注意:鸠尾穴、神阙穴不灸,妇女石门穴不灸。腰腹部可适当多灸。

4.疗程

本法每隔7~10日灸1次,一般以灸2~4次为1疗程。

第九章 刮痧拔罐操作

刮痧拔罐属于中医临床应用最为广泛的外治疗法,也是公众比较了解而且非常乐意接受的一种治疗与养生的方法.因为其无疼痛、操作简便、良好的效果深受人们的喜爱。现将各种刮痧拔罐操作做一个较为规范的,供广大同行及初学者参考。

第一节 刮痧疗法操作

刮痧是用边角光滑的一类器具,如汤匙、铜钱或硬币等,或是各种材质制作的专门的刮痧板,在人体的施术部位上按一定手法进行刮治出痧的疗法,临床应用材质比较丰富,刮板器型多样,为临床提供了更好的施术空间。麻绳、棉绳刮痧也是临床较为常用的一种出痧技术,手法不仅有刮法,同时也有搓法,余皆无大的差异,共同述之。

一、适应证

刮痧疗法在临床应用广泛,在内、外、妇、儿、骨伤等多个学科均有一定的适应症。

二、刮痧分类

临床常见的刮痧法如下:钱币刮痧法、砭石刮痧法、玉石刮痧法、香木刮痧法、经络刮痧法、陶碟刮痧法、牛角勺刮痧法,麻线或棉线刮痧法等。

三、注意事项和禁忌

1.注意事项

体位须适当,局部皮肤如有皱纹、松弛、疤痕凹凸不平及体位移动时,要调整施术手法及轻重,或撑开皮肤,或跳过疤痕避免刺激。

2.禁忌

一般有感染创面、传染性皮肤病,皮肤表面有水肿、血液病史等均禁忌刮痧,凡刮痧者一定要评估其身体综合状况。刮痧用具必须清洗消毒,特别是病毒阳性的携带者刮痧时,由于皮下渗血,肝炎病毒可能污染用具,一人一罐,避免感染。

四、操作

1.准备工作

(1)刮痧用具如各类刮板,搓痧用麻绳,棉绳等;刮痧油如菜籽油、花生油、豆油、清水、药酊、药油、中药汁等;

(2)病人取舒适体位,充分暴露其施治部位,并用温水清洗干净局部。刮痧通常取背部或颈部两侧,督脉和膀胱经走行区域。根据病情需要,有时也可在颈前喉头两侧,胸部、脊柱两侧,臂弯两侧或膝弯内侧等处。也可根据病情需要,选择适合的部位。搓痧多用于头部及四肢。

2.常用持握式

刮痧板的持握根据刮板的形态 ,握法、捏法、执笔式、夹法等,绳搓法采有两头持握法。

3.手法

刮痧手法相对比较单一,刮痧工具边线光滑面蘸上刮痧油(或药汁等)后,在穴位、经络上,自上而下、来回反复刮动。

麻绳或棉绳刮痧,先蘸药物汁或药油等,浸透刮痧绳,使其变得发紧,较硬便于操作时有一定的力度,根据人体局部解剖与经络特点,或搓或刮,灵活配合使用,同样出痧为准,临床头部运用以外感引起的头风病为主,如用疏风解表药汁浸刮痧绳,可以疏风散邪、扶正祛邪、解表止痛等。

4.刮痧指标

(1)痧痕

又名血痕、痧线等,每一部位可刮2～4条或4～8条"血痕",可刮成直条或弧形。条数根据经络、机体解剖特点灵活掌握。在以"血痕"或"痧痕"刮痧后,可在刮痧区做整体刮痧,力度相对较轻,可不出痧或微出痧即可。

(2)皮肤温度

刮痧进行到一定程度,皮肤会出现微微的发热感,有温通经络作用。

(3)时间

刮痧要有一定的持续时间,太短达不到疗效,一般以10～15分钟为宜,也可根据病情适当的延长至20分钟,如外感高热。

4.施术后护理常规

施术后出痧区不宜做特殊处理,因为其表皮常有一定损伤,任何常规消毒液都会对创面形成不良刺激,以出痧后自然状态为宜。

5.疗程

刮痧治疗疾患时可以1天1次,也可根据疾患一天数次,如外感病时,可一天数次,汗出即止;养生经络刮痧可以3日1次,或1周1次,不宜频刮。

第二节 拔罐疗法操作

拔罐法又名"拔火罐""吸筒疗法"等,古称"角法",是用类杯、罐状器具作为工具,借热力或抽吸而排去其中的空气产生负压,吸着于皮肤,造成淤血现象的一种疗法。古代医家在治疗疮疡脓肿时用它来吸血排脓,后来又扩大应用于伤寒感冒、风湿等内科疾病,腰痛,肌肉劳损,面瘫等筋伤类疾患。

一、理论依据

1.中医理论

拔罐具有开泄腠理、扶正祛邪、沟通表里、疏通经络、行气活血、消肿止痛、祛风散寒、拔毒泻热、调和气血等作用。

2.现代医学

(1)机械刺激

拔罐疗法通过排气造成罐内负压,罐缘得以紧紧附着于皮肤表面,牵拉了神经、肌肉、血管以及皮下的腺体,可引起一系列神经内分泌反应,调节血管舒、缩功能和血管的通透性从而改善局部血液循环。

(2)负压效应

拔罐的负压作用使局部迅速充血、淤血,小毛细血管甚至破裂,红细胞破坏,发生溶血现象。红细胞中血红蛋白的释放对机体是一种良性刺激,它可通过神经系统对组织器官的功能进行双向调节,同时促进白细胞的吞噬作用,提高皮肤对外界变化的敏感性及耐受力,从而增强机体的免疫力。其次,负压的吸拔力可使毛孔充分舒张,汗腺和皮脂腺的功能受到刺激而加强,皮肤表层衰老细胞脱落,从而使体内的毒素、废物加速排出。

(3)温热作用

拔罐局部的温热作用不仅使血管扩张、血流量增加,而且可增强血管壁的通透性和细胞的吞噬能力。拔罐处血管紧张度及黏膜渗透性的改变,使淋巴循环加速,吞噬作用加强,对感染性病灶,无疑形成了一个抗生物性病因的良好环境。另外,溶血现象的慢性刺激对人体起到了保健功能。

二、适应证

呼吸系统急性及慢性支气管炎、哮喘、肺水肿、肺炎、胸膜炎;消化系统急性及慢性胃炎、胃神经痛、消化不良症、胃酸过多症;急性及慢性肠炎;循环系统高血压、心脏供血不足;运动系统颈椎关节痛、肩关节及肩胛痛、肘关节痛、背痛、腰椎痛、骶椎痛、髋痛;神经系统神经性头痛、枕神经痛、肋间神经痛、四肢神经麻痹症、腓肠肌痉挛、面神经痉挛;妇科痛经、月经过多、盆腔炎;外科疮疡疖肿等。

三、注意事项及禁忌

1.注意事项

(1)水泡、烫伤预防及处理:①在拔罐地方,事先涂些水(冬季涂温水)。涂水可使局部降温,保护皮肤,不致烫伤;②酒精棉球火焰,一定要朝向罐底,万不可烧着罐口,罐口也不要沾上酒精;③留罐时间:缩短留罐时间,不要过长,过长容易吸起水泡,一般3~5分钟即可,最多不要超过10分钟。④若在拔罐后不慎起泡,一般直径在1mm内散发的(可不用处理,自行吸收。但直径超过1mm,每个罐内多于3个或伴有糖尿病及免疫功能低下者,应及时到医院处理。⑤烫伤则根据烫伤程度对症处理。

(2)患有糖尿病者,对患者有告知并发症义务,应患者要求下,应缩短拔罐时间,避免起泡所带来的皮肤感染不易愈合情况。

(3)注意罐子的清洁。如1人应专用1套罐具,用后即行清洗消毒,以防止感染。

(4)儿童皮肤娇嫩,且发育未完全,2岁以内不提倡使用,2岁以上可选小罐吸拔,但一定要时间短,控制在3分钟以内。具体还应根据个体差异评估。

(6)面部拔罐,更要注意罐口、酒精滴口烫伤,留罐时间也要严格把握,如闪罐留罐一般6s以内,起罐,再连续拔10~20次。

2.禁忌

(1)体质过于虚弱者不宜拔罐,因为拔罐有泻法,反而使虚者更虚。

(2)孕妇及年纪大且患有心脏病者拔罐应慎重。因孕妇的腰骶部及腹部是禁止拔罐部位,极易造成流产。在拔罐时,皮肤在负压下收紧,对全身是一种疼痛的刺激,一般人完全可以承受,但年老且患有心脏疾病的患者在这种刺激下可能会使心脏疾病发作。

(3)局部有皮肤破溃或有皮肤病的患者。

四、火罐分类

拔火罐的种类比较多,临床常见火罐如下:

1.竹筒火罐

取坚实成熟的竹筒,一头开口,一头留节作底,罐口直径分3~10cm,长8~10cm,临床也有用超大火罐者,罐口口径在10~15cm,罐体10~30cm,用于面积较大的腰背及臀部。口径小的,用于四肢关节部位。对不常用的竹罐,临用前,可用温水浸泡几分钟,使竹罐质地紧密不漏空气然后再用。南方盛产竹子,就地取材多用竹罐。竹罐也可以根据疾病的性质用药物蒸煮后吸拔,起到提高治疗效果的作用。

2.陶瓷火罐

使用陶土,作成口圆肚大,再涂上黑釉或黄釉,经窑里烧制的叫陶瓷火罐。有大、中、小和特小的几种,陶瓷罐,里外光滑,吸拔力大,经济实用,北方农村多喜用之。

3.玻璃火罐

玻璃火罐,是用耐热的硬质玻璃烧制。形似笆斗,肚大口小,罐口边缘略突向外,分1、2、3种号型,清晰透明,便于观察,罐口光滑吸拔力好,因此,玻璃火罐,已被人们广泛地使用。

(3)抽气罐:用青、链霉素药瓶或类似的小药瓶,将瓶底切去磨平,切口须光滑,瓶口的橡皮塞须保留完整,便于抽气时应用。现有透明塑料制成的,不易破碎,上置活塞,便于抽气。

(4)水罐:是用玻璃火罐或细瓷罐,装进温水,使用投火法,将罐内氧气燃烧尽,形成负压,连水扣住皮肤,进行疗病的一种方法。

(5)牛角罐:牛角罐临床常见的有抽吸法和闪火法两种,材质一般取自水牛牛角,南方少数民族地区拔罐比较多用,就地取材方便。

(6)铜罐:藏医和蒙医用的比较广泛,其优点是不易破碎便于携带,少数游牧民族迁徙过程中其它材质易于破碎,铜罐则耐摔耐用。其次,铜罐薄遇火极易加温,吸拔时舒适度强,吸力也强。

五、拔罐疗法分类

火罐疗法,利用燃烧时火焰的热力,排去空气,使罐内形成负压,将罐吸着在皮肤上,火罐疗法有下列几种方法。

1.投火法

将薄纸卷成纸卷,或裁成薄纸条,燃着到1/3时,投入罐里,将火罐迅速扣在选定的部位上。投火时,不论使用纸卷或纸条,都必须高出罐口一寸多,等到燃烧一寸左右后,纸卷或纸条,都能斜立罐里一边,火焰不会烧着皮肤。初学投火法,还可在被拔地方,放一层湿纸,或涂点水,让其吸收热力,可以保护皮肤。

2.闪火法

用专用拔罐棉球棒,卵圆钳、齿镊等夹持酒精棉球或纱布,使用前蘸95%酒精,用酒精灯或蜡烛燃着,将带有火焰的酒精棒一头,往罐底一闪,迅速撤出,马上将火罐扣在施术部位上,此时罐内已成负压即可吸住。闪火法的优点是:当闪动酒精棒时火焰已离开火罐,罐内无火,可避免烫伤,优于投火法。

3.滴酒法

向罐子内壁中部,滴1～2滴酒精,将罐子转动一周,使酒精均匀地附着于罐子的内壁上(不要沾罐口),然后用火柴将酒精燃着,将罐口朝下,迅速将罐子扣在选定的部位上,注意烫伤。

4.贴棉法

扯取大约0.5cm的脱脂棉一小块,薄蘸酒精,紧贴在罐壁中段,用火柴燃着,马上将罐子扣在选定的部位上,此种操作方法容易形成烫伤,不建议使用。

5.架火法

准备一个不易燃烧及传热的块状物,直径2～3cm,放在应拔的部位上,上置小块酒精棉球,将棉球燃着,马上将罐子扣上,立刻吸住,可产生较强的吸力。

6.竹水罐法

先将罐子放在锅内加水煮沸,使用时将罐子倾倒用镊子夹出,甩去水液,或用的毛巾紧扪罐口,乘热按在皮肤上,即能吸住,一般用小口径竹罐,口径大者仍选用常规火罐拔法。

7.水罐法

将玻璃火罐或细瓷罐,装进半罐温水,用脱脂棉一小块扯成棉花绒,放在近瓶口处,用火点燃,迅速翻手将罐子扣到应拔的部位,立即吸住,操作要利落,动作要快。棉花绒燃着趁其火焰旺盛时,要立即扣罐,吸力很大,水不会漏出,如稍有犹豫,等火焰熄灭再去扣罐,不但吸力不大,还容易漏水。

8.抽气法

临床有专用抽气拔火罐和利用青霉素、头孢注射等废弃瓶制成的抽气小玻璃罐,瓶底用玻璃钻打孔,瓶口仍用橡胶盖封口,将瓶底开口端紧扣在需要拔罐的部位上,用注射器从橡皮塞抽出瓶内空气,使产生负压,即能吸住。或用抽气筒套在塑料杯罐活塞上,将空气抽出,即能吸着。

六、火罐操作

1.准备材料

火罐、卵圆钳（挟酒精棉球）、95%酒精球、打火机、新毛巾一条、香皂、脸盆。

2.术前检查

检查病情，明确诊断，是否合乎适应证；检查拔罐的部位和患者体位是否合适；检查罐口有无残角破边，保证其光滑。

3.操作方法

先用干净毛巾，蘸热水将拔罐部位擦洗干净，然后用卵圆钳夹紧备好95%酒精棉球，火机点燃，用闪火法，往罐里一闪，如果为超大火罐则酒精棉球相对要大，闪数次后迅速将罐子扣住在皮肤上即可。

4.留罐时间

留罐时间一般5～10分钟为宜，过久瘀青重、甚至形成压力性水泡不利于创面短期愈合，给患者造成不必要负担，应尽量避免。

5.起罐

一手轻按罐子，向后倾斜，另一手用一指按压罐口的皮肤处，轻轻下压，使空气进入罐内，吸力消失，火罐自然脱落，水罐起罐法较为特殊，根据水罐起罐技巧操作。

6.火力大小

掌控好拔罐火力大小，也要好，罐子大小不同，对火力要求不同，火力大则吸拔力大，火力小则吸拔力小。罐大应火力较大，在罐内多闪数下，有利于排空空气。

7.间隔时间

可根据病情来决定。一般来讲，慢性病或病情缓和的，可隔日一次。病情急可每日一次，例如发高烧，急性类风湿，或急性胃肠炎等病，每日1~2次，甚至数次皆可，但留罐时间却不可过长。

8.拔罐后护理常规

施术后，皮肤清洁消毒，保暖避风寒，忌寒凉辛辣食物。

9.疗程

一般以1周为1疗程，如病情需要，可再继续几个疗程。

七、拔罐应用

1.单罐

用于病变范围较小或压痛点。可按病变的或压痛的范围大小,选用适当口径的火罐。如胃病在中脘穴拔罐;冈上肌肌腱炎在肩髃穴拔罐等。

2.多罐

用于病变范围比较广泛的疾病。可按病变部位的解剖形态等情况,酌量吸拔数个乃至数十个,如某一肌束劳损时可按肌束的位置成行排列吸拔多个火罐,称为"排罐法"。治疗某些内脏或器官的淤血时,可按脏器的解剖部位的范围在相应的体表部位纵横并列吸拔几个罐子。

3.闪罐

罐子拔上后,立即起下,反复吸拔多次,至皮肤潮红为止。多用于局部皮肤麻木或机能减退的虚证病。

4.留罐

拔罐后,留置一定的时间,一般留置5～10分钟。罐大吸拔力强的应适当减少留罐时间,夏季及肌肤薄处,留罐时间也不宜过长,以免损伤皮肤。

5.推罐

又称走罐,一般用于面积较大,肌肉丰富的部位,如腰背、大腿等部,须选口径较大的罐子,罐口要求平滑,最好用玻璃罐,先在罐口涂一些润滑油脂,将罐吸上后,以手握住罐底,稍倾斜,即后半边着力,前半边略提起,慢慢向前推动,这样在皮肤表面上下或左右来回推拉移动数次,至皮肤潮红为止。

6.药罐

常用的有两种:

(1)煮药罐　将配制成的药物装入布袋内,扎紧袋口,放入清水煮至适当浓度,再把竹罐投入药汁内煮15分钟,使用时,按水罐法吸拔在需要的部位上,多用于风湿痛等病。常用药物处方:麻黄、蕲艾、羌活、独活、防风、秦艽、木瓜、川椒、生乌头、曼陀罗花、刘寄奴、乳香、没药各10g。

(2)贮药罐　在抽气罐内事先盛贮一定的药液(约为罐子的2/3～1/2)。常用的为辣椒水、两面针酊、生姜汁、风湿酒等。然后按抽气罐操作法,抽去空气,使吸在皮肤上。也有在玻璃罐内盛贮1/3～1/2的药液,然后用火罐法吸拔在皮肤上。常用于风湿痛、哮喘、咳嗽、感冒、溃疡病、慢性胃炎、消化不良、牛皮癣等。

7. 针罐

先在一定的部位施行针刺,待达到一定的刺激量后,将针留在原处,再以针刺处为中心,拔上火罐。如果与药罐结合,称为"针药罐",多用于风湿病。

8. 刺血罐

用三棱针、陶瓷片、粗毫针、小眉刀、皮肤针、滚刺筒等,先根据病变部位的大小和出血要求,按照刺血法刺破小血管,然后拔以火罐,可以加强刺血法的效果。适用于各种急慢性软组织损伤、神经性皮炎、皮肤瘙痒、丹毒、神经衰弱、胃肠神经官能症等。

下　篇
常见病症的外治疗法

第一章 中医内科

感 冒

【概述】

感冒是指因感受风邪或时行病毒,引起肺卫功能失调,出现鼻塞、流涕、喷嚏、咳嗽甚至头痛、恶寒、发热等全身不适为主要临床表现的一种外感病证。

中医常分为以下几种证型:

风寒型

证见恶寒重,发热轻,无汗,头痛,肢节酸痛,鼻塞声重,时流清涕,喉痒,咳嗽,咯痰稀薄色白,口不渴或渴喜热饮。舌苔薄白而润,脉浮或紧。

风热型

证见身热较著,微恶风,汗泄不畅,头胀痛,咳嗽,痰黏或黄,咽燥,或咽喉乳蛾红肿疼痛,鼻塞,流黄浊涕,口渴欲饮。舌苔薄白微黄,边尖红,脉浮数。

暑湿型

证见身热,微恶风,汗少,肢体酸重或疼痛,头昏重胀痛,咳嗽痰黏,鼻流浊涕,心烦口渴,或口中黏腻,渴不多饮,胸闷,泛恶,小便短赤。舌苔薄黄而腻,脉濡数。

【外治疗法】

1.三种外治法联用治疗风寒咳嗽

拔火罐:患者取俯卧位,大椎、肩井、天宗及膀胱经第一侧线风门穴至肝俞穴处拔罐,每次留罐10分钟(10岁以下儿童5分钟),注意避免起水泡。

穴位注射取穴：定喘、肺俞(均为双侧)交替使用。药物：核酪注射液2ml。操作方法：选用5ml注射器及4.5号针头，抽取药物2ml，选取俯卧位或俯伏坐位，暴露背部。穴位常规消毒后，右手持注射器对准穴位快速刺入皮下，然后将针缓慢推进，达一定深度后得气回抽如无回血即将药物缓慢注入，每穴1ml，出针后用消毒棉签轻压针孔。

中药烫疗：将细辛10g、延胡索10g，肉桂10g，川椒10g，杏仁10g，半夏10g，附子10g等中药研碎备用，将海盐1000g放入铁砂锅中炒热至约60℃，加入备用的中药炒出药味并装入20cm×15cm棉布袋内，扎紧袋口，置于患者背部来回熨烫。开始时药袋温度高，采用反复轻拍熨烫的方法，速度快，避免药袋温度高而烫伤皮肤，当温度降低至患者感觉温暖，皮肤能够耐受时敷于背部，不时移动，避免烫伤。每次熨烫15～20分钟。杜氏将三种外治法联合治疗风寒咳嗽，疗效更佳。

（杜艳,蒙珊,朱英.中医外治为主治疗感冒后风寒咳嗽36例临床观察[J].江苏中医药,2008(07):35-36.)

2.脐疗敷贴预防感冒

黄氏用细辛8～10g,以沸水冲泡后沥去水分,待不烫手时敷在肚脐上(神阙穴),外用塑料纸覆盖,保持湿润,再用绷带包扎固定12h后揭去。每周1次,可连用2～4次。结果总有效率达87%。

（黄星.细辛敷脐预防感冒16例[J].中医外治杂志,1999(03):3-5.)

3.穴位注射法治疗感冒

徐氏用足三里穴位注射治疗感冒318例,患者取坐位,用5ml一次性注射器抽取柴胡注射液2ml,三氮唑核苷注射液0.1g混合,双侧足三里穴局部常规消毒后,各注射3ml,注射前须使针得气,每日2次,治疗3天。结果总有效率94.64%。

（徐元忠,蔡守军.足三里穴位注射治疗感冒318例[J].中医外治杂志,2000(05):53.)

4.外敷涌泉穴法治疗感冒

刘氏用外敷涌泉穴法治疗感冒35例,患者在晚睡前洗净双足部,而后用温度稍高点的热水以患者自己能适应的温度为宜,浸泡双足,水深度为浸泡双踝为好,时间在20分钟左右,双足擦干后,将一粒强力银翘片研细末、取部分药末撒在两块麝香追风膏上,撒药面积约1cm×1cm大小,追风膏的大小根据患者足前掌而定。将药末对准涌泉穴敷上,喝一杯热开水入睡。结果总有效率为85.72%。

（刘汉涛,易友珍.外敷涌泉穴治疗感冒35例[J].中医外治杂志,2000(01):53.)

5. 外洗法治疗感冒

樊氏用外洗方治疗感冒,药物组成:鲜鬼针草、鲜苍耳草各150~400g,鲜青蒿100~300g。将上药洗净后用清水约300ml,煎40分钟,待适温后全身外洗15~20分钟,使身体微微出汗为佳(此法小孩成人均可用)。经此法每日1~2次,轻者即愈,稍重者1~3天可愈。

（樊启骧.外洗方治感冒[J].新中医,1995(09):46.)

6. 麦粒灸外关法治疗感冒

胡氏用麦粒灸外关治疗感冒120例,治疗方法:患者取坐位,将一侧手平放于桌上,手心向下。医者以点灸笔点取外关穴,然后作局部消毒处理,在外关穴上涂以经消毒的凡士林膏。用镊子将搓制好的小艾炷黏在外关穴并点燃,当艾炷燃至患者出现灼痛时,医者以指轻叩穴位四周皮肤,转移患者注意力,以减轻疼痛,待艾炷将燃尽时,用干净之瓶盖将艾火压灭。稍待片刻后,去净艾灰,用同法施灸第2壮,第3壮……以灸穴处皮肤潮红,轻Ⅰ度烧伤为度,最后一壮保留艾灰,然后用创可贴外敷灸处。第2天灸处皮肤出现水泡者为佳,水泡大者可用毫针透刺放净,再以创可贴外敷。治疗期间,患者饮食宜清淡,忌食辛辣肥腻生冷鱼腥烟酒等,适量饮水,无须服用任何药物,保持施灸处干燥,防止弄破水泡而感染。1周左右灸处结痂脱落,不留瘢痕。一般1次即效,亦可在皮痂脱落后重复施灸。结果总有效率88.3%。

（胡志平,黄丽雅.麦粒灸外关治疗感冒120例[J].中国针灸,1999(10):3-5.)

支气管哮喘

【概述】

支气管哮喘简称哮喘,是由多种细胞(比如肥大细胞、嗜酸性粒细胞、T淋巴细胞、中性粒细胞、气道上皮细胞等)和细胞组分参与的气道慢性炎症性疾病。

临床表现以反复发作性的喘息、气急、胸闷、咳嗽等症状为主,常在夜间和(或)清晨发作、加剧,多数患者可自行缓解或经过治疗缓解。

中医讲哮喘病分为哮病和喘病,哮病是由于宿痰伏肺,遇诱因或感邪引触,以致痰阻气道,肺失肃降,痰气搏击所引起的发作性痰鸣气喘疾患。发作时喉中哮鸣有声,呼吸气促困难,甚至喘息不能平卧为主要表现。喘病是指由于外感或内伤,导致肺失宣降,肺气上逆或气无所主,肾失摄纳,以致呼吸困难,甚则张口抬肩,鼻翼翕动,不能平卧等为主要临床特征的一种病证。严重者可由喘致脱出现喘脱之危重证候。

中医根据病因病机及临床特点进行辨证论治,可以分为如下几种证型。

【哮病发作期】

寒哮

证见呼吸急促,喉中哮鸣有声,胸膈满闷如窒,咳不甚,痰少咳吐不爽,白色黏痰,口不渴,或渴喜热饮,天冷或遇寒而发,形寒怕冷,或有恶寒,喷嚏,流涕等表寒证,舌苔白滑,脉弦紧或浮紧。

热哮

证见气粗息涌,喉中痰鸣如吼,胸高胁胀,张口抬肩,咳呛阵作,咯痰色黄或白,黏浊稠厚,排吐不利,烦闷不安,汗出,面赤,口苦,口渴喜饮,舌质红,苔黄腻,脉弦数或滑数。

【哮病缓解期】

肺虚证

证见气短声低,动则尤甚,或喉中有轻度哮鸣声,咳痰清稀色白,面色㿠白,常自汗畏风,易感冒,每因劳倦、气候变化等诱发哮病,舌淡苔白,脉细弱或虚大。

脾虚证

证见平素痰多气短,倦怠无力,面色萎黄,食少便溏,或食油腻易于腹泻,每因饮食不当则易诱发哮病,舌质淡,苔薄腻或白滑,脉细弱。

肾虚证

证见平素短气息促,动则尤甚,吸气不利,或喉中有轻度哮鸣,腰膝酸软,脑转耳鸣,劳累后易诱发哮病。或畏寒肢冷,面色苍白,舌淡苔白,质胖嫩,脉象沉细。或颧红,烦热,汗出黏手,舌红苔少,脉细数。

【喘证辨证分型】

风寒闭肺

证见喘息,呼吸气促,胸部胀闷,咳嗽,痰多稀薄色白,兼有头痛,鼻塞,无汗,恶寒,或伴发热,口不渴。舌苔薄白而滑,脉浮紧。

表寒里热

证见喘逆上气,胸胀或痛,息粗,鼻煽。咳而不爽,咳痰黏稠,形寒,身热,烦闷,身痛,有汗或无汗,口渴,溲黄,便干。舌质红苔薄白或黄,脉浮数或滑。

痰热遏肺

证见喘咳气涌,胸部胀痛,痰多黏稠色黄,或夹血色,伴胸中烦热,面红身热,汗出口渴喜冷饮,咽干,尿赤,或大便秘结。苔黄或腻,脉滑数。

痰浊阻肺

喘而胸满闷窒,甚则胸盈仰息,咳嗽痰多黏腻色白,咯吐不利,兼有呕恶纳呆,口黏不渴。苔厚腻色白,脉滑。

肝气乘肺

每遇情志刺激而诱发,发病突然,呼吸短促,息粗气憋,胸闷胸痛,咽中如窒,咳嗽痰鸣不著,喘后如常人,或失眠、心悸,平素常多忧思抑郁,或不思饮食,大便不爽,或心烦易怒,面红目赤。舌淡或红,苔薄白或薄黄,脉弦或弦而数。

饮凌心肺

喘咳气逆,倚息难以平卧,咯痰稀白,心悸,面目肢体浮肿,小便量少,怯寒肢冷,面唇青紫。舌淡胖或胖黯或有瘀斑、瘀点,舌下青筋显露,苔白滑,脉沉细或带涩。

肺气虚

喘促短气,气怯声低,喉有鼾声,咳声低弱,痰吐稀薄,自汗畏风,极易感冒;或咳呛痰少质黏,烦热口干,咽喉不利,面色潮红;或兼食少,食后腹胀不舒,便溏或食后即便,肌肉瘦削,痰多。舌质淡红或质红,苔剥。脉软弱或细数。

肾气虚

喘促日久,气息短促,呼多吸少,动则喘甚,气不得续,小便常因咳甚而失禁,或尿后余沥,形瘦神疲,面青肢冷,汗出肢冷,或有跗肿。或干咳,面红烦躁,口眼干燥,足冷,汗出如油。舌淡苔薄或黑润,或舌红少津。脉微细或沉弱,或细数。

喘脱

喘逆甚剧,张口抬肩,鼻翼翕动,端坐不能平卧,稍动则喘剧欲绝,或有痰鸣,咳吐泡沫痰,心慌动悸,烦躁不安,面青唇紫,汗出如珠,肢冷。舌质淡而无华,或干瘦枯萎,少苔或无苔。脉浮大无根,或见歇止,或模糊不清。

【外治疗法】

1.穴位敷贴治疗支气管哮喘

尤氏应用冬病夏治背部穴位敷贴治疗支气管哮喘50例,将冬病夏治生药芥子、生甘遂、细辛、黄芪按1:0.6:1:2混匀后研磨成粉状,取新鲜老生姜榨汁,用密闭容器保存在4℃～8℃低温下,用时倒出(姜汁低温保存下不超过48小时,常温不超过2小时),把药末、姜汁按照1:1比例调和,并制成1cm×1cm×1cm大小的药饼,药饼质地干湿适中,贴于双侧风门、定喘、肺俞、脾俞、膏肓、肾俞,并准备2～3cm胶布将药饼固定于穴位上,保留4～6小时(儿童30～60分钟)去掉。初伏、中伏、末伏第1天各贴1次,共3次。连续穴位敷贴治疗3年,结果表明治疗组有效率明显高于对照组,同时患者发病频率及每次发作持续时间治疗组优于对照组。

(尤德明,王海瑞,张颖.冬病夏治背部穴位敷贴治疗支气管哮喘50例临床观察[J].河北中医,2012,34(9):1380-1381.)

刘氏用中药穴位敷贴治疗支气管哮喘,针对寒哮用白芥子、细辛、延胡索、白芷、小茴香、甘遂,热哮用白芥子、大黄、苦参、白及、冰片,虚哮用沉香、肉桂、补骨脂、小茴香。研成细末,用生姜汁调成膏状,做成黄豆大小,置于3cm×2cm大小的医用胶带上敷贴于患者背部两侧的肺俞、膈俞、天突、定喘、膻中穴。成人每次贴3～6小时。每年夏令初伏起贴,隔7～10天1次,至末伏为止,3年为1疗程,每年3次,连续3年,结果显示其明显改善哮喘患者的喘息、咳嗽、咯痰等症状,减少哮喘发作次数、住院次数。

(刘龙群,徐丽华,戴嘉.中药穴位敷贴治疗支气管哮喘的疗效观察[J].中国中医急症,2012,21(10):1573-1579.)

杨氏用穴位贴敷治疗缓解期支气管哮喘50例,将炒白芥子12g,延胡索12g,

细辛6g,甘遂6g混合研末,用生姜汁调和,选取双侧肺俞、风门、脾俞、肾俞穴位,每个伏天第1天敷贴,每次敷贴2～6小时。随访半年,发现治疗组有效率为90.0%,治疗组患者嗜酸性粒细胞水平低于对照组,6分钟步行距离多于对照组,白细胞介素-6及肿瘤坏死因子-α水平改善情况优于对照组。

（杨照明.穴位贴敷治疗缓解期支气管哮喘50例[J].河南中医,2018,38(4):597-599.）

2. 穴位埋线联合西药治疗支气管哮喘

张氏采用穴位埋线联合西药治疗支气管哮喘缓解期,埋线穴位:主穴取双侧定喘、肺俞、脾俞、肾俞、足三里,合并外感者加风门,纳差者加中脘,便秘者加天枢、支沟,恶心呕吐者加内关,合并过敏性鼻炎者加膈俞。以龙胆紫作穴位定位标志,络合碘常规皮肤消毒后,医者戴消毒手套,铺设消毒洞巾,以持针钳夹持缝合针将"2～0"号铬制羊肠线埋入皮下或肌层,长度为1～2cm,务必使羊肠线头不露皮外,术毕再以络合碘常规消毒,外敷消毒纱布,再以胶布固定。2天后换药1次,如无伤口感染,5～6天揭去纱布,如有感染,对症处理即可。10天治疗1次,3次为1个疗程,共治疗2个疗程。每月1次,3次后停止埋线。埋线2～3天内局部不要沾水污染;埋线期间如有轻微红肿为正常反应,红肿明显并伴有发热者应对症处理;若有对羊肠线过敏者可对症处理,严重过敏者应停止埋线。

结果显示,治疗组有效率为93.1%,明显高于对照组有效率的79.3%。

（张赛男,范萍,曾富坤,等.穴位埋线联合西药治疗支气管哮喘缓解期随机对照研究[J].上海针灸杂志,2017,36(12):1391-1395.）

3. 温阳利气配穴针刺治疗哮喘

谢氏采用温阳利气配穴针刺治疗哮喘持续期,穴取大椎、肺俞、膻中、定喘、间使、支沟、太溪、足三里,操作:患者采取坐位,穴位局部常规消毒后,选用规格为0.30mm×40mm和0.25mm×25mm的毫针针刺。大椎、足三里,直刺25～30mm;肺俞与皮肤呈15°角朝脊柱方向斜刺15～25mm,定喘与皮肤呈15°角朝脊柱方向斜刺15mm;膻中可向上平刺25mm;支沟、间使直刺20～30mm;太溪直刺25mm。针刺手法:大椎、肺俞、太溪、足三里4穴均采用提插捻转补法,膻中、定喘、支沟、间使4穴均采用提插捻转泻法,留针30分钟以上,平均10分钟行针1

次,共行针3次,治疗隔日1次。20天为1个疗程,共治疗4个疗程,结果发现治疗后针刺组有效率为93.3%,优于西药组,治疗后针刺组患者免疫功能及肺通气功能指标较西药组有显著改善。

(谢怡琳,万文蓉,赵银龙,等.温阳利气配穴针刺治疗哮喘持续期及对患者免疫功能的影响[J].中国针灸,2015,35(11):1089-1093.)

瞿氏用火针配合穴位敷贴治疗咳喘105例,火针:寒证取百劳、肺俞、膏肓俞;热证取大椎、风门、肺俞。对穴位常规消毒后,用小号钨钢火针烧至针尖通红,迅速刺入上述穴位2~5mm后快速出针。每6日1次,5次为1个疗程。穴位敷贴取菟丝子、白芥子、五味子、元胡、细辛、甘遂、杜仲、僵蚕等药按一定比例配伍后以芝麻油加红丹熬成黑膏药,用牛皮纸或厚布摊成3cm×3cm大小的药贴,贴于火针治疗的各穴位上,每次贴3天,连续10次为1个疗程。总有效率97.1%。

(瞿群威,袁申平.火针配合穴位敷贴治疗咳喘105例[J].上海针灸杂志,2001(03):12-13.)

欧阳氏应用热敏灸治疗慢性持续期支气管哮喘,①取穴:肺俞和膈俞两穴水平线之间的区域或前胸部第1肋间隙、第2肋间隙自内向外至6寸范围内区域的热敏化腧穴。②体位:选择舒适、充分暴露探查部位的体位。③工具:两支二级精艾绒艾条,规格22mm×120mm。④方法:热敏化腧穴探查:点燃艾条,在距离选定部位皮肤表面3cm左右高度手持调控施行温和灸。当患者感受到艾热发生透热(艾热从施灸部位皮肤表面直接向深部组织穿透)、扩热(以施灸点为中心向周围扩散)、传热(灸热从施灸点开始循某一方向传导)、局部不(微)热远部热(施灸部位不热或微热,而远离施灸的部位感觉甚热)、表面不(微)热深部热(施灸部位的皮肤不热或微热,而皮肤下深部组织甚至胸腹腔脏器感觉甚热)和非热觉中的一种或一种以上感觉时,即为发生腧穴热敏化现象,该探查穴点为热敏化腧穴,详细记录其位置。腧穴热敏化艾灸治疗:操作者手持艾条,在探查到的热敏化腧穴中选取1个热敏化现象最为明显的穴位以色笔标记进行悬灸,每隔2分钟掸灰(时间不超过10s)并调整艾条与皮肤距离,保持足够热度,每次治疗时间以上述区域腧穴热敏现象消失为度(下限30分钟,上限90分钟)。⑤疗程:开始连续治疗8天,每日1次,第1个月内的后22天保证12次治疗,后2个月保证每月治疗15次(每日≤1次),共治疗3个月。治疗结果:热敏灸对患者全身症状、寒热汗出情况的改善优于舒利迭组,证实热敏灸能起到改善慢性持续期支气管哮喘患者肺功能的作用,缓解临床症状,提高生活质量。

(欧阳八四,高洁,孙钢,等.热敏灸对慢性持续期支气管哮喘患者肺功能和生活质量的影响:随机对照研究[J].中国针灸,2011,31(11):965-970.)

慢性阻塞性肺疾病

【概述】

慢性阻塞性肺疾病简称慢阻肺,是一组常见的以持续气流受限为特征的可以预防和治疗的疾病。常见症状有慢性咳嗽、咳痰、气短或呼吸困难、喘息和胸闷、其他症状如体重下降、营养不良等,可合并心肌梗死、心绞痛、骨质疏松等。

中医根据病因病机及临床特点进行辨证论治,可以分为如下几种证型。

寒痰壅肺

证见咳喘气急,劳则即著,胸部胀闷,痰白而稀,纳少倦怠。舌苔薄白而腻,脉弦滑。

热痰蕴肺

证见咳嗽气促,痰黄而稠,不易咯出,大便干燥,小便黄赤,口干。舌红,苔黄或黄腻,脉滑数或弦数。

痰蒙清窍

证见神志恍惚,烦躁不安,或表情淡漠,嗜睡,甚至昏迷,或肢体抽搐,咳喘气促,咯痰不爽。舌质黯红或淡紫,苔白腻或黄腻,脉细滑数。多见于肺性脑病。

肺肾气虚

证见咳嗽气短,活动后加重,甚则张口抬肩,不能平卧,痰白而稀,无力咯出,胸闷心悸,汗出。舌淡或黯,脉沉细数或有结代。

脾肾阳虚

证见面浮肢肿,心悸喘咳,咯痰清稀,脘痞纳差,形寒肢冷,腰膝酸软,小便清长,大便稀溏。舌胖质黯,苔白滑,脉沉细。

【外治疗法】

1.穴位敷贴法治疗慢阻肺

秦氏在慢性阻塞性肺疾病(COPD)常规内科治疗如止咳、化痰、平喘、抗感染等的基础上,加用穴位敷贴辅助治疗轻、中度COPD中老年患者。药品选用日照海旭医疗器械有限公司生产的穴位贴敷治疗贴,具体方法为:患者取坐位,头部稍低,先进行相关穴位的消毒,再将敷贴贴至肺俞穴、天突穴和大椎穴,贴时注意保证穴位的准确性,每日1贴,每次8~10小时,同时注意密切观察敷贴周围皮肤有无红肿、疼痛、水泡等,若出现应立即取下敷贴,涂抹烫伤膏并消毒再行无菌包扎。在相同条件下,观察组辅以穴位贴敷疗法,治疗1个月及3个月后发现,观察组FVC、FEV1/FVC、PaO$_2$改善情况优于对照组。

(秦岚.穴位敷贴辅助治疗轻、中度COPD中老年患者的效果及对肺功能的影响[J].现代诊断与治疗,2019,30(13):2174-2175.)

臧氏在舒利迭联合噻托溴铵吸入治疗的基础上加用穴位贴敷治疗,用药:细辛、吴茱萸、麝香按照1:3:1比例配比,研为细末,取穴天突、定喘;1个月治疗10天为1个疗程,治疗6个月。观察Ⅱ组加针灸联合穴位贴敷治疗,穴位贴敷药物、取穴、方法同观察Ⅰ组;针刺治疗:取毫针刺,取穴尺泽、列缺、丰隆、膻中、太溪、足三里,留针20分钟,1天1次。灸法:使用DAJ-4型艾灸治疗仪,取穴肺腧,1次灸20分钟,1天1次。1个月治疗10天为1个疗程,治疗6个月。研究表明,贴敷治疗、贴敷联合针灸治疗能有效改善COPD稳定期患者症状,能提高T细胞亚群CD3、CD4水平及体液免疫IgG水平。

(臧敏,陈秀华,林文波,蔡岗丽,周明镜,刘超群.中医外治法治疗慢性阻塞性肺疾病稳定期疗效及对免疫功能的影响[J].浙江中西医结合杂志,2016,26(11):1006-1008.)

潘氏用中药穴位贴敷法治疗慢阻肺,处方:细辛2g,甘遂和延胡索各3g,麻黄、苦杏仁、白芥子和洋金花各6g。将上述药物研成粉末,加入姜汁调成糊状后做成圆形的药饼,将此药饼贴敷在患者所取的穴位上,用医用的脱敏胶布进行固定。患者所取的穴位有:肺俞穴、肾俞穴、脾俞穴、膏肓穴和膻中穴。从夏季的入伏日开始,每10天在患者各穴位上贴敷一次,每次持续贴敷两小时,共贴敷3次。

为其治疗一年。结果总有效率为88.7%。

（潘其胜．用中药穴位贴敷法治疗慢阻肺的效果探析[J]．当代医药论丛，2016，14（11）：97-98.）

2. 温针灸治疗慢阻肺

朱氏运用温针灸治疗34例COPD稳定期患者，选择足三里、肾俞、膏肓、定喘、膻中、风门、肺俞等为主穴位，选择血海、丰隆、尺泽、列缺等为配穴。对穴位进行消毒后刺入用2寸毫针，针刺得气后，于留针时于针柄上裹以纯艾绒的艾团，和皮肤相距约2.5cm，点燃下端并施灸。燃烧过程中，若患者无法忍受灼烫，可将一硬纸片置于该穴位处以减小火力，每个穴位灸3～4壮，每日1次，每周5次。治疗3个月后，于末日针刺后次日检测大鼠肺功能，结果显示，治疗组患者的FEV1、FVC、FEV1/FVC均优于对照组。

（朱吉鹏．温针灸对老年稳定期慢性阻塞性肺疾病患者肺功能的影响[J]．深圳中西医结合杂志，2017，27（1）：49-51.）

3. 针刺治疗慢阻肺

王氏选取肝络郁滞型COPD患者49例，选择肺俞穴、定喘穴、合谷穴，穴位进行局部皮肤消毒，完成后使用1ml注射器并使针与皮肤成15倾斜刺入，进针0.5寸后注射1ml川芎嗪，1次/天，两组均以7d为1个疗程，临床治疗4个疗程，结果发现总有效率93.88%。

（王春文．肺俞穴、合谷穴、定喘穴三穴注射川芎嗪治疗肺络郁滞型慢阻肺的临床效果分析[J]．中国实用医药，2017，12（21）：104-106.）

4. 中药熏洗法治疗慢阻肺

肖氏应用中药熏洗的方法对慢阻肺伴失眠的患者进行干预，熏洗方药选用泽兰、麻黄、川乌、葶苈子、细辛、桑白皮、川芎，一起熬制30分钟，每晚临睡前将熬制好的药液置于木桶中，加适量温水，温度控制在70℃左右，木桶内安置1个高出药液2～3cm木支架，患者将双脚置于架子上，将毛巾盖住木桶口进行熏蒸，直至水温下降到40℃左右，患者再将双脚置于药液中浸泡，整个熏洗时间保持30分钟左右，中途可视水温添加热水，熏洗结束后晾干双脚入睡即可，每天睡前1次，连续治疗1个月，结果显示总有效率为98.15%。

（肖耀江．中药熏洗干预慢性阻塞性肺疾病伴失眠效果观察[J]．湖南中医杂志,2018,34(3):113-114.)

5. 耳穴压籽法治疗慢阻肺

权氏应用耳穴压籽治疗慢阻肺伴失眠,选取耳穴主穴:神门、心、肺、皮质下、交感,配穴辨证取穴,患者取舒适体位,操作时护士一手捏住耳轮后上方,另一只手持探棒由上至下在耳穴选区内寻找敏感点,用75%酒精消毒,将王不留行籽贴附在0.6cm×0.6cm大小胶布中央,用镊子夹住,贴敷在选取的耳穴上,给予适度的揉、按、捏、压,直到患者有酸、麻、胀的感觉,即"得气"感为止。结果显示总有效率为85.29%。

(权继侠,魏婷,滕晴晴. 耳穴压籽对慢性阻塞性肺疾病患者失眠的应用疗效分析[J]. 中外医疗,2017,36(24):163-165.)

胃食管反流病

【概述】

吐酸可出现于西医学中胃食管反流病,吐酸是指胃中酸水上泛,不咽下而吐出,若咽下称吞酸。中医学"吞酸""吐酸""反酸"常并见,中医可分为以下几种证型:

热证,证见吞酸时作,脘腹满胀,心烦易怒,胁肋胀满,嗳气腐秽,口干口苦,咽干欲饮,舌红,苔黄,脉弦数。

寒证,证见吐酸时作,胃脘闷胀,嗳气厌食,四肢欠温,大便溏稀,舌淡苔白,脉沉迟。

【外治疗法】

1. 壮医药线点灸背俞穴治疗胃食管反流病

熊氏用壮医药线点灸背俞穴治疗肝胃不和型胃食管反流病30例,取穴:脾俞、胃俞、肝俞、胆俞。操作:采用多种壮药制备液浸泡过的苎麻线,医者以右手拇、食指持住药线的一端,并露出线头1~2cm,放在酒精灯火上点燃,如有火焰需抖灭,使之成圆珠状炭火即可,然后用拇指指腹将此炭火迅速而敏捷地直接灸灼于选定的体表穴位上。一按火灭即起为1壮。每穴位点灸3～5壮,灸时局部有蚂蚁样灼热感,有时上述感觉可沿经络传导。两组穴位交替使用,每日点灸1次,6天为1个疗程,疗程间休息1天,观察4个疗程。结果总有效率为93.3%。

(熊荣,方玉丽,许夏懿,吴健文.壮医药线点灸背俞穴治疗肝胃不和型胃食管反流病30例[J].广西中医药,2018,41(05):42-43.)

2. "老十针"治疗胃食管反流病

徐氏应用王乐亭的"老十针"治疗胃食管反流病。患者取仰卧位,主穴为天突、上脘、中脘、下脘、气海、天枢(双)、内关(双)、足三里(双)、太冲。常规皮肤消毒后,根据患者体型选择(0.25×25～0.25×40)mm不同长短的一次性毫针,按《针灸学》所示方法进针、捻转、提插。每次留针30分钟,每周2次,共治疗28天。观察组口服奥美拉唑,以反酸、烧心、反食症状为观察指标,采用GERD-Q量表评分,治疗1个月显示"老十针"疗效更优,安全可靠。

(徐因,安俊丽,杨志军,等.老十针治疗胃食管反流病的临床观察[J].四川中医,2016,34(10):189-191.)

3. 火针治疗胃食管反流病

李氏用火针治疗胃食管反流病,火针治疗取穴分为四组,第一组取心俞、督俞、膈俞、脾俞、胃俞等;第二组取上脘、中脘、下脘、天枢、章门等;第三组取足三里、阳陵泉、三阴交、太冲等。第四组取手三里、内关、合谷等。以上穴位皮肤局部消毒后用火针点刺,然后以毫针刺入后留针30分钟,1次/天。以上治疗每周3次,9次为1个疗程,3个疗程后观察疗效。治疗组痊愈6例,显效8例,有效12例,无效2例;对照组痊愈3例,显效6例,有效12例,无效5例。两组总有效率比较,差异有统计学意义(P<0.05),治疗组高于对照组。

(李永红,张万龙,汪芗,杨文婷,钟亚彬,王丹,张俞.火针治疗胃食管反流病临床观察[J].世界中西医结合杂志,2015,10(11):1600-1602.)

4. 电针结合走罐治疗胃食管反流病

侯氏运用电针结合走罐为主治疗胃食管反流病。选穴:天突、中脘、气海、内关、足三里、公孙、太冲。操作方法:患者取仰卧位,各穴使用75%酒精棉球消毒,采用0.30mm×(25～50)mm毫针针刺。天突穴选取0.30mm×40mm毫针,先沿胸骨柄上缘切迹直刺3.0～5.0mm,然后针尖向下,沿胸骨柄后缘刺入25～

35mm,以针感沿任脉向下传导为佳,但不可针刺过深或作大幅度提插捻转,防止产生意外。其余各穴选取0.30mm×(25~50)mm毫针针刺。气海穴针尖与皮肤约成75°角,以向上方向刺入35~45mm,并施以小幅度提插捻转,针感沿任脉传导至上腹部为好。其他穴位刺入后,施以平补平泻手法,以产生酸胀感为度。针刺后,接通脉冲电疗仪(KWD-808 I 型,长城医疗器械有限公司)。气海、中脘连接一组电极,双足三里及天枢穴各连接一组电极,均采用连续波,频率为100Hz/s。电流强度以患者耐受为度。每次治疗时间为30分钟,2周为1个疗程。

走罐:患者取俯卧位,充分暴露背部皮肤,于背部涂液体石蜡作为润滑剂,使用闪火法将火罐吸拔于背部皮肤,反复沿两侧膀胱经及督脉走罐(肝俞、脾俞、胃俞重点操作)。每次走罐时间为5~10分钟或以患者皮肤出现紫红色为度,每周走罐1次。结果总有效率95.5%。

(侯志鹏,相永梅,包永欣,等.电针结合走罐为主治疗胃食管反流病临床观察[J]. 辽宁中医杂志,2015,42(12):2419-2421.)

5.温针治疗胃食管反流病

史氏用温针治疗慢性胃炎,取中脘、关元、足三里穴。胃络瘀阻型加膈俞、血海穴;脾胃虚寒型加脾俞、胃俞穴。选取0.30mm×(25~40)mm毫针,穴位局部常规消毒后,先俯卧位进行背部腧穴的针刺,胃俞、脾俞、膈俞穴斜刺30mm,得气后行平补平泻手法,行针1分钟后出针;然后嘱患者仰卧位,关元、中脘穴直刺20mm,足三里直刺40mm,以上3穴得气后均行捻转补法,然后于以上3穴的针柄上插入长2cm的艾条,点燃艾条,使艾条的热力通过针体传至穴位。血海穴直刺25mm,得气后行平补平泻法,行针1分钟。留针30分钟,每日1次,连续治疗8周。结果显示,温针灸较口服PPI能快速改善胃镜下胃黏膜病变程度,临床有效率高。

(史东梅,李国民,何文娟,等.温针灸治疗慢性胃炎疗效观察[J]. 上海针灸杂志2015,34(10):911-913.)

6.透刺穴位埋线治疗功能性消化不良

刘氏采用透刺穴位埋线治疗功能性消化不良,选穴①主穴。实证:上脘透中脘、胃俞透脾俞;足三里。虚症:中脘透上脘,脾俞透胃俞。②配穴。虚证:脾胃虚寒证、脾虚气滞证:关元透气海;实证:肝胃不和证:胆俞透肝俞;脾胃湿热证:曲池透手三里;寒热错杂证:天枢。③穴位如有对称均采用双侧,常规埋线组亦同。

操作方法:穴位常规消毒后,将剪好的长度约1.5cm的0号羊肠线放入6号无菌注射针头内,右手持针,选准穿刺穴位,针刺过程中根据证型,实证使用迎随补泻和徐疾补泻的泻法,虚证则相反。将针头迅速刺入皮下。然后慢慢进针,针身与皮肤呈15°角,针尖指向透穴,可用压手拇指或食指贴附在皮肤上,感觉针尖和针身的位置、方向和深浅,最佳者应将针身置于肌纤维之间,针刺到位获得针感后,左手用针芯顶推羊肠线的同时,右手慢慢拔出注射针头,将羊肠线埋入所透刺的两穴之间。消毒针眼并外敷无菌敷料,胶布固定24小时。治疗后2~3天内出现局部酸痛或触及小结节,均为正常反应,无需特殊处理。15天治疗1次,共4次,2个月为1个疗程。结果有效率93.3%。

(刘惠燕,蒙珊,张梦珍,等.以透刺穴位埋线为主治疗功能性消化不良的临床研究[J].广州中医药大学学报2019,36(4):541-544.)

7.传统推拿背部膀胱经路线配合推擦双胁治疗功能性消化不良

金氏治疗肝气犯胃型胃痛,采用传统推拿背部膀胱经路线配合推擦双胁(期门至章门,有热感渗透),患者取俯卧位,术者站于患者一侧:①沿膀胱经以滚法自上而下反复操作3~5遍。②以拇指点按肝俞、胆俞、脾俞、胃俞、至阳等穴位,每穴半分钟。③背部沿膀胱经作揉法,以T7-T12为操作重点。患者取仰卧位,术者站于患者一侧:①按揉中脘穴及两侧章门穴、期门穴各1分钟。②点按天枢、阳陵泉、足三里、内关等穴各半分钟。③推擦双胁:先将凡士林涂于患者的期门穴,沿肝经至双侧的章门穴。嘱患者张口深呼吸,待呼气时,术者以双手大鱼际为着力面自双侧期门穴沿肝经推擦至双侧章门穴,自上而下做直线往返摩擦,使患者感觉热感渗透为度。隔日1次,10次为一疗程。取得良好疗效(96.56%)。

(金建东,孙振波,冯艳华.推拿手法配合推擦双胁治疗肝气犯胃型胃痛58例观察[J].医学信息2010,5(9):2627.)

慢性胃炎

【概述】

慢性胃炎系指不同病因引起的各种慢性胃黏膜炎性病变,是一种常见病,其发病率在各种胃病中居首位。常见有慢性浅表性胃炎、慢性糜烂性胃炎和慢性萎缩性胃炎。临床常无症状或有程度不同的消化不良症状如上腹隐痛、食欲减退、餐后饱胀、反酸等。慢性萎缩性胃炎患者可有贫血、消瘦、舌炎、腹泻等,症状常常反复发作,无规律性腹痛,疼痛经常出现于进食过程中或餐后,多数位于上腹部、脐周、部分患者部位不固定,轻者间歇性隐痛或钝痛、严重者为剧烈绞痛。

中医根据病因病机和临床特点进行辨证论治,可以分为如下几种证型。

肝胃不和

胃脘胀痛或痛串两胁,嗳气频繁,嘈杂泛酸,胃黏膜急性活动性炎症,胆汁反流。舌象脉象:舌质淡红,苔薄白或白厚;脉弦。

脾胃虚弱

胃脘隐痛,喜按喜暖,食后胀闷痞满,纳呆少食,便溏腹泻,乏力四肢酸软。胃黏膜红白相间以白为主,黏液稀薄而多,胃酸偏低。舌质淡红,苔薄白或白,有齿痕,脉沉细。

肝郁胃热

嘈杂、泛酸,胃脘灼痛,恶心泛呕,口臭口渴,口苦心烦,胃脘灼热胀痛,口苦,尿黄,脘腹痞闷,渴不欲饮。胃黏膜急性、活动性炎症、充血糜烂明显。苔黄腻,脉弦滑数。

胃阴不足

胃脘灼热疼痛,口干舌燥,大便干燥。胃黏膜片状红白相间,黏膜变薄。胃黏膜干燥,黏液少,胃酸偏低。舌红少津或有裂纹。脉细或弦细。

胃络瘀血

胃脘痛有定处,不喜按。胃疼日久不愈,大便潜血阳性或黑血便。或伴有胃黏膜充血肿胀,伴瘀斑或出血点。舌质暗红,或紫暗,或有瘀斑。脉弦涩。

【外治疗法】

1.针灸疗法治疗慢性胃炎

沈氏应用针灸疗法治疗慢性萎缩性胃炎,选穴足三里穴、膈俞穴、血海穴、关元穴以及气海穴等进行针刺,针取长度在16~39mm,毫针,对于背部膈俞穴的针刺手法为气后平补平泻手法,刺入深度在19mm左右,刺入时间一般不超过3分钟。对患者体位改变取仰卧姿势,刺入关元穴、气海穴,刺入深度大约为19mm,另采取一致手法刺入足三里穴,深度约为39mm,确认患者三个穴位得气,用捻转补法再次刺入,时间均不超过1分钟。上述步骤均完成之后,穴位之上将艾条点燃,让患者穴位得到充分热量输送,在进行该步骤操作时应注意患者的耐受能力。血海穴为最后穴位,手法在得气后用平补平泻,刺入深度为24mm,留针时间为29分钟。每天针灸1次,连续治疗56天,结果总有效率97.0%。

(沈小军.中医针灸疗法治疗慢性萎缩性胃炎的临床疗效[J].世界最新医学信息文摘,2017,17(25):23-24.)

杨氏采用针刺辨证疗法治疗慢性萎缩性胃炎①对于气滞血瘀、脾胃虚弱型慢性萎缩性胃炎患者,选取胃俞、脾俞、中脘、气海、足三里、内关、血海和章门穴,对胃俞、脾俞和章门采用平补的手法。对足三里、气海和内关穴采用平补平泻的手法。留针30~40分钟,并进行15~20分钟的艾灸或温针灸治疗。②对于浴火燥热、肝胃不和型慢性萎缩性胃炎患者,选取内关、太冲、足三里、中脘、内庭、行间和天枢穴。对中脘、内关和足三里穴采用平泻的手法。留针30分钟,并进行15~20分钟的艾灸或温针灸治疗。③对于气失和降、脾虚肝郁型慢性萎缩性胃炎患者,选取内关、中脘、公孙、足三里和太冲穴,采用平补平泻的手法,然后留针30分钟,并进行15~20分钟的艾灸或温针灸治疗。④对于血瘀络脉、先天不足型慢性萎缩性胃炎患者,选取中脘、胃俞、足三里、血海、内关和三阴交穴,用平补平泻的手法,然后留针30分钟,并进行15~20分钟的艾灸或温针灸治疗。治疗结果总有效率为97.92%。

(杨家象.用针灸疗法治疗慢性萎缩性胃炎的疗效解析[J].当代医药论丛,2014,12(17):33.)

曹氏用隔姜灸治疗慢性萎缩性胃炎,患者随机分为两组,对照组予西药治疗,治疗组在此基础上在予隔姜灸气海、中脘及双侧足三里和内关,患者取仰卧位,操作者将重约1.8g的艾炷置于直径2.0cm、厚度0.5cm的姜片上进行隔姜灸,每穴每次各灸1壮,10天为1疗程,疗程间休息1天,共治疗6个疗程。结果总有效率91.84%。

(曹雯,张靖娟.隔姜灸治疗慢性萎缩性胃炎的疗效观察[J].福建中医药,2018,49(5):21-22.)

郭氏用隔药铺灸足阳明经穴区、中脘穴区、背腧穴区,显示疗效优于常规针刺;隔药铺灸将药物与艾灸相结合,且同时作用于多个穴区,较单穴施灸能明显增强疗效。铺灸操作:用鲜姜汁擦拭穴区皮肤后铺撒药末,放置鲜姜泥,再将长蛇形艾柱置于姜泥上;点燃头、身、尾三点后自然燃烧;每次2~3壮。治疗结果总有效率100%。

(郭克勤.隔药铺灸治疗慢性浅表性胃炎临床观察[J].河北中医药学报2013,28(1):36-37.)

2.穴位埋线治疗慢性胃炎

张氏用穴位埋线治疗慢性浅表性胃炎,操作方法:患者取卧位,取穴中脘、建里、足三里(双侧)、脾俞(双侧)、胃俞(双侧),所取穴位经碘伏常规消毒,采用18G注射器针头,内套28号50mm长度毫针作针芯,先将针芯向外拔出2~3cm,镊取一段1~2cm已消毒的医用羊肠线,从针头斜口植入,左手拇指、食指绷紧或捏起进针部位皮肤,右手持针快速刺入穴内,并上下提插,得气后,向外拔注射器针头,向内推针芯,将羊肠线植入穴位深处,拔出针头及针芯,检查羊肠线断端无外露,按压针孔至无出血。埋线当天局部禁水,2周埋线1次。结果显示治疗组总有效率为96.67%。

(张去飞.穴位埋线治疗慢性浅表性胃炎临床观察[J].中医临床研究,2017,9(2):47-48.)

3.穴位贴敷治疗慢性胃炎

郑氏用穴位贴敷配合中药内服治疗肝气犯胃型胃脘痛30例,在口服柴胡疏肝散的基础上加用胃痛型穴位贴敷。取穴:神阙、中脘、足三里、脾俞、太冲。每贴6小时,一日2次。上述治疗以14天为1个疗程,共2个疗程。结果总有效率93.33%。

（郑琳,张芸,林瑜.穴位贴敷配合中药内服治疗肝气犯胃型胃脘痛30例[J].光明中医,2017,32(13):1922-1924.）

宁氏采取寒消散干热敷治疗胃脘疼痛,选取156例慢性胃炎胃脘痛患者,对照组采用常规西药治疗,如抑酸护胃、保护胃黏膜、解痉止痛、抗炎等,治疗组在对照组基础上加用自拟方寒消散(吴茱萸、干姜、肉桂、白芍、延胡索、花椒、川楝子、乌药、冰片粗加工成药包)行中药热敷治疗,结果显示总有效率为98.72%。

（宁树平.寒消散干热敷治疗胃脘疼痛78例疗效观察[J].云南中医中药杂志,2016,37(9):63-64.）

4.推拿疗法治疗慢性胃炎

魏氏运用骆氏腹诊推拿治疗40例患者,先令患者仰卧于床上,医者以一手四指或两手四指掌侧并置于季肋下缘,自上而下逐步点按经幽门、阴都至肓俞穴止,反复操作2~3分钟。继以一手或两手四指并置于上腹部之巨阙、幽门穴处,自上而下呈直线摩动,经中脘、阴都至水分穴平高处止,反复摩按5~10分钟。再令患者取侧卧位,双下肢稍屈曲,术者以一手四指掌侧置于侧腹部不容、承满穴下,另一手四指掌侧置于背部魂门穴处,前后对置,自上而下合摩侧腹部,操作经大横、腹结至府舍穴止,腰背部操作经意舍至志室穴止,反复摩动约5~10分钟。再令患者俯卧,医者以手握拳揉肩中俞穴1~2分钟,再自大抒穴平高处起,经脾俞、胃俞至肾俞、大肠俞穴止,反复拳揉2~5分钟。最后令患者取坐位,医者先以手拇指掌侧置于大陵穴处,其余四指置于阳池穴处,自上而下逐步揉动经内、外劳宫穴至中指端止,反复操作1~2分钟,再以拇、食指分别置于内、外关穴处,合按3~5分钟。每日1次,每周5次,连续治疗4周。通过综合评判生理、情感、精神健康等积分的改善,显示其生活质量明显提高。

（魏林林,任蓉,焦建凯,等.骆氏腹诊推拿法治疗慢性浅表性胃炎临床研究[J].中医药信息2011,28(5):93-95.）

5.耳穴疗法治疗慢性胃炎

王氏采取耳穴压豆联合调胃汤治疗慢性胃炎选取70例慢性胃炎患者随机分为两组各35例,治疗组在对照组服用调胃汤(柴胡、陈皮、黄芩、党参、川椒、白芍、苏子、大黄、甘草)基础上增加耳穴压豆治疗,耳穴选脾、胃、内分泌、交感、皮质下,双耳交替取穴,用75%酒精对耳廓消毒后,将王不留行籽耳穴贴对准贴压于穴位上,用拇指和食指按压耳穴,手法由轻到重,以使之产生酸麻胀痛热的感觉为宜,5次/天,隔天更换对侧耳廓。以上治疗10天为1个疗程,连续治疗3个疗程,结果显示治疗组总有效率为94.28%。

（王丽琴.耳穴压豆联合调胃汤治疗慢性胃炎的疗效观察[J].中医临床研究,2016,8(10):110-111.）

泄 泻

【概述】

泄泻是以大便次数增多,粪质稀薄,甚至泻出如水样为临床特征的一种脾胃肠病证。本病可见于西医学中的多种疾病,如急慢性肠炎、肠结核、肠易激综合征、吸收不良综合征等,当这些疾病出现泄泻的表现时,均可参考本节辨证论治。应注意的是本病与西医腹泻的含义不完全相同。本病病位在大肠,于胃、脾、肝、肺等脏腑关系密切。中医根据病因病机和临床特点进行辨证论治,可以分为如下几种证型。

寒湿泄泻

泄泻清稀,甚则如水样,腹痛肠鸣,脘闷食少,苔白腻,脉濡缓。若兼外感风寒,则恶寒发热头痛,肢体酸痛,苔薄白,脉浮。

湿热泄泻

泄泻腹痛,泻下急迫,或泻而不爽,粪色黄褐,气味臭秽,肛门灼热,或身热口渴,小便短黄,苔黄腻,脉滑数或濡数。

伤食泄泻

泻下稀便,臭如败卵,伴有不消化食物,脘腹胀满,腹痛肠鸣,泻后痛减,嗳腐酸臭,不思饮食,苔垢浊或厚腻,脉滑。

脾虚泄泻

因稍进油腻食物或饮食稍多,大便次数即明显增多而发生泄泻,伴有不消化食物,大便时泻时溏,迁延反复,饮食减少,食后脘闷不舒,面色萎黄,神疲倦怠,舌淡苔白,脉细弱。

肾虚泄泻

黎明之前脐腹作痛,肠鸣即泻,泻下完谷,泻后即安,小腹冷痛,形寒肢冷,腰膝酸软,舌淡苔白,脉细弱。

肝郁泄泻

每逢抑郁恼怒,或情绪紧张之时,即发生腹痛泄泻,腹中雷鸣,攻窜作痛,腹痛即泻,泻后痛减,矢气频作,胸胁胀闷,嗳气食少,舌淡,脉弦。

【外治疗法】

1.针灸疗法治疗泄泻

陈氏用腹针治疗慢性腹泻,取穴"调脾气":天枢(双)、大横(双);"引气归元":中脘、下脘、气海、关元。辨证加减:小腹胀痛加大巨(双);便溏、水泻加水道(双);脾胃虚寒型加神阙艾灸。针具选用一次性管针,调脾气穴组诸穴用中刺,引气归元穴组诸穴深刺,留针30分钟,头3天每天1次,后隔2天1次,10次为1疗程,共治疗2个疗程。对照组:取穴神阙、天枢、足三里、公孙。辨证加减:脾虚者加脾俞、太白;肝郁者加太冲;肾虚者加肾俞、命门。针具选用毫针,神阙用灸法;天枢用平补平泻;足三里、公孙用补法,配穴按虚补实泻法操作,隔日1次,10次为1疗程,共治疗2个疗程。观察结果,腹针组总有效率为92.5%,体针组为81.6%,腹针治疗慢性腹泻疗效较好。

(陈红,陈小刚,刘元,等.腹针治疗慢性腹泻的临床观察[J].中国民族民间医药,2011,20(7):85-86.)

王氏用眼针治疗腹泻型肠易激综合征,眼针以下焦区、脾区、大肠区为主,在相应眼穴区距眶内缘2mm眼眶处,平刺,由该区始点向该区终点方向刺入5mm,除肝区行泻法,余穴区行捻转补法,留针20分钟,留针10分钟时采用刮针法刮针柄10次,起针时按压针孔。每日上午9:00~10:00治疗。体位:所有患者取卧位,第1次治疗时向患者做好解释工作,缓解患者紧张情绪。对照组60例予以口服匹维溴铵,4周后观察疗效,结果总有效率为91.38%,复发率为13.89%。

(王鹏琴,陈苏宁,柳越冬,等.眼针治疗腹泻型肠易激综合征60例临床研究[J].中医杂志,2011,52(14):1203-1206.)

2.穴位贴敷治疗泄泻

张氏用中药敷脐疗法治疗腹泻型肠易激综合征38例,取乌药、青皮、白术药粉,药物剂量比例为2:1:1,陈醋调和成糊状,均匀涂于纱布中心,涂布直径约3~5cm,外敷固定于脐部,并采用红外线灯照射,每日2次,每次20分钟。对照组38例予以西药思密达口服,4周后观察疗效及临床症状改善情况,结果治疗组总有效率为81.57%,治疗组患者腹泻、腹痛、腹胀、肛门下坠症状评分明显下降,优于对照组。

(张烨,张振贤,吴丽丽.中药敷脐疗法治疗腹泻型肠易激综合征38例[J].中医杂志,2013,54(14):1233-1234.)

刘氏用中药敷脐治疗脾虚型慢性泄泻30例,具体方药:高良姜15g,吴茱萸15g,香附15g,苍术15g,陈皮12g,厚朴15g,元胡15g,桂枝12g,打成粉装入微波炉专用盒内,倒入约500ml热开水搅拌成糊状,盖上盖子置入功率800W的微波炉内用高火挡加热8~10分钟,取出后加入100ml 38℃的桂林牌三花酒充分搅匀装入布袋内(规格20cm×25cm),用水温计测温(以50℃~70℃为宜),扎紧袋口,用四方小毛巾包隔药袋,置于患者腹部来回移动,待患者能耐受后固定敷于神阙穴上,过程严密观察局部皮肤情况,以微热潮红为宜,注意防止烫伤。每日更换药粉1次。对照组30例予以口服思密达治疗,3周后观察疗效,治疗组总有效率为100.00%,对照组总有效率为83.33%,表明中药敷脐治疗脾虚型慢性腹泻临床疗效满意。

(刘辉华,覃武海,戴美兰,等.中药敷脐治疗脾虚型慢性泄泻30例[J].中医外治杂志,2011,21(3):16-17.)

3.推拿疗法治疗泄泻

郭氏用推拿结合TDP照射治疗慢性泄泻32例,具体治疗方法:①推拿治疗(每日1次),患者仰卧,予指揉法按揉中脘、天枢、气海、关元,用力中等,用时5分钟;掌摩法逆时针摩中下腹部10分钟;振腹1分钟;按揉足三里、上巨虚、太溪;患者俯卧,按揉脾俞、胃俞、肾俞、大肠俞3分钟;直擦督脉,横擦肾俞、命门及骶部八髎穴,以热为度。②TDP照射,以中下腹部及腰骶部为主,每日1次,每次20分钟。③自我推拿:嘱患者每晚睡前以掌摩法逆时针自我摩腹(以中下腹为主)10分钟。两组均以连续治疗1个月为1个疗程,结总有效率为93.75%。

（郭耀良.推拿结合 TDP 照射治疗慢性泄泻 32 例临床观察[J].中医中药，2010，17（8）：67.）

姚氏用循经拔罐配合针刺法治疗慢性腹泻，首先进行针刺，主穴三阴交、商丘、公孙、足三里、开枢、关门等，配穴脾俞、大肠俞、中脘等，采取平补平泻手法，直刺 0.5～1.5 寸，并不断提插捻转，直至针刺部位出现酸麻胀感或电麻样，留针10 分钟，留针期间不行针。再加循经拔罐法进行治疗，起针后迅速在足太阳膀胱经左侧支（上起大杼穴，下至小肠俞）、足太阳膀胱经右侧支（上起大杼穴，下至小肠俞）和督脉（大椎至命门）上走罐。患者取俯卧位，暴露腰骶部，用液体石蜡作为润滑剂，取 4 号玻璃火罐，常规消毒后，循上述 3 条经脉上下往返走罐。以腰背部皮肤潮红或紫红为度。时间约为 10 分钟，并在脾俞、大肠俞留罐 10分钟。针刺配合走罐，每天 1 次，10 次为 1 个疗程，共观察 3 个疗程。结果总有效率为 96.7%。

（姚新.循经拔罐配合针刺法治疗慢性腹泻的效果观察[J].吉林医学，2006，27（11）：1403-1404.）

4.中药足浴治疗泄泻

谢氏用中药足浴结合足部按摩护理慢性结肠炎，足浴方选用藿香 80g，艾叶50g，荷叶 50g，葛根 30g，玄胡 30g，香附 50g，甘草 10g，每日 1 剂，分 2 次浓煎成水剂经纱布滤过，每次 500～800ml，加水至 3000ml 左右，温度 38℃～42℃，足浴30～60 分钟。足部按摩以脾脏、肝脏、肛门、升结肠、横结肠、降结肠反射区为主，取至阴、足 8 号穴（在足内踝直下凹陷的正中央）为主穴。嘱病人双腿伸直，将加热后的凡士林油均匀涂于病人足踝部，护理人员左手托住病人小腿，右手握住足部对踝关节进行顺时针摇动 10 次，然后再逆时针摇动 10 次，再分别以单指扣拳法、双指扣拳法、拇指推压法进行推、压、刮等手法按摩以上反射区，最后以降结肠区收尾，足部按摩 30 分钟，10 天为 1 疗程。结果总有效率为 96.0%。

（谢娟辉，詹庆华.中药足浴结合足部按摩在慢性结肠炎护理中的应用[J].当代护士，2009（9）：63-64.）

肝硬化

【概述】

肝硬化是临床常见的慢性进行性肝病,由一种或多种病因长期或反复作用形成的弥漫性肝损害。在我国大多数为肝炎后肝硬化,少部分为酒精性肝硬化和血吸虫性肝硬化。病理组织学上有广泛的肝细胞坏死、残存肝细胞结节性再生、结缔组织增生与纤维隔形成,导致肝小叶结构破坏和假小叶形成,肝脏逐渐变形、变硬而发展为肝硬化。早期由于肝脏代偿功能较强可无明显症状,后期则以肝功能损害和门脉高压为主要表现,并有多系统受累,晚期常出现上消化道出血、肝性脑病、继发感染、脾功能亢进、腹水、癌变等并发症。

中医根据病因病机和临床特点进行辨证论治,可以分为如下几种证型。

气滞湿阻

腹部胀大,按之不坚,胁下胀满或疼痛,饮食减少,食后腹胀,嗳气后稍减,尿量减少。舌白腻,脉弦细。

寒湿困脾

腹大胀满,按之如囊裹水,胸脘胀闷,得热则舒,周身困重,畏寒肢肿,面浮或下肢微肿,大便溏薄,小便短少。舌苔白腻水滑,脉弦迟。

湿热蕴结

腹大坚满,脘腹绷急,外坚内胀,拒按,烦热口苦,渴不欲饮,小便赤涩,大便秘结或溏垢,或有面目肌肤发黄。舌边尖红,苔黄腻或灰黑而润,脉弦数。

肝脾血瘀

腹大坚满,按之不陷而硬,青筋怒张,胁腹刺痛拒按,面色晦暗,头颈胸臂等处可见红点赤缕,唇色紫褐,大便色黑,肌肤甲错,口欲饮水不欲下咽。舌质紫暗或边有瘀斑,脉细涩。

脾肾阳虚

腹大胀满,形如蛙腹,撑胀不甚,朝宽暮急,面色苍黄,胸脘满闷,食少便溏,畏寒肢冷,尿少腿肿。舌淡胖边有齿痕,苔厚腻水滑,脉沉弱。

肝肾阴虚

腹大坚满,甚则腹部青筋暴露,形体反见消瘦,面色晦暗,口燥咽干,心烦失眠,齿鼻时或衄血,小便短少。舌红绛少津,脉弦细数。

【外治疗法】

1.中药贴敷治疗肝硬化腹水

苏氏用中药贴敷治疗肝硬化腹水63例,以甘遂:大黄:姜黄=1:2:2,研末醋调,外敷神阙穴,每日更换1次,连续观察2周。与西药治疗进行比较,结果治疗组总有效率为92.06%;对照组总有效率为76.19%。其中甘遂泻水逐饮破积聚,大黄泻热毒破积滞行瘀血,姜黄行气通经活血,诸药合用,共奏活血化瘀、行气利水之效。

(苏超,张翠玲,崔玉芬.中药贴敷治疗肝硬化腹水63例[J].中医外治杂志,2013,22(4):64.)

王氏采用外敷方配合红外线照射治疗肝硬化30例,外敷药物组成:基本药物为柴胡20g,香附、川芎各15g,延胡索、当归各10g。在基本药物的基础上,再进行辨证施护,随证用药。气滞湿阻型加枳壳、陈皮各10g;寒湿困脾型加干姜、白术各9g;湿热蕴结型加龙胆草、栀子、黄芩、泽泻各9g;肝脾血瘀型加大黄15g,赤芍10g;若胁下有症块,而正气未衰者,可加三棱、莪术各15g、地鳖虫10g;肝阴不足型加生地、枸杞子各15g,沙参、麦冬各10g。将上述药物混合,烘干研末,用饴糖调至糊状备用。药物与饴糖重量比为1:3。准备棉纸(22cm×16cm)、绷带、胶布、剪刀、压舌板等。将棉纸3张重叠,以宽为轴折叠成16cm×11cm,然后揭开最上1层,用压舌板调药至第2层棉纸上,涂成长约12cm,宽约8cm,厚约0.2cm均匀的1层,将最上1层棉纸放下,盖在药上,将棉纸开口端向上敷于所需部位,用胶布固定。一般敷于疼痛处或不适处。胁痛以日月、期门穴为主;胃脘痛以中脘穴为主;腹水及小便困难以神阙穴为主;伴下肢水肿加气海穴;亦可采用肝俞、胆俞为主外敷,也可循经远道取穴。然后用红外线烤灯照射膏药,每天早晚两次,每次30分钟。对照组30例单纯采用红外线烤灯照射的方法。结果治疗组总有效率96.67%,明显高于对照组的46.67%。

(王雁,张福运,韩玉华,等.外敷方配合红外线照射治疗肝硬化30例[J].陕西中医,2008,29(9):1110-1111.)

薛氏在常规西药治疗基础上加用脐火疗法治疗阳虚型臌胀60例,其方法是:将黄芪、党参、白术、丹参、肉桂、薏苡仁、水蛭等加工为细粉,应用前加水调和成直径5cm、厚约1cm圆形药饼。在20℃左右的室温下,患者取仰卧位,暴露腹部,用75%乙醇棉棒消毒局部皮肤后,先将药饼置于脐部,再将药筒(由草纸和蜡组成,中间空心,高7cm、直径2.5cm)置于药饼之上,正对脐中心,在上端点燃,以患者感到温热舒适、无灼痛为度。自然燃烧,燃尽后换第2根,每次10根,治疗时间30~45分钟。每日1次,1个月为1疗程,共治疗1个疗程。治疗结果总有效率为81.7%。

(薛敬东,李粉萍,何瑾瑜,等.脐火疗法合西药治疗阳虚型膨胀疗效观察[J].中国针灸,2014,34(5):495-498.)

李氏采用中药敷脐疗法干预水臌病,自拟敷脐方:大黄10g,芒硝5g,苍术5g,冰片5g,研细成粉末。每次取中药粉末20g,用蜂蜜与食醋按2:1的比例调成糊状,用5cm×5cm的纱布包裹成膏贴备用。在主方的基础上气滞湿阻型加用柴胡、川芎各5g;寒湿困脾型加用白术、熟附子各5g;湿热蕴结型加黄芩、知母各5g;病程日久,或素体虚弱,病机出现脾肾阳虚或肝肾阴虚的患者,加用健脾温肾和滋养肝肾类药物,肝肾阴虚型加熟附子、干姜各5g;肝脾血瘀型化瘀行水,通络散结,加当归5g,鳖甲3g。患者仰卧,取神阙穴,用75%酒精消毒清洁脐周围皮肤,取现配药贴放入40℃温箱中加热10分钟后,外敷神阙穴3小时,每天1次,5天为1疗程,连续两周。结果发现敷脐疗法组可改善水鼓证临床症状、减轻体重、减少腹水、促进肝功能恢复,且有效率达90%。

(李云.中药敷脐疗法干预水臌病的疗效观察[J].内蒙古中医药,2018,37(6):86-87.)

王氏用十字灸联合中药敷脐治疗肝硬化腹水,施灸以神阙穴为中心,向上、下、左、右各旁开4寸,即上至中脘,下至中极,左右各至大横,涂抹姜汁,将中药甘遂、大黄、姜黄以1:2:2比例研粉填满肚脐至旁4寸,铺桑皮纸、姜泥,放置艾炷并点燃,顺序从神阙穴开始,依次点燃神阙穴及其上、下、左、右共五点,每次灸2壮,重症可灸3壮,灸后敷脐2~4小时,隔日1次,5次为1个疗程,连续2个疗程。结果显示总有效率为94.2%。

（王艳,刘冬梅,李成艳,等.十字灸联合中药敷脐治疗肝硬化腹水的临床研究[J].中医临床研究,2018,10(2):59-61.）

2.艾灸法治疗肝硬化

周氏对50例肝硬化腹水患者在常规药物治疗的基础上,加用艾炷隔姜灸神阙、中极两穴,隔日1次,30天为1疗程。施灸宜安排在午休后,嘱患者排空小便,平卧,先指压按摩穴位,选择任脉中的关元、气海、水分等自上至下,按任脉走行方向循序渐进地按摩,使患者全身肌肉放松,消除恐惧与紧张心理后,行隔姜灸。取新鲜生姜切成直径2~3cm、厚约0.3cm薄片,中间用针穿刺数孔,先在神阙、中极2穴,涂京万红软膏,然后放上姜片,上置艾炷,大小如麦粒,点燃施灸。艾炷燃尽,除去余灰再更换一壮,根据患者耐受能力,每次施灸3~5壮,施灸时护士不得离开患者,密切观察施灸部位皮肤变化,以皮肤红润,不起泡为度。对照组不加外灸。结果总有效率为94%。

（周静.艾灸联合药物治疗肝硬化腹水的临床观察[J].齐鲁护理杂志,2005,7(7):488-489.）

便　秘

【概述】

便秘是指粪便在肠道内过久滞留,秘结不通,排便次数减少(每周排便<3次),粪便干硬难下,或粪质不干但排便困难的病证。便秘既可作为功能性疾病,也可见于多种器质性疾病,引起便秘的功能性疾病有:便秘型肠易激综合征、功能性便秘、阿片剂诱导型便秘、功能性排便障碍等。常见引起便秘的器质性疾病有:结直肠肿瘤、肠腔梗阻或狭窄、肛裂、内痔、直肠脱垂、肛周脓肿等消化系统疾病;还包括神经系统、肌肉疾病及内分泌和代谢性疾病引起的便秘。中医根据病因病机、临床特点进行辨证论治,可分为以下几种证型。

实　秘

热积秘

大便干结,腹胀或腹痛,口干口臭,心烦面赤,小便短赤,舌红苔黄,脉滑数。

寒积秘

大便艰涩,腹中拘急冷痛,满胀拒按,得热痛减,手足不温,舌质淡暗、苔白腻,脉弦紧。

气滞秘

大便干结或不甚干结,欲便不能,排便不爽,呃逆或矢气频,腹胀肠鸣,胸胁满闷。苔薄腻,脉弦。

虚　秘

气虚秘

大便不干硬,排便无力,用力则汗出短气,便后乏力,喜揉喜按,舌淡苔薄白,脉弱。

血虚秘

大便干结,排便困难,面色少华,口唇色淡,心悸头晕,舌淡苔白,脉细弱。

阴虚秘

大便干结如羊屎,头晕耳鸣,形体消瘦,手足心热,心烦少眠,潮热盗汗,舌红苔少,脉细。

阳虚秘

大便干或不干,排出困难,腹中冷痛,面色㿠(tiao)白,畏寒肢冷,小便清长。舌质淡苔白,脉沉迟。

【外治疗法】

1.针灸治疗便秘

张氏采用针刺治疗老年功能性便秘33例,操作方法:先针刺两侧合谷穴,得气后施提插捻转补法2分钟;再依次针刺双侧天枢、上巨虚穴,手法同合谷穴,留针30分钟,中间行针1次。结果总有效率为100.0%。

(张永臣.针刺治疗老年功能性便秘33例[J].江西中医药,2011,42(6):53-54.)

夏氏采取针刺背俞穴治疗老年性便秘45例,治疗组针刺双侧肺俞、脾俞、肝俞、肾俞、三焦俞、大肠俞,采用指切法进针,背俞穴以与皮肤45度夹角向脊柱方向快速斜刺进针1.7~2.7cm,得气后肺俞、脾俞、肝俞、肾俞行捻转补法,三焦俞、大肠俞行捻转泻法,留针30分钟,结果有效率为97.8%。

(夏春发,黄丽萍,刘国强.针刺背俞穴治疗老年性便秘45例[J].陕西中医,2006,27(1):95-96.)

曹氏采用电针治疗功能性便秘41例,治疗组取双侧天枢、足三里、合谷、上巨虚、支沟、照海为主穴,热秘加太冲、曲池,气秘加中脘、阳陵泉,冷秘加神阙、关元,虚秘加脾俞、气海,所有穴位均直刺,捻转进针,得气后接电针,取低频、疏密波,输出电流强度以患者耐受为度,留针30分钟。结果有效率为95.2%。

(曹杰.电针治疗功能性便秘的临床疗效观察[J].湖北中医杂志,2012,34(4):68.)

景氏采用温针灸治慢性便秘75例,第一组穴位取中脘、天枢、关元、足三里、上巨虚、三阴交、太冲,第二组穴位取脾俞、胃俞、肾俞、大肠俞、小肠俞。先选用第一组穴位,针刺入穴位得气后行平补平泻手法,再于针柄套上2cm长艾条,从下端点燃,留针30分钟;隔日选用第二组穴位,针刺入穴位得气后行捻转补法,然后同样艾条点燃,留针30分钟。每日选用一组治疗1次,两组穴位交替使用。结果总有效率为98.7%。

(景卫政.温针灸治疗慢性便秘75例[J].中医临床研究,2011,3(22):8-9.)

2.穴位埋线治疗便秘

蔡氏采用穴位埋线治疗慢性传输型便秘127例。选穴为大肠俞、天枢穴,配以中极、足三里穴。治疗组穴位进行局部麻醉,将羊肠线埋入上述穴位,局部敷料包扎,疗效不佳者20天后重复埋线1次。对照组采用四磨汤口服液治疗,每次2支,每天3次口服。结果总有效率为93.7%。

(蔡亭,李东冰,李权,等.穴位埋线治疗慢传输型便秘127例[J].中国中西医结合杂志,2005,25(10):948-949.)

屈氏采用穴位埋线治疗便秘96例,操作选择足三里、天枢、大肠俞穴,常规消毒,1%利多卡因穴区局麻,将2号医用羊肠线2~3cm穿入12号硬膜外穿刺针眼里,找准穴位,刺入穴位,深达肌层,得气后,边推针芯边退针管,将羊肠线植入穴位消毒麻醉后将2号医用羊肠线植入选定的穴位。穴区在5日内,每天用碘酒或酒精棉球消毒针眼一次。3个月后随访治愈率为78.7%,显效率为91.7%。

(屈中杰,王友民.穴位埋线治疗便秘96例[J].现代中医药,2009,29(2):46-47.)

3.推拿疗法治疗便秘

陈氏采用腹部推拿治疗老年功能性便秘30例,治疗组给予腹部推拿,先沿小肠—升结肠—横结肠—降结肠走向推按,然后用指腹分别点按脐周,再以一指禅推法自中脘穴至天枢、气海、关元穴推按,再平放于腹中线上分推腹阴阳,最后叩击患者腹部,每次推拿20分钟,每日1次。对照组用酚酞片口服每次2片,每日3次。结果治疗组总有效率为93.3%。

(陈永锋.腹部推拿治疗老年功能性便秘30例[J].中医外治杂志,2011,20(5):42-43.)

赵氏采用循经推拿治疗习惯性便秘62例,先循背部督脉、膀胱经由上至下轻手法按摩,然后沿督脉循行方向从尾骶部向上捏脊,再从髂嵴部沿膀胱经方向向上推运捏拿至肩井穴,取腹部任脉、肾经、肝经、脾胃经循经提捏,每日1次,每次15分钟。结果总有效率100%。

(赵鸿.循经推拿治疗习惯性便秘[J].临床和实验医学杂志,2007,6(1):145.)

4.穴位贴敷法治疗便秘

黄氏采用穴位贴敷治疗便秘100例,取大黄、芒硝各50g,厚朴、枳实各30g,皂角、冰片各20g,证属阴寒凝结型加附子15g,细辛15g,气虚型加黄芪30g,血虚型加当归20g。将上述药研成粉末,用蜂蜜或植物油调成糊状,贴敷于神阙穴,用胶布固定,2天更换1次,10次为1疗程,共治疗3个疗程,结果总有效率为88.0%。

(黄佑娟.穴位贴敷治疗便秘100例[J].云南医药,2008,29(6):618-619)

李氏使用穴位贴敷治疗便秘,穴位贴敷药物组成:三棱、莪术、大黄、冰片。按2:2:2:1比例研成粉末,加甘油调成膏状,制成大小约1.5cm×1.5cm、厚度约0.3cm的药饼,敷于天枢、关元、气海穴,用胶布固定。每日1次,每次6~8小时,7

次为1疗程。对照组口服苁蓉通便口服液,结果治疗组总有效率81.8%。

（李艳慧,尹丽丽,王澍欣,等.穴位贴敷治疗便秘疗效观察[J].中国针灸, 2007,27(3):189-190.）

4.药罐疗法治疗便秘

张氏采用药罐疗法治疗功能性便秘66例,治疗组取肉苁蓉20g,当归20g,枳壳25g,玄参20g,黄芪30g,柴胡20g装入布袋,扎紧袋口,以文火煎煮,煮沸后把竹罐口朝下放入药液内同煮。当罐内充满沸腾的药物水汽时,用镊子迅速取出竹罐,甩净或用干毛巾吸附沸水滴,随即紧扣在大肠俞、天枢、支沟、上巨虚、丰隆穴。以上穴位均取双侧,然后覆盖床单保温,留罐10分钟即可起之。每日1次,1个疗程为2周,共2个疗程。结果总有效率为92.4%。

（张云波,颜春艳.药罐疗法治疗功能性便秘疗效观察[J].2010,12(4): 158-159.）

4.足反射疗法治疗便秘

左氏采用足反射疗法治疗老年功能性便秘,首先对足底各反射区按压选择重点反射区,然后循足底、足内侧、足外侧、足背的按摩顺序,先左足后右足,将每个反射区按摩3~5次,以足部微微发热为度,再按摩重点反射区数十下,最后按摩肾、输尿管、膀胱结束。以补法为主,时间为30分钟。按摩后患者饮水300~500ml,10天为1疗程;对照组给予番泻叶4g,用开水200ml浸泡20分钟后代茶饮,每天2次,10天为1疗程。结果总有效率为92.7%。

（左静.足反射疗法治疗老年功能性便秘的疗效观察[J].山西中医,2008,24 (8):33-34.）

高血压病

【概述】

高血压是指以体循环动脉血压(收缩压和/或舒张压)增高为主要特征(收缩压≥140mmHg,舒张压≥90mmHg),可伴有心、脑、肾等器官的功能或器质性损害的临床综合征。

高血压病临床表现以眩晕为主要症状者,可参照眩晕论治。临床主要分以下证型论治:

肝阳上亢

眩晕耳鸣,头痛且胀,遇劳、恼怒加重,肢麻震颤,失眠多梦,急躁易怒,舌红苔黄,脉弦。

肝火上炎

头晕且痛,其势较剧,目赤口苦,胸胁胀痛,烦躁易怒,寐少多梦,小便黄,大便干结,舌红苔黄,脉弦数。

痰浊上蒙

眩晕,头重如蒙,视物旋转,胸闷作恶,呕吐痰涎,食少多寐,苔白腻,脉弦滑。

痰浊郁而化热,痰火上犯清窍,表现为眩晕,头目胀痛,心烦口苦,渴不欲饮,苔黄腻,脉弦滑。

瘀血阻窍

眩晕头痛,兼见健忘,失眠,心悸,精神不振,耳鸣耳聋,面唇紫暗,舌瘀点或瘀斑,脉弦涩或细涩。

气血亏虚

头晕目眩,动则加剧,遇劳则发,面色㿠白,爪甲不荣,神疲乏力,心悸少寐,纳差食少,便溏,舌淡苔薄白,脉细弱。

肝肾阴虚

眩晕久发不已,视力减退,两目干色恩涩,少寐健忘,心烦口干,耳鸣,神疲乏力,腰酸膝软,遗精,舌红苔薄,脉弦细。

【外治疗法】

1.针刺治疗高血压病

康氏采取针刺治疗原发性高血压病40例,方法以石学敏院士创立的以人迎等为主穴的、有规范明确手法量学标准和量效关系的针刺方法。取穴:双侧人迎、合谷、太冲、曲池、足三里。患者平卧位,充分暴露颈部。人迎直刺1~1.5寸,见针体随动脉搏动而摆动,施用"石氏"捻转补法第二定义:即小幅度(<90°)、高频率(>120转/分钟)的捻转补法1分钟,留针20分钟;合谷、太冲均直刺0.8~1

寸,施用"石氏"捻转泻法第一定义:即作用力方向离心为泻的捻转泻法1分钟,留针20分钟;曲池、足三里直刺1寸,施用"石氏"捻转补法第一定义:即作用力方向向心为补的捻转补法1分钟,留针20分钟。于每日9:00、15:00进行针刺治疗,连续治疗5天、休息2天,30天为1疗程,连续治疗1~3个疗程。结果:即刻血压值、8:00、16:00血压值及动态血压值较针刺前均有明显下降,收缩压更为显著。

（康明明,石学敏.针刺治疗原发性高血压病40例疗效观察[J].中华中医药杂志,2013,28(05):1406-1409.）

2.穴位贴敷治疗高血压病

袁氏采用穴位敷贴治疗原发性高血压病,降压祛脂膏配制:以川芎、黄芪、丹参为主药,各等份研极细末,用水调成糊状,加上适量樟脑、薄荷、冰片混匀即成。体穴敷贴组患者使用时取少许糊状药物抹于直径约1.5cm的塑料薄膜上准确贴敷于一侧内关、涌泉穴上再用胶布固定,1周后更换另一侧肢体穴位,左右交替。耳穴贴压组患者用王不留行籽胶布准确贴压神门、心、肾、肝、降压沟,以中等力量和速度按压40次,达到耳廓轻度发热、发痛。两耳交替贴压,3~5天一换。耳体穴结合组则按上两组方法同用。三组均以15天为1疗程,每个疗程结束以后休息3~5天,再进行下一个疗程。治疗结果,体穴贴敷加耳穴贴压组在降压效果、降血脂方面效果最佳。

（袁霞,邱春复,蒋绍祖.穴位敷贴治疗原发性高血压病[J].江西中医药,2004(12):57.）

3.推拿按摩治疗高血压病

李氏对等对60例高血压病患者进行头部穴位为主的按摩,操作方法:

(1)预备势:闭目静坐,双手扶膝,舌抵上腭,两唇稍分,呼吸均匀,历时5~10分钟,以安定神志。

(2)运顶:两手五指略张开,按于额上,从前发际开始,由前向后,推按头皮,象梳头之状,当移动的两手拇指到达风池穴时,则用拇指指端在风池穴作环状按揉,如此来回15次左右,以头皮微微发热为宜。

(3)按揉太阳:两拇指指端分别置于两太阳穴,两食指端分别置于两攒竹穴,两手同时作由内向外的环形揉动1~2分钟,酸胀为度,然后闭目,用食、中、无名指指腹轻按压眼球,不可太重,一松一按,反复10~15次。

(4)按压百会:用拇指或食指按揉百会穴1~2分钟,按至以胀为止。

(5)搓脚心:两手搓热,左手置于右脚心,右手置于左脚心,同时搓动100余次,直至发热。

(6)按拨曲池:左前臂屈曲90°,置于腹前,掌心向腹,右大拇指的指端按在左曲池作前后方向拨动,以同样要求用左大拇指指端拨动右曲池穴。

(7)抹顶:头微向左倾,左大鱼际置于右乔空穴处(耳后高骨斜向前下方,动脉搏动处),然后作自上而下的抹动,头微向右倾,右大鱼际置于左乔空穴,然后作自上而下的抹动。

(8)调气:两肘部,两手手指微屈,掌心向下,两上肢慢慢提起至与肩平,同时深吸气,反复3~5次。

以上操作安排在早起床后和晚睡前各做1次,每次30~40分钟,结果总有效率为86.7%。

(李小军,郑雪娟.头穴为主推拿治疗原发性轻中度高血压病60例[J].江西中医药,2006,7(37):51-52.)

张氏采用按摩治疗高血压病45例,通过推、揉、按、摩等手法用双拇指分推头额部,开天门并经百会交替推至枕部,再推桥弓;按印堂、太阳、头维、安眠、风池等穴位。掌推上肢,以手三阳经为主;按揉内关、神门、合谷等穴位。掌揉腹部按巨阙、中脘、关元等穴。推下肢及肝胆经路线:按揉阳陵泉、足三里、丰隆、三阴交、行间、太冲等穴。每天按摩1次,连续治疗3~4周后,结果总有效率73%。

(张宝康.按摩治疗高血压病45例[J].按摩与导引,2007,23(24):14-15.)

4.穴位埋线法治疗高血压病

李氏探讨穴位埋线治疗高血压的临床疗效。将82例患者随机分为治疗组和对照组,对照组采用口服硝苯地平缓释片治疗,治疗组采用穴位埋线配合口服硝苯地平缓释片治疗。

主穴选取双侧心俞、肝俞、肾俞、血压点(经验穴在第6、第7颈椎棘突之间,旁开2cm)。操作方法:先将穴位用0.2%安尔碘以穴位中心点半径3cm向外3次绕圈擦拭,将1~1.5cm长已消毒0号的羊肠线装入9号一次性无菌埋线针,垂直刺入穴内1~2cm(视病人胖瘦程度),待病人有得气感后,推进针芯,退出针头,将肠线埋入,针孔局部置以消毒干棉球按压或直接用创可贴贴敷局部,1次/10

天。10天为1个疗程,3个疗程后统计疗效。结果有效率为85%。

(李玲,许国防,陈丽.穴位埋线治疗高血压临床研究[J].中医学报,2011,26(06):754-756.)

5.足浴法治疗高血压病

江氏采用邓铁涛浴足方外治干预肝阳上亢型高血压病,两组患者均给予相同的西药降压基础治疗。治疗组在降压基础治疗的同时给予邓铁涛浴足方外用浴足治疗。组方为:牛膝、川芎、夏枯草、吴茱萸、钩藤等。按剂量配置好后打成粉剂,加入42℃~45℃温水1500ml浴足20分钟,每天1次。对照组在降压基础治疗的同时,给予同样温度的温水1500ml浴足20分钟,每天1次。2组均以7天为1个疗程。治疗结果:治疗组总有效率为87.5%,对照组为75.0%。

(江其影,陈勇,陈矛,李荣.邓铁涛浴足方对肝阳上亢型高血压病的外治干预作用[J].广州中医药大学学报,2017,34(06):849-852.)

闫氏采用中药浴足配合优质护理观察高血压病患者血压变化,在所有患者给予苯磺酸左旋氨氯地平片的基础上,给予中药足浴,选用野菊花25g,川芎20g,夏枯草30g,决明子30g,丹参30g,红花10g,川牛膝20g,纱布包裹,放入浴盆,倒入沸水,待水温(夏季38℃~34℃、冬季41℃~43℃)左右将双足浸入浴盆,每次30~40分钟,2次/天,疗程均4周。治疗结果总有效率100%。

(闫永梅.中药浴足配合优质护理在高血压病患者中的应用[J].中国实用医药,2014,9(19):242.)

赵氏自拟夏川钩藤液浴足降压方治疗原发性高血压病123例,处方由钩藤、夏枯草各400g,肉桂50g,川芎150g组成,将方中诸药经筛选炮制成饮片,加冷水浸泡30分钟,煎煮两次,每次30分钟,滤过,煎液减压浓缩至1000ml(每毫升含生药1g),加入防腐剂静置24小时,滤过、定量、分装、低温间隙灭菌的成品。以此类推,制成临床观察所需量。每次取用100ml药液,加温开水至2000ml,每次浴足30分钟,每日早、晚各1次,2周为1疗程,共使用2个疗程(连续4周)治疗Ⅰ级原发性高血压和辅助治疗Ⅱ级、Ⅲ级原发性高血压,结果提示本法效果超过单纯用温水浴足或单纯内服基础降压药的对照组,症状疗效优于降压疗效。

(赵春妮,钟红卫,张世波.夏川钩藤液浴足辅助治疗原发性高血压病123例[J].陕西中医,2007,28(6):675-676.)

失　眠

【概述】

失眠是由于情志,饮食,劳逸以及久病等原因导致的长期睡眠发生或维持出现障碍,主要表现为睡眠时间、深度的不足,轻者入睡困难,或寐而不酣,时寐时醒,或醒后不能再寐,重则彻夜不眠。中医根据病因病机和临床特点进行辨证论治,可以分为如下几种证型:

肝火扰心证

不寐多梦,甚则彻夜不眠,急躁易怒,伴头晕头胀,目赤耳鸣,口干而苦,不思饮食,便秘溲赤,舌红,苔黄,脉弦数。

痰热扰心证

心中烦急不寐,或醒后眼睁难合,再难重复入睡,食咸辣油腻食物后加重,口苦,口干,口腻,舌边尖红,苔薄黄或黄腻,脉弦滑有力。

心脾两虚证

难以入眠,易醒,神疲懒言,头晕神疲,健忘,食欲不振,面色不华,舌淡苔白,脉细弱。

心肾不交证

心烦失寐,心悸不安,耳鸣,健忘,五心烦热,咽干口燥,腰膝酸软,遗精带下,舌红,脉细数等症。

心胆气虚证

不寐多梦,易于惊醒,胆怯恐惧,遇事易惊,心悸倦怠,舌质淡,苔薄白,或舌红,脉弦细或弦弱。

【外治疗法】

1.针刺法治疗失眠

郝氏采取辨证取穴的方法,针刺治疗失眠症,将三阴交、神门及内关作为对患者进行治疗的主要穴位,若患者心脾亏损,则取巨阙、脾俞、心俞及足三里作为治疗的次穴;若患者心肾不交,则取心俞、肾俞、太溪作为治疗的次穴;若患者心胆虚怯,则取心俞、胆俞、丘墟作为治疗的次穴;若患者肝阳上扰,取则肝俞、太冲、行间作为治疗的次穴;若患者胃气不和,取则胃俞、下脘作为治疗的次穴。指导患者取平卧位或是坐位,使患者全身肌肉得到放松以后,择相应穴位进针,采用平补平泻法对患者进行操作,留针30分钟后去针,每日给予患者针灸一次,连续治疗28天。研究结果总有效率98%。

(郝建桥.针灸治疗失眠症的临床治疗效果[J].山西医药杂志,2018,47(18):2197-2199.)

2.艾灸法治疗失眠

吴氏采取艾灸夹脊穴治疗失眠,将182例原发性失眠患者随机分为治疗组和对照组,治疗组取T5至L2双侧的夹脊穴灸之,共20个穴位,取艾卷1支点燃,距夹脊穴2~3cm处,由上至下进行回旋灸,15~20分钟/次,1次/天,10次1疗程,对照组口服艾司唑仑片治疗,3个疗程后对照发现。治疗组总有效率为97.80%,对照组总有效率为86.81%。

(吴月.艾灸夹脊穴治疗失眠的疗效观察[J].中国中医药现代远程教育,2014,12(24):72-73.)

单氏采用艾灸法治疗失眠症,以百会穴为主穴,心脾两虚型加脾俞,心俞;心肾不交型加心俞,肾俞;脾胃不和型加脾俞,胃俞。一般艾火距皮肤约3cm,灸10~20分钟,以灸至皮肤温热红晕,而又不致烧伤皮肤为度。悬起灸按其操作方法分为温和灸、回旋灸和雀啄灸。温和灸,是将艾卷的一端点燃,对准应灸的腧穴部位或患处,距离皮肤2~3cm,进行熏烤,当患者有温热舒适感觉时,固定不动,以局部温热而无灼痛为宜,一般每穴灸30分钟左右,至皮肤红晕为度。可将左手食、中两指置于施灸部位两侧,通过手指来测知患者局部受热程度,以便随时调节施灸距离,掌握施灸时间。雀啄灸,是将艾卷燃着的一端对准穴位,类如小雀啄米一样的一起一落、忽近忽远地施灸,一般可灸5分钟左右。此法热感较强,须注意防止烧伤皮肤。回旋灸,是将点燃的艾卷接近灸的部位平行、往复、回旋熏灸(距皮肤约3cm)。一般可灸20~30分钟。艾灸禁忌空腹,极度疲劳和一切热性红肿疾病者禁止艾灸,防止晕灸。治疗结果总有效率89.2%。治疗后患者入睡时间、睡眠时间及觉醒次数均得到明显改善。

（单保敏.艾灸法治疗失眠症的应用与护理[J].泰山医学院学报,2014,35（9）:911-912.）

康氏将顽固性失眠患者进行督脉隔姜灸治疗,具体操作方法如下:首先,患者取俯卧位,督促患者后背充分显露后,取督脉上大椎到长强穴,将事先准备好的药姜蓉用纱布隔开平铺在督脉及双侧膀胱经上,厚度约为1cm,宽度约5cm,药姜蓉平铺后叮嘱患者切勿更换体位,防止药姜蓉掉落。把艾绒捏成长蛇状,长宽度稍稍大于药姜蓉的长宽度,把成型的艾绒放在自动艾灸仪里,用酒精棉球把长蛇状的艾绒尾部点着,合上机器,将自动艾灸仪放在患者背部督脉循行部位,可通过调节仪器高低来调节温度,一般距离3～5cm温度最适宜,患者自行调节仪器高度,以个人温度感觉合适为度,督脉隔姜灸治疗频率为1次/天,1小时/次,以5次为1个疗程。治疗后患者入睡时间、睡眠时间明显延长。

（康梦如,薛小金,陈柳丹,等.督脉隔姜灸治疗顽固性失眠的临床疗效观察[J].医学理论与实践,2018,31(21):3210-3211.）

3.耳穴埋豆法治疗失眠

曾氏采用耳穴埋豆法治疗冠心病失眠病人,将王不留行籽黏于0.5cm×0.5cm的小方块胶布上备用,用双手按摩耳郭3分钟,用75%乙醇棉签严格消毒耳郭,对耳穴(心、神门、内分泌、皮质下、交感)定位(根据《刺法灸法学》第2版),将准备好的王不留行籽的胶布贴于双侧耳穴上,用拇指和示指对其进行按压,力度由轻到重,再由重到轻,以病人能耐受为度,每穴按压5分钟,嘱病人每天按压耳穴3～5次,每次3～5分钟。2天更换1次王不留行籽胶布,6天为1个疗程,每个疗程间隔1天,共治疗4个疗程。对照组口服艾司唑仑,结果显示耳穴压豆对冠心病合并失眠患者效果更好。

（曾洋洋,蒋运兰,周香德,等.耳穴埋豆对冠心病失眠病人睡眠质量的影响[J].全科护理,2018,16(16):1921-1923.）

4.药枕法治疗失眠

王氏研究芳香药枕对脑梗死后肝郁化火型失眠症的治疗效果,枕内药方由香附、沉香曲、丹皮、郁金、月季花、玫瑰花、合欢皮、菖蒲、薄荷、冰片各10g,百合20g,首乌藤、淮小麦各30g组成,统一由药房磨细粉装无纺布袋,制作成20cm×30cm×3cm大小的小枕,外套纯棉布枕套,午睡或夜睡时使用,使用时有意识的令头部前后和侧部充分接触枕头。借中药之辛散香窜挥发性刺激头部腧穴,如风池、风府、哑门、大椎、太阳、翳风、角孙、头维、阳白等。2组均2周为1疗程,药枕每周更换1次,2个疗程后统计疗效。结果总有效率为88.2%。

（王瑶瑶,陈紫君,王燕飞,等.芳香药枕治疗脑梗死后肝郁化火型失眠症34例[J].浙江中医杂志,2018,53(2):107.)

赵氏采用自制药枕治疗颈椎病失眠患者,药枕长20cm,宽12cm,厚4cm,内装当归、赤芍、红花、威灵仙、天南星、羌活、白芷、葛根、徐长卿、川乌、草乌、钩藤、菊花等药物粉末,睡眠时将药枕枕于颈部使头轻度后仰(初用时因药味较大,可在药枕上盖1~2层枕巾;平素喜睡高枕者,药枕下可垫普通枕加高)。白天不用时,用塑料袋将药枕扎紧以防药味散发。每周门诊复诊1次,3周为1个疗程。结果总有效率90.9%。

（赵和庆,王培民,周福贻.药枕治疗颈性失眠22例小结[J].中医正骨,1997(3):60.)

5. 足浴法治疗失眠

刘氏自制安神方足浴方治疗中风后失眠,通络安神组成:酸枣仁、生龙骨各20g,丹参30g,首乌藤、合欢皮、茯神各15g;碾成粉末后备用。具体方法:每日于饭后1小时,睡前30分钟,用开水500ml冲泡通络安神方5分钟后,再加约3000ml的热水搅拌均匀,置于足浴桶内。此时让患者坐在有靠背的椅子上,把双足置于足浴桶上方让热气熏蒸,等患者可耐受水温时再将双足浸入药液内,搓泡20分钟。水温控制在40℃左右。足浴过程中注意观察患者是否有头痛、头晕、心悸及乏力现象,若出现异常立即停止足浴并让其平躺休息。2周为1个疗程,共治疗2个疗程。对照组予艾司唑仑睡前口服,观察4周后,治疗组总有效率高达97.14%,对照组为82.86%。

（刘夏.通络安神方足浴治疗中风后失眠患者的临床观察[J].中国民间疗法,2018,26(8):22-23.)

冠心病

【概述】

冠状动脉粥样硬化性心脏病是冠状动脉血管发生动脉粥样硬化病变而引起血管腔狭窄或阻塞,造成心肌缺血、缺氧或坏死而导致的心脏病,常常被称为"冠心病"。临床上以心前区疼痛,多为发作性绞痛或压榨痛,也可为憋闷感。或症状并不典型,仅仅表现为心前区不适、心悸或乏力,或以胃肠道症状为主等。

中医认为该病本虚标实,虚实夹杂。证型如下:

气滞血瘀

心胸胀满,或疼痛,痛有定处,日久不愈,可因情绪波动、劳力而发作,舌质紫暗,有瘀斑,苔薄,脉弦或沉涩。

痰浊闭阻

胸闷痛,气短,形体肥胖,痰多,舌胖边有齿痕,苔腻或滑,脉滑或缓。

寒凝心脉

心痛彻背,感寒痛甚,重则喘不得卧,面色苍白,四肢不温,苔薄白,脉沉紧或沉细。

气阴两虚

胸闷隐痛,心悸气短,乏力懒言,心烦口干,头晕目眩,舌质偏红,舌体胖且边有齿痕,苔少,脉细弱,或结代。

阳气虚衰

胸闷气短,自汗,面色㿠白,畏寒,肢厥,舌淡或紫暗,苔白或腻,脉沉细无力。治以温补阳气,振奋心阳,常用参附汤合右归饮加减。

【外治疗法】

1.穴位贴敷法治疗冠心病

杨氏在常规治疗的基础上采用自制保心敷贴膏进行穴位敷贴治疗心绞痛,即用麝香12g,乳香12g,降香12g,三七12g,丹参12g,茴香10g,细辛10g,冰片8g

等14味中药共研细末,与黄酒按3:1(质量比)调成糊状,敷贴于患者膻中、内关、心俞、至阳穴上,敷贴时间3～4h,1次/天,连用10天为1个疗程。总有效率96.7%。

（杨灵,李木姣.中药穴位敷贴辅助治疗心绞痛效果观察[J].护理学杂志,2007,22(13):48-49.）

王氏在常规治疗基础上采用胸痹贴穴位贴敷治疗冠心病心绞痛,制作方法:肉桂6g,附子5g,羌活13g,细辛3g,花椒6g,川芎10g,乳香、没药各15g,丹参15g,郁金10g,佛手9g研为细末混匀,每次取3g加蜜调成膏状。贴敷膻中、2个内关及2个心俞穴,胶布固定,每贴6小时,15天为1疗程。结果胸痛、胸闷、心悸、憋气等方面疗效均优于常规治疗组。

（王贤娴,张磊.胸痹贴穴位贴敷治疗冠心病心绞痛40例疗效观察[J].长春中医药大学学报,2011,27(1):88-89.）

2.针灸疗法治疗冠心病

刘氏采用针刺加艾灸治疗冠心病心绞痛,操作方法:针刺取穴:心俞、厥阴俞、膻中、内关、足三里、三阴交。操作:患者先取俯卧位,两臂自然置于床上,皮肤常规消毒后,采用华佗牌一次性0.3mm×25mm毫针,向脊柱方向采用无痛针法斜刺心俞、厥阴俞,缓慢进针0.5～0.8寸,行提插、捻转轻手法,待得气后留针30分钟。膻中沿皮向下斜刺;内关向上斜刺或垂直刺,有酸胀与沉重感,以针感放射至中指为佳;足三里和三阴交,得气即可留针,每5分钟运针1次,一般留针15～20分钟。艾灸取穴:内关、神阙、气海、关元、足三里、三阴交。操作:患者取仰卧位,取内关、神阙、气海、关元、足三里、三阴交,用艾条自上而下行雀啄灸,以局部皮肤灼热而不灼痛为度,每个穴位灸5～10分钟,每天1次。7天为1疗程,共治疗4疗程。门诊患者的艾灸治疗亦可在家中由家属协助完成。结果临床疗效总有效率91.38%。

（刘建荣,谭英,潘文举.针灸治疗冠心病心绞痛的临床观察[J].新中医,2010,42(5):68-70.）

于氏应用针灸治疗冠心病心绞痛,2组患者均常规口服肠溶阿司匹林100mg,每日1次;心绞痛发作时舌下含服硝酸甘油。在此基础上,治疗组予针灸治疗。取穴:膈俞、膻中、心俞、内关。操作方法:患者采用坐位或侧卧位,常规消毒;膈俞、心俞斜刺,向脊椎方向进针1～1.5寸,得气后留针30分钟,留针期间反复捻转;膻中平刺0.5～1寸,得气即可,留针30分钟。取针后,用艾炷每穴灸3壮,每日1次。10次为1个疗程。结果总有效率65%。

（于月罡.针灸治疗冠心病心绞痛60例临床观察[J].中国中医药信息杂志,2008,15(4):76-77.）

吴氏采用温针灸治疗冠心病心绞。取穴:主穴取心俞、厥阴俞、膻中、内关。配穴:心血瘀阻证加膈俞、血海、地机;痰浊壅塞证加丰隆、阴陵泉;气阴两虚证加气海、三阴交、足三里;心肾阴虚证加肾俞、巨阙、关元、太溪。操作方法:患者先取俯卧位,两臂自然置于床上,皮肤常规消毒后,采用0.30mm×25mm不锈钢毫针,向脊柱方向采用无痛针法斜刺心俞、厥阴俞,缓慢进针0.5～0.8寸,行提插、捻转轻手法,待得气后留针。在两穴上施温针灸,剪取4段长2cm左右艾条,用牙签在艾段中间扎1个小孔,然后将艾段插在针柄上,点燃施灸,共施3壮,留针30分钟。启针后,患者再取仰卧位,向下斜刺膻中穴0.3～0.5寸,直刺内关穴0.3～0.5寸,行针得气后,在两穴上施温针灸,取用1cm左右艾条,共施3壮;配穴毫针常规操作,施以平补平泻手法,留针30分钟。每日1次,10天为1疗程,休息2天再进入下1疗程,共治疗3个疗程。结果温针灸能显著改善冠心病心绞痛患者的胆固醇、甘油三酯以及高、低密度脂蛋白,以及全血高、中、低切血黏度、血浆黏度指标。

（吴长岩,贾乐红,吕志军.温针灸对冠心病心绞痛血脂、血流变的影响[J].针灸临床杂志,2010,26(01):36-38.）

3.推拿按摩法治疗冠心病

李华东等使用推拿治疗冠心病稳定劳累性心绞痛,取穴:心俞、厥阴俞、内关、神门、膻中、曲池、中冲、少冲、大陵等。手法:滚法、指揉法、点揉法、拿法、一指禅偏峰推、摩法、搓法等。操作:①患者取坐位,术者先以滚法在背部以心俞、厥阴俞为中心治疗3～5分钟,继以指揉法刺激心俞、厥阴俞各3～5分钟。②患者取仰卧位,术者先以一指禅偏峰推膻中1～3分钟,以掌摩法在心前区治疗5～10分钟。③患者取仰卧位,以指揉法分别刺激内关、神门、大陵穴各1～2分钟,刺激曲池、中冲、少冲穴各1分钟。④患者取仰卧位,以滚法、按揉法沿手厥阴心包经、手少阴心经来回各治疗3～5遍,然后搓双上肢各3～5遍,结束治疗。与口服丹参滴丸组比较治疗前后患者的临床症状体征与心电图、动态心电图的变化。

结果总有效率92.5%。

（李华东,毛树文,毛德刚.推拿治疗冠心病稳定劳累性心绞痛的临床研究[J].临床和实验医学杂志,2007,6(3):138.)

心律失常

【概述】

心律失常是由于窦房结激动异常或激动产生于窦房结以外,激动的传导缓慢、阻滞或经异常通道传导,即心脏活动的起源和(或)传导障碍导致心脏搏动的频率和(或)节律异常。中医常见证型如下:

心虚胆怯

心悸不宁,善惊易恐,坐卧不安,少寐多梦而易惊醒,恶闻声响,食少纳呆,苔薄白,脉细略数或细弦。

心血不足

心悸气短,头晕目眩,失眠健忘,面色无华,倦怠乏力,纳呆食少,舌淡红,脉细弱。

阴虚火旺

心悸易惊,心烦失眠,五心烦热,口干,盗汗,思虑劳心则症状加重,伴耳鸣腰酸,头晕目眩,急躁易怒,舌红少津,苔少或无,脉细数。

心阳不振

心悸不安,胸闷气短,动则尤甚,面色苍白,形寒肢冷,舌淡苔白,脉虚弱或沉细无力。

水饮凌心

心悸眩晕,胸闷痞满,渴不欲饮,小便短少,或下肢浮肿,形寒肢冷,伴恶心,欲吐,流涎,舌淡胖,苔白滑,脉弦滑或沉细而滑。

瘀阻心脉

心悸不安,胸闷不舒,心痛时作,痛如针刺,唇甲青紫,舌质紫暗,或有瘀斑,脉涩或结或代。

痰火扰心

心悸时发时止,受惊易作,胸闷烦躁,失眠多梦,口干苦,大便秘结,小便短赤,舌红,苔黄腻,脉弦滑。

【外治疗法】

1.针刺疗法治疗心律失常

朱氏采取针刺辨证施治,治疗心悸,针刺取穴分为两组,内关、神门、足三里、三阴交及心俞、厥阴俞、脾俞、肾俞。心胆气虚型,加肝俞、胆俞;心脾两虚型,加公孙;心肾不交型,加太溪;心血瘀阻型,加曲池、血海;水饮凌心型,加阴陵泉、膻中;心阳亏虚型,加气海、关元、百会。两组交替,各穴均施捻转手法,平补平泻,留针20分钟,缓缓退出。隔日1次,10次为1个疗程,休息7日行第2个疗程。结果,针刺组疗效明显优于中药组和西药组。

(朱慧勤.针刺治疗心悸的临床疗效观察[J].上海针灸杂志,2002(03):9-10.)

毕氏针刺治疗心悸怔忡57例,以心俞、内关、足三里、郄门为主穴,根据证型辨证取穴。心血亏虚型:加脾俞、膈俞、神门;气阴两虚型:加肾俞、太溪、三阴交;心脉痹阻型:加膻中、水分、关元、神阙;心气虚弱型:加脾俞、胃俞。以2寸毫针,视情况刺入0.5~1.0寸,针行平补平泻法1分钟,留针15分钟,10天1疗程。结果总有效率89.4%。

(毕新辉,程为平.针刺治疗心悸怔忡57例临床观察[J].针灸临床杂志,2007(05):11.)

刘氏采取施氏砭术综合疗法治疗心悸。首先,令患者躺在温砭垫上温补督脉,调整阴阳。其次,针刺定君(位于额部,当两眉头之间,向上1寸处)、神门、内关,诸穴均用温补法,留针30分钟,以补其心阳气血。定君是鼻全息的有效穴,从印堂上1寸进针,针尖直达双眼两精明正中位置,聚集阳气回归心脏,可以起到定心稳神的作用。第三,针刺心经与小肠经之俞、募、井穴,留针30分钟,以温补手法为主,通过温补调整经络阴阳平衡,疏经活血。第四,针刺得气后将温砭石置于患者腹部正中(以神阙为中点),以温补阳气,沟通脏腑联系。疗效令人满意。

(刘泽银,许冬梅,罗英,施安丽.施氏砭术综合疗法在治疗心悸中的应用[J].中国中医药信息杂志,2012,19(05):95-96.)

韦氏采取温针灸配合穴位贴敷治疗36例心脾两虚型心悸,穴位贴敷药物由甘遂、元胡、细辛、白芥子组成,选择两组穴位交替贴敷,即内关、心俞、脾俞、关元穴及厥阴俞、膈俞、巨阙、足三里,每3天贴敷1次,以个人皮肤耐受程度为主,每次贴2~4小时,共贴敷4次。观察组患者在对照组患者治疗基础上给予温针灸配合治疗,具体针灸方法如下。①取穴:取三阴交、足三里、内关和阴陵泉等双侧穴位;②体位和针灸选取:患者采取仰卧位,对所取穴位进行常规消毒,取40mm规格的一次性毫针;③三阴交穴:直刺1~1.5寸,快速小幅度捻转手法1分钟;足三里穴,直刺得气后,快速小幅度捻转手法1分钟;内关穴:针尖与皮肤保持70°左右,斜刺0.5~0.8寸,快速小幅度捻转手法1分钟;阴陵泉穴,直刺1~2寸。④艾条2cm长插在针柄上,针刺部位垫厚纸片,燃尽艾绒2~3壮,及时除艾灰,取纸片,起针。每次进针后留针30分钟,1次/天,5次/疗程,每个疗程间隔2天。结果总有效率94.44%。

(韦丽兰.温针灸配合穴位贴敷治疗36例心脾两虚型心悸的临床观察[J].中国民族民间医药,2016,25(19):48-49.)

2.穴位贴敷法治疗心律失常

杜氏采用中药穴位贴敷疗法治疗心悸病46例,全部病例在贴敷期间不使用其他药物治疗。穴位贴敷药物由甘遂、元胡、细辛、白芥子组成,选择两组穴位交替贴敷,即内关、心俞、脾俞、关元穴及厥阴俞、膈俞、巨阙、足三里,每3天贴敷1次,以个人皮肤耐受程度为主,每次贴4~6小时,共敷贴4次。结果总有效率96%。

(杜小玉.中药穴位贴敷疗法治疗心悸病46例疗效观察[J].内蒙古中医药,2017,36(05):90)

3.足浴法治疗心律失常

王氏采取中药足浴配以穴位按摩治疗心悸失眠病人,主穴选择百会、四神聪、安眠、内关;心脾两虚加心俞、三阴交、厥阴俞、脾俞;心肾不交加心俞、神门、肾俞、涌泉;脾胃不和加胃俞、足三里;肝火上扰加肝俞、太冲;阴阳失衡加申脉、照海。将诸药用冷水浸泡30分钟,水煎去渣加热水至300L将药液倒入足浴盆中,没过脚踝,1次/天,30分钟/次,10天为1个疗程。中药足浴中药组成:磁石60g,丹参20g,远志15g,夜交藤30g,酸枣仁20g,合欢皮10g,朱砂5g,川芎30g,菊花20g,五加皮30g,吴茱萸40g,黄芩15g。结果总有效率100%。

（王惠.中药足浴配以穴位按摩治疗心悸失眠病人的疗效观察[J].中医临床研究,2013,5(08):109-111.)

眩 晕

【概述】

眩晕是由于情志、饮食内伤、体虚久病、失血劳倦及外伤、手术等病因,引起风、火、痰、瘀上扰清空或精亏血少,清窍失养为基本病机,以头晕、眼花为主要临床表现的一类病证。其轻者闭目可止,重者如坐车船,旋转不定,不能站立,或伴有恶心、呕吐、汗出、面色苍白等症状。临床主要分以下证型论治:

肝阳上亢

眩晕耳鸣,头痛且胀,遇劳、恼怒加重,肢麻震颤,失眠多梦,急躁易怒,舌红苔黄,脉弦。

肝火上炎

头晕且痛,其势较剧,目赤口苦,胸胁胀痛,烦躁易怒,寐少多梦,小便黄,大便干结,舌红苔黄,脉弦数。

痰浊上蒙

眩晕,头重如蒙,视物旋转,胸闷作恶,呕吐痰涎,食少多寐,苔白腻,脉弦滑。

瘀血阻窍

眩晕头痛,兼见健忘,失眠,心悸,精神不振,耳鸣耳聋,面唇紫暗,舌瘀点或瘀斑,脉弦涩或细涩。

气血亏虚

头晕目眩,动则加剧,遇劳则发,面色㿠白,爪甲不荣,神疲乏力,心悸少寐,纳差食少,便溏,舌淡苔薄白,脉细弱。

若中气不足,清阳不升,表现时时眩晕,气短乏力,纳差神疲,便溏下坠,脉象无力。

肝肾阴虚

眩晕久发不已,视力减退,两目干色恩涩,少寐健忘,心烦口干,耳鸣,神疲乏力,腰酸膝软,遗精,舌红苔薄,脉弦细。

【外治疗法】

1.针刺疗法治疗眩晕

何氏运用补脑益髓针刺法治疗颈性眩晕30例,以风池、完骨、天柱、颈部夹脊穴为主穴,结合中医辩证,痰浊中阻加丰隆、间使,气血亏虚加三阴交、内关穴,肝阳上亢加太冲、太溪,心脾两虚加神门、血海,伴有眠差者加上星、百会、四神聪、神门,伴有头痛者加百会、四神聪、率谷、眉冲、脑空、头维、太阳、列缺,伴有眼部不适者加承泣、四白、攒竹、球后。每天1次,14天为1个疗程,结果总有效率100%。

(何波.补脑益髓针刺法治疗颈性眩晕的疗效观察[J].现代中医药,2011,31(2):34-35.)

钟氏对200例以眩晕为主要症状的颈椎病患者进行针刀治疗,治疗方法:患者俯伏在靠背椅的椅背上,将颈部充分暴露,术者站在患者身后,用手触摸患者颈肩部,寻找阳性体征点:痛点、结节、粘连点,作好标记,用朱氏I型4号针刀在阳性体征点进针。①横突后结节压痛点和小结节:在横突末端骨平面背侧垂直进针,使刀口线和横突顶线平行。刺达骨面后,将刀锋滑至后结节,然后将针身倾斜,进行先纵行再横行剥离,接着掉转刀锋,使刀口线和肌纤维垂直,行切开剥离,出针,压迫针孔以止血。②患椎棘突根部两侧阳性点:在棘突根部,针体与人体矢状面进针,行纵切、横切2~3针后,出针、压迫针孔止血。③患椎棘突上缘阳性点:垂直进针点进针,刀口线与人体纵轴平衡,待刀锋刺达骨面后,调节针体与棘突间隙平衡,并将刀锋旋转90°,使刀口线与棘突上缘骨平面平衡,切开棘间韧带2~3刀。

以上操作完毕后,止血,创可贴覆盖针眼。每周治疗1次,4次为1个疗程。结果总有效率87.5%。

(钟文,胡敏瑶.针刀治疗颈性眩晕200例临床分析[J].中医临床研究,2012,4(24):36-37.)

2.穴位贴敷法治疗眩晕

邓氏采用自拟中药外用方穴位贴敷治疗风痰上扰型眩晕,选取200例风痰上扰型眩晕患者,随机分为试验组和对照组各100例,对照组患者口服盐酸氟桂利嗪片治疗,治疗组患者采用自拟中药方于风池穴和翳风穴进行穴位贴敷治疗。药方组成:天麻20g,白附子8g,磁石20g,石菖蒲18g,泽泻20g,生姜18g,将上述中药研磨成细粉混匀,置于干燥通风处备用,治疗时使用蜂蜜将5g药粉调制成糊状后搓成丸状,放于贴膏上备用,将患者穴位用75%酒精进行消毒之后,将贴膏贴于风池穴、翳风穴。嘱患者早中晚各按压穴位1次,以15天为1疗程,共治疗1个疗程。经过治疗,总有效率为91.0%,高于对照组的89.0%。

（邓正明,张丽瑛,苏丽芳,张捷,方建启,蔡树河.中药穴位贴敷治疗风痰上扰型眩晕临床疗效观察[J].亚太传统医药,2020,16(01):118-120.)

宗氏将吴茱萸贴敷涌泉穴治疗眩晕36例患者采用吴茱萸醋调贴敷双侧足底涌泉穴联合口服尼莫地平治疗。将吴茱萸15g以醋调匀,捏成扁饼状,晚睡前取药饼贴敷于双侧足底涌泉穴,外用医用橡皮膏固定,次日晨起去除。同时口服尼莫地平20mg每日3次。对照组患者采用尼莫地平20mg治疗,口服,每日3次。两组均以7天为1个1疗程,2个疗程后进行结果比较两组患者经过2个疗程治疗,治疗组总有效率为94.4%,高于对照组的72.2%。

（宗振勇,耿连岐.吴茱萸贴敷涌泉穴治疗眩晕36例临床观察[J].内蒙古中医药,2016,35(11):105.)

3.艾灸法治疗眩晕

董氏采用温灸督脉结合电针治疗颈性眩晕50例,电针疗法,患者取俯卧位,局部皮肤常规消毒,医生消毒双手,采用0.30mm×50mm毫针。操作:针刺双侧风池穴,朝鼻尖方向,刺入20~30mm。双侧供血穴(风池穴下1.5寸,平口唇处),针尖斜向上45°,刺入20~30mm;双侧晕听区(从耳尖直上1.5cm处,向前及向后各引2cm的水平线)平刺20~30mm;诸穴得气后,采用电子针疗仪(SDZ-Ⅱ型),将同侧之供血穴、晕听区连成1组导线通电,电量以患者能忍受为度,留针20分钟。温针灸取穴:选取督脉上的穴位,主要选百会、大椎等。操作:患者取俯卧位,采用规格为直径2.5mm、长20mm的纯艾条。①四神聪穴,均透刺向百会1.5寸,得气后,于百会穴固定1个热敏灸盒(将针压在盒底),上插一节艾条,灸之,以患者有持续的温热感为佳,不可太热;②大椎穴用平补平泻法,得气后,亦置一热敏灸盒灸之,温热感稍强于百会穴,均灸20分钟。结果总有效率94.0%。

（董乃相,彭丽宏.温灸督脉结合电针治疗颈性眩晕50例疗效观察[J].河北中医,2014,36（10）:1516-1517.）

周氏采用用艾灸百会联合中药氧化吸入结合西医常规治疗方法治疗后循环缺血性眩晕,治疗组在对照组治疗的基础上加艾灸百会穴及中药氧化吸入治疗;艾灸百会穴,采用艾条灸,取百会穴,30分钟/次,1次/天;中药氧化吸入,采用经验方中药复方煎剂浓缩液氧气雾化吸入。中药复方煎剂浓缩液主要由石菖蒲、三七、冰片等组成,每次取中药浓缩液60mL,分两次加入氧气湿化瓶,由中心供氧面罩雾化吸入,低流量给氧2小时/次,早晚各一次,1周为1个疗程,连续2个疗程,共14天。结果治疗组总有效率为95.8%。

（周嘉澄,丘艳红,李东仕.中医外治法治疗后循环缺血性眩晕96例[J].中医临床研究,2016,8（34）:79-81.）

4.推拿按摩法治疗眩晕

谭氏采用按摩配合点穴治疗颈性眩晕症患者65例,治疗方法:

①推揉颈项通络法:患者仰卧位,医者立于患者床头,用双拇指交替推法从眉心至上星反复7～9次;再从眉心向两侧太阳分推5～7次;推毕揉太阳反复数次。并点按印堂、神庭、睛明、太阳、鱼腰、头维、百会等穴。

②放松颈肩上背组织法:患者取坐位,医者立于患者背后,用一指禅推法、拿法于颈项肩背部反复操作3～5遍,手法稍重。之后用轻度揉捏手法在颈项肩背部反复操作,使肌肉放松,再用法将两侧斜方肌放松。继以指揉法按揉双侧心俞、脾俞、肾俞穴,得气为度。

③点按风池镇静,揣提正营,双手拇指点按风池穴由轻到重,至有酸胀感,反复数次。点按完毕后,一手屈指张开从头顶发际到风池轻揉抓法反复数次使头皮有热感,紧接着用双手掌抱住头两侧并斜向上用力揣提。

④提捏一手抱住患者下颌,另一手提患者后枕部,可连提4～6次。然后用拇指点揉搓颈肩背部硬节条块或酸胀点,对大片僵硬现象则可用掌根按揉,然后点按风府、内关、肩井、神门、手三里、曲池、三阴交等。

⑤对齿状突偏移者用牵拉颈项旋转复位患者仰卧于床上,医者坐于头侧方凳上,双手手指揉颈椎两侧数遍,然后一手扶下颌,另一手托枕部,向头顶方向水平持续牵拉,托枕部手的食指或中指顶住偏歪的棘突被动抬头,然后左右旋转

头,同时托枕部手的食指或中指,用力向中线顶偏歪的棘突,可听到响声或指下有移动感,然后恢复中立仰卧位。

结果总有效率95.38%,且随访半年无复发。

(谭洛,李巍,李普海.按摩配合点穴治疗颈性眩晕症65例[J].中医外治杂志,2012,21(6):42-43.)

中 风

【概述】

中风是以卒然昏仆,不省人事,半身不遂,口舌㖞斜,言语不利为主症的一类疾病,病轻者可无昏仆而仅见口舌㖞斜或伴及半身不遂等症状。

西医学中的脑出血、脑血栓形成、脑血管痉挛等脑血管疾病,以及周围性面神经麻痹等可参照本病辨证论治。证型如下:

中经络

风痰入络

肌肤不仁,手足麻木,突然发生口舌㖞斜,口角流涎,舌强言謇,半身不遂,或手足拘挛,舌苔薄白,脉浮数。

风阳上扰

常感眩晕头痛,耳鸣,面赤,腰腿酸软,突然发生口舌㖞斜,语言謇涩,半身不遂,舌质红,苔薄黄,脉弦或弦细数。

中脏腑

闭证

突然昏仆,不省人事,牙关紧闭,口噤不开,两手握固,肢体偏瘫,拘急,抽搐。由于有痰火和痰浊内闭之不同,故有阳闭、阴闭之分。

阳闭

除闭证主要症状外,兼见面红气粗,躁动不安,舌红苔黄,脉弦滑有力。

阴闭

除闭证主要症状外,兼见面白唇紫或黯,四肢不温,静而不烦,舌质暗淡,苔白腻滑,脉沉滑。

脱证

突然昏仆,不省人事,面色苍白,目合口开。鼻鼾息微,手撒遗尿,汗出肢冷,舌萎缩,脉沉细微欲绝或浮大无根。

恢复期和后遗症期

痰瘀阻络

口舌㖞斜,舌强语謇或失语,半身不遂,肢体麻木,舌紫暗或有瘀斑,苔滑腻,脉弦滑或涩。

气虚血瘀

偏枯不用,肢软无力,面色萎黄,舌质淡紫或有瘀斑,苔薄白,脉细涩或细弱。

肝肾亏虚

半身不遂,患肢僵硬拘挛变形,舌强不语,或偏瘫,肢体肌肉萎缩,舌红脉细,或舌淡红,脉沉细。

【外治疗法】

1.针刺疗法治疗中风

易氏采取颞三针加腹针疗法治疗中风后遗症50例,取患者患侧肢体对侧的颞三针(颞Ⅰ针的位置在耳尖直上入发际2寸处,从颞Ⅰ针这个水平向前、向后各旁开1寸,分别为颞Ⅱ针、颞Ⅲ针),选用33～75mm的毫针,刺1～1.5寸;腹针取引气归元(深刺)、滑肉门(患侧,中刺)、上风湿点(患侧,浅刺)、外陵(患侧,中刺)、下风湿点(患侧,浅刺),面神经麻痹语言不利加阴都(患侧,浅刺)、商曲(健侧,浅刺),上半身功能障碍加滑肉门(健侧,中刺),下半身功能障碍加外陵(健侧,中刺),病程久者加气穴(双侧,中刺)。每日1次,10次为1疗程。结果治愈率为60.32%,对照组治愈率为44.83%。

(易志龙,陈伟. 颞三针加腹针疗法治疗中风后遗症50例疗效观察[J]. 针灸临床杂志,2005,21(2):18-19.)

陈氏根据"以痛为腧"的原则,在中风偏瘫患者的肘关节(肱二头肌腱为主)及膝关节(半膜肌、缝匠肌肌腱及股四头肌内侧头为主)附近找压痛点,取穴后直刺或斜刺进针,得气后沿着肌腱走向前后透刺,行经筋刺法后,再辨证配穴针刺(阴虚风动取肾俞、肝俞、太冲、绝骨、风池、太溪;气虚血瘀取曲池、三阴交、血海、足三里;风痰阻络取外关、足三里、丰隆;肝阳上亢取百会、太冲、行间、太溪)。每天1次,5天1疗程,连续治疗3个疗程后,结果总有效率为80.00%。

(陈振虎,庄礼兴.经筋刺法治疗中风偏瘫患者肢体痉挛状态60例临床观察[J].广州中医药大学学报,2010,27(05):478-481.)

2.壮医药线点灸法治疗中风

梁氏采取壮医药线点灸辅治中风后吞咽困难,取脐内环穴(心、肾)、风池、廉泉、舌三针、脾俞、胃俞、合谷、天突、内关穴、足三里、丰隆、三阴交、太冲。采用广西中医药大学壮医门诊部加工制成的Ⅱ号药线(系用壮药药液泡制过的直径为0.7mm的苎麻线),用拇、食指持线的一端线头1~2cm,在乙醇灯上点燃,吹灭药线的火苗,快速用线头直接点按于患者穴位上,火灭即起为1壮。以被灸处皮肤有潮红,并有轻微灼痛感为度,每穴3壮。每天1次,14天为1疗程。结果治疗组有效率88.10%。

(梁振兴.壮医药线点灸辅治中风后吞咽困难42例观察[J].实用中医药杂志,2015,31(08):738-739.)

余氏用壮医药线点灸法治疗中风后遗症,取穴:下脐行、人中、大椎穴及双侧的风池、丰隆、阳陵泉、飞扬、复溜、神门穴。采用标准Ⅱ号线施灸,医者以右手拇指、食指夹持药线的一端,并露出线头1~2cm,在酒精灯上点燃后吹灭明火使之成圆珠状炭火,随即将此火星对准穴位,顺应腕和拇指的屈伸动作,拇指指腹稳重而敏捷地将有火星的线头点压在穴位上,一按火压即为1壮,1~2壮/穴,采用中等力度时间约为1秒。健侧穴位用补法,患侧穴位用泻法。1次/天。结果显示临床疗效显著。通过药线的刺激,可缓解中风后诸症。

(余九峰,黄贵华,李婕,等.壮医药线点灸合普通针刺治疗中风后遗症40例疗效观察[J].湖南中医杂志,2014,30(2):69-70.)

3.刮痧疗法治疗中风

刘氏予45例缺血性中风偏瘫患者刮痧治疗,患者取坐位或俯卧位,暴露颈背及上肢,选取主线(患侧手足阳明经)和配线(根据酸痛部分选取),用水牛角刮痧板与皮肤呈45°,抹刮痧油后刮拭。力量先轻后重,以刮至皮肤出"痧"为度,每2天1次,3次1个疗程,结果总有效率91.11%。

(刘涛平,黄琳娜,杨俊超.刮痧配合温针灸治疗缺血性中风偏瘫88例疗效观察[J].陕西中医学院学报,2015,38(04):44-45.)

4.推拿按摩法治疗中风

雷氏运用足反射区按摩疗法对中风偏瘫患者进行康复治疗,其方法如下:(1)反射区的定位与选取:肾—输尿管—膀胱、头、额窦、小脑与脑干、脑垂体。加减:面瘫加三叉神经、上颌、下颌与面,上肢瘫加肩、肘与肩胛骨,下肢瘫加膝、髋,失语加喉、气管。(2)操作方法:患者取仰卧位。施术者以屈食指点、按法为主,并配合推、摩、掐、括等法刺激上述反射区,力度以病人出现较强的刺激感(酸、麻、胀、痛)但能忍受为度,心脏病患者及体质严重虚弱者力度宜轻。术后患者尽可能多饮水。(3)时间与疗程:每足20分钟,双足全程约45分钟。7次为1个疗程,疗程间休息3天。共治疗3个疗程。经统计学分析发现,在改善偏瘫患者肢体运动功能和提高患者日常生活活动能力方面,治疗组均优于对照组。

(雷龙鸣,庞军,黄锦军,等.按摩足反射区对中风偏瘫康复作用的临床观察[J].四川中医,2006,24(5):99-100.)

面神经麻痹(面瘫)

【概述】

面神经炎俗称面神经麻痹(即面神经瘫痪)、"歪嘴巴""吊线风",是以面部表情肌群运动功能障碍为主要特征的一种疾病。多表现为病侧面部表情肌瘫痪,前额皱纹消失、眼裂扩大、鼻唇沟平坦、口角下垂。在微笑或露齿动作时,口角下坠及面部歪斜更为明显。病侧不能作皱额、蹙眉、闭目、鼓气和噘嘴等动作。鼓腮和吹口哨时,因患侧口唇不能闭合而漏气。进食时,食物残渣常滞留于病侧的齿颊间隙内,并常有口水自该侧淌下。

【外治疗法】

1.针刺疗法治疗面瘫

刘氏采用体针、梅花针叩刺的方法治疗面瘫恢复期患者,通过对患侧阳白、太阳、攒竹、四白、下关、颊车、地仓、牵正及水沟、承浆内关、水沟、三阴交、风池、完骨、翳风等穴位予以特定的针刺手法,治疗2个疗程后,其总有效率为88.4%。

(刘剑,王幼奇,黎凯.体针、梅花针叩刺治疗面瘫恢复期[J].实用中医内科杂志,2013,27(14):16-18.)

张氏运用火针治疗35例周围型面神经麻痹患者,选用0.5mm贺氏细火针,取穴:阳白、颊车、地仓、颧髎、巨髎、下关、承浆、合谷,隔天治疗1次,治疗12次(1个疗程)后统计有效率为80%,认为火针可鼓舞人体阳气,促进血液循环,以达温经通络的作用。

(张恩生.火针治疗周围型面神经麻痹35例观察[J].浙江中医杂志,2014,49(10):756-757.)

皮氏通过毫火针治疗急性周围性面神经麻痹,其操作方法:针刺部位在患侧,以局部取穴(阳白、太阳、四白、颧髎、地仓、颊车、下关、风池、完骨、翳风)为主,可交替选穴,火针浅刺后,再用普通针刺治疗,留针20分钟后取针,每周火针治疗1~2次,平日可配合普通针刺治疗,疗效满意。

(皮晓波,田有坤.毫火针在急性周围性面神经麻痹中的应用[J].内蒙古中医药,2015,34(2):103.)

薛氏在特发性面瘫急性期的2~15天内,用梅花针在翳风穴叩刺,以皮肤微红,有稀疏的均匀的少量出血点为度;再在该穴拔火罐3~5分钟,以穴位处有少量血液渗出为度。隔日1次,治疗3次。结果采用翳风穴放血法对特发性面瘫的治疗见效快、治疗期短。

(薛广生.翳风穴放血治疗面神经麻痹89例[J].光明中医,2010,(04):645-646.)

2.推拿按摩法治疗面瘫

李氏运用经穴按摩配合中药湿热敷治疗面瘫40例。按摩经穴后,中药(组成:防风20g,麻黄、桂枝、海桐皮、僵蚕、藁本各15g,五加皮、乳香、没药、川芎、透骨草、路路通、荟草、白芷、白花蛇舌草各10g,冰片5g)湿热敷,每次45分钟,微微汗出为佳。每日1次,每剂中药反复加热可用2天。

（李义,王振华.经穴按摩配合中药湿热敷治疗面瘫40例[J].中医药信息,2002,19(3):29.）

3.耳穴压籽法治疗面瘫

宋氏采用耳穴压籽法治疗面瘫,耳穴压籽法:耳部取穴为:眼、口、额、面颊、肝、皮质下、上耳根、下耳根及出现条索、结节病理反应点(每次取5个穴)。操作方法:先用75%酒精进行常规消毒,待耳廓表面酒精干后,在0.5cm×0.5cm的医用胶布上黏王不留行籽,再用双球探针在以上穴位上压一小窝,将贴在医用胶布上的王不留行籽放入小窝中并贴紧胶布,即操作者将拇指和示指指腹放在患者耳廓的前后面进行对向按压揉捏,手法力度由轻到重,至耳穴局部出现酸、痛、重、热、刺痛或放射感等"得气"为宜,出现"得气"后停留几秒增强得气感,将全部耳穴贴压完毕后,嘱咐患者每日每隔4小时自行按压揉捏1次,每穴每次揉捏1分钟,均出现酸胀感等"得气"为度。隔日换穴,两耳同时进行贴压。从患者纳入该组开始进行耳穴压籽法操作,治疗28天为1疗程,期间不可中断。结果愈显率为83.33%,痊愈率为53.33%。

（宋剑英.面瘫患者采用耳穴压丸护理的疗效观察[J].四川中医,2017,35(2):207-209.）

4.推拿按摩法治疗面瘫

陈氏将76例周围性面神经麻痹患者随机分为治疗组和对照组各38例,对照组给予西医常规药物治疗,治疗组在接受西医常规药物治疗基础上给予推拿手法(穴位:揉印堂、上星、百会、太阳、翳风、肩井、丝竹空、四白等)治疗,推拿应用抹法、一指禅推法、提抖法、弹拨法,每天1次,每次20分钟,10天为1个疗程,共治疗3个疗程。治疗前后通过改良后House-Brackmann评价系统进行面神经功能评定,结果总有效率为94.74%。

（陈华,卢智,宋书昌,等.推拿手法治疗周围性面神经麻痹38例[J].光明中医,2014,29(1):122-123.）

水 肿

【概述】

水肿是指因感受外邪,饮食失调,或劳倦过度等,使肺失宣降通调,脾失健运,肾失开合,膀胱气化失常,导致体内水液潴留,泛滥肌肤,以头面、眼睑、四肢、腹背,甚至全身浮肿为临床特征的一类病证。中医辨证分型可分为下证型。

风水泛滥

眼睑及头面先肿,继则波及四肢及全身,来势迅速,伴发热恶风,肢节酸楚,小便不利等症。偏于风热者伴咽喉肿痛,舌质红,苔黄,脉浮滑数。偏于风寒者见恶寒,咳喘,舌苔薄白,脉浮滑或紧。

寒湿浸渍

起病缓慢,病程较长,浮肿以眼睑及头面为甚,或全身浮肿,小便短少,身体困重,胸闷纳呆,舌苔白腻,脉濡缓。

湿毒浸淫

头面眼睑浮肿,延及全身,小便不利,身发疮痍,甚则溃烂,伴恶风发热,舌质红,苔黄,脉浮数或滑数。

湿热壅盛

遍体浮肿,皮肤绷紧光亮,胸脘痞闷,烦热口渴,小便短赤,大便秘结,舌质红,苔黄腻,脉滑数或濡数。

脾阳虚衰

腰以下肿甚,按之凹陷不易起,脘腹胀闷,纳减便溏,面色萎黄,神倦肢冷,小便短少,舌质淡,苔白腻或白滑,脉沉缓或沉弱。

肾阳衰微

面浮身肿,腰以下尤甚,按之凹陷不起,腰部冷痛酸重,尿量减少或增多,四肢厥冷,怯寒神疲,面色灰滞或面色㿠白,心悸胸闷,喘促难卧,腹大胀满,舌质淡胖,苔白,脉沉细或沉迟无力。

瘀水互结

水肿延久不退,肿势轻重不一,四肢或全身浮肿,以下肢为主,皮肤瘀斑,腰部刺痛或伴血尿,舌紫暗,苔白,脉沉细涩。

【外治疗法】

1.针刺疗法治疗水肿

张氏采用调理脾胃针法对早期糖尿病肾病患者进行干预,取曲池、支沟、合谷、血海、足三里、阴陵泉、丰隆、地机、三阴交、太冲、天枢、膏肓、肾俞、白环俞及中脘、中极等穴,施以平补平泻法,留针30分钟,2次/天,7天为1疗程,共观察6个疗程。结果发现调理脾胃针法具有改善肾血流及肾小球滤过功能,降低DN患者尿蛋白水平,改善糖、脂代谢,改善肾功能等作用。

(张智龙,吉学群,张萍,等.调理脾胃针法对糖尿病肾病早期干预及对肾脏保护机制:随机对照研究[J].中国针灸,2007,27(12):875-880.)

张氏采用温针灸(即加隔姜灸)分期治疗肾病综合征患者50例,其中水肿期针刺水分(泻法)、气海(泻法)、关元(补法),无肿期使用隔姜灸,取A(气海、关元、右带脉,均用补法)、B(双肾俞、左带脉,均用补法)2组交替使用。取准穴位后,用鲜生姜切成厚0.1cm,直径0.8cm的薄片,中间用针刺3~4孔,置在穴位皮肤上。将艾绒捻成黄豆大的艾炷(中壮)放在姜片上燃烧,待到炷焰欲尽时,施泻法即把艾炷移掉,施补法即用火柴盒(他物也可)对准炷焰盖压0.5分钟,待余焰热感继续透入穴内。每次每穴灸5壮,隔日1次。连续15次为1个疗程,每疗程终了停灸5天。灸后穴周潮红,穴中起泡,可用消毒纱布覆盖胶布固定。一般较少化脓感染。疗程后结果示有效率为94%。

(张伟石.温针灸治疗肾病综合征50例临床观察[J].中外医疗,2009(30):29.)

杨氏在常规治疗的基础上,采用"穴埋闷灸"法治疗难治性肾病综合征患者31例。

"穴埋闷灸"疗法:

(1)木箱闷穴灸:令患者俯卧床上,先在背部肾俞穴进针,得气后留针。将艾条1~2根,截成2~4段,点燃横放在小木箱里的铁丝布上(小木箱长25cm、宽20cm、高18cm,无底板,上下中间钉铁丝布二层),再用1张铁丝布盖在艾条上,防艾条摆动,起固定作用。然后把这木箱放在腰部,应将艾条与留针相平行,在小木箱上面盖一木板,使艾条药力向下。待箱里艾条燃完,冷却后,搬掉木箱,起针。此时不要将腰部的一层艾油擦掉。每日1~2次,2~3个月为1疗程。

(2)浸晒药线大剂量穴埋:取75%酒精2000ml倒入容器中,放入黄连200g,黄芩200g,黄柏200g,密封15~30天。将浸出液滤过,倒入大口瓶中,将晒干的2号羊肠线若干放入浸出液内,浸泡10天后,拿出晒干。晒干后又重新放入,经上述三浸三晒后,进行高压消毒。消毒后的浸线剪成2~4cm长的短条。装入盛有5%碘伏的容器中,备用。取穴:背部取脾俞(双)、胃俞(双)、三焦俞(双)、肾俞(双),腹部取中脘穴、关元穴,下肢取足三里(双)、三阴交(双)。血压高者选曲池(双)、内关(双),咽喉炎者选加合谷(双)。操作:常规消毒无菌操作,先在穴位下0.5cm下局麻,将特制肠线装入18号胸骨穿刺针芯内,对准局麻处斜刺进针,背腹处穴位针尖应向下向上平刺达穴位处平行埋入肠线,每穴横直埋入各2条,似井字形,四肢穴位垂直进针,不可刺得太深,避开血管神经。每穴埋2条,盖上消毒纱布。每2~3个月埋1次,半年为1疗程,1疗程未缓解可继续第2疗程,直至长期缓解。结果完全缓解率70.9%,部分缓解率25.8%。

(杨良机.中西医结合配合"穴埋闷灸"法治疗难治性肾病综合征[J].中国中西医结合肾病杂志,2004,5(7):425-426.)

2.穴位贴敷法治疗水肿

张氏采用肾康敷剂治疗原发性肾病综合征,在常规治疗基础上,加用肾康敷剂(丁香、肉桂、黄芪、黄精、大黄、甘遂、穿山甲、鳖虫等)外敷肾俞、涌泉、神阙,治疗原发性肾病综合征40例,通过对比显示,该疗法能明显降低尿蛋白,提高血浆白蛋白,并能较快的缩短尿蛋白转阴的时间,还可降低强的松的副作用。

(张振中,岳军,李建国,等.肾康敷剂治疗原发性肾病综合征40例[J].中医外治杂志,2000,9(2):12.)

刘氏采用保肾膏外敷治疗肾系疾病中辨证属肾阴虚、肾阳虚各60例患者,其中18例原发性肾病综合征患者,在常规治疗基础上,分别用保肾膏0号(丁香、川牛膝、何首乌、乌梅、花椒等)、保肾膏1号(肉桂、丁香、淫羊藿、肉苁蓉、乌梅、花椒等),于"三伏"的第1天贴肾俞、命门、复溜穴,每次4~6小时,对照显示,原发性肾病综合征患者治疗前后24小时尿蛋白定量有明显下降,白蛋白显著性升高,总胆固醇、甘油三酯有所下降。

（刘丹.保肾膏外敷治疗肾阳虚证肾阴虚证患者的临床观察[D].武汉:湖北中医学院,2004.）

毛氏在常规治疗基础上,配合中药方(黄芪、白术、茯苓、牛膝、山茱萸、杜仲、熟地黄、猪苓、车前子、益母草、川芎、赤芍等)足浴法治疗33例肾病综合征患者,每天1次,每次30～40分钟,以微微出汗为度,连续4周,结果总有效率为90.9%

（毛秀梅,金晓薇,史耀勋.中药足浴法治疗肾病综合征的临床观察及护理[J].中国民间疗法,2012,20(10):25.）

糖 尿 病

【概述】

糖尿病是指由于胰岛素分泌缺陷或其生物作用受损,或两者兼有引起的以高血糖为特征的代谢性疾病。以多饮、多食、多尿、乏力、消瘦或尿有甜味为主要表现的病证。中医临床上分为糖尿病期和并发期进行辨证论治,具体可分为以下几个证型:

糖尿病期

痰热互结
症见形体肥胖、腹部胀大,口干口渴,喜冷饮,饮水量多,易饥易食,心烦口苦,大便干,小便色黄,舌淡红,苔黄腻,脉弦滑;或症见口干咽燥,渴喜冷饮,易饥易食,尿频量多,心烦易怒口苦,溲赤便秘,舌干红,苔黄燥,脉细数。

气阴两虚
症见咽干口燥,口渴多饮,神疲乏力,气短懒言,形体消瘦,腰膝酸软,自汗盗汗,五心烦热,心悸失眠,舌红少津,苔薄白或少苔,脉弦细数。

并发症期

肝肾阴虚

症见小便频数,浑浊,视物模糊,腰膝酸软,眩晕耳鸣,五心烦热,口干咽燥,多梦遗精,皮肤干燥或瘙痒,舌红少苔,脉细数。

阴阳两虚

症见小便频数,夜尿增多,浑浊,饮一溲一,五心烦热,口干咽燥,耳轮木枯,面色黧黑,腰膝酸软,畏寒怕冷,四肢不温,阳痿,下肢浮肿或全身浮肿,舌淡,苔白,脉沉细无力。

【外治疗法】

1.针刺疗法治疗糖尿病

蔡氏选取新发肥胖2型糖尿病患者,对照组应用单纯西药,观察组针药联合,根据患者情况辩证取穴,分别取中脘穴、太溪穴、太渊穴、肾俞穴、胰俞穴、脾俞穴、肝俞穴、膈俞穴、三阴交穴、足三里穴、合谷穴、大椎穴。患者取仰卧位,使用1.5寸28号毫针,针刺三阴交穴、足三里穴、中脘穴;使用1寸30号毫针,针刺太溪穴、太渊穴,采用常规针刺方法,提插得气捻转平补平泻法2分钟,留针30分钟,期间行针1~2次。患者取俯卧位,使用1.5寸30号毫针,针刺合谷穴、大椎穴、肾俞穴、胰俞穴、脾俞穴、肝俞穴、膈俞穴,针与皮肤保持45°角,斜向脊柱刺入1~1.5寸,得气后捻转平补平泻法2分钟,留针30分钟,期间行针1~2次。每日治疗1次,治疗20天为1个疗程,治疗后休息10天再开始下个疗程治疗,共治疗3个疗程。结果观察组总有效率93.55%,高于对照组的77.42%,且观察组患者体重指数、血糖、空腹胰岛素水平改善均优于对照组。

(蔡舒航.针灸治疗新发肥胖2型糖尿病疗效观察[J].糖尿病新世界,2018,21(18):9-11.)

刘氏提出"胃强脾弱"是2型糖尿病发病的重要病机,因此采用孙志教授的"泻胃补脾针法"治疗2型糖尿病,基本取穴:足三里、内庭、中脘、太白、三阴交、脾俞。泻法操作为针刺得气后运用捻转泻法和提插泻法各6次,即轻插重提6次,拇指向后、食指向前捻转6次,整个过程幅度大、力量重。补法操作为针刺得气后,行捻转补法和提插补法各6次,整个过程幅度小,力量轻。治疗过程中,脾俞穴针刺后不留针,余穴留针30分钟。观察发现可有效改善患者症状,降低食欲、减轻体重、降低血糖和HBA1c水平。

(刘臣,孙志.孙志教授"泻胃补脾法"针刺治疗2型糖尿病经验浅析[J].浙江中医药大学学报,2017,41(04):336-338.)

严氏采用中医针灸疗法治疗气阴两虚型2型糖尿病,首先针刺,选择患者适宜的穴位,即足三里、京门、中府以及三阴交,在此基础上还包括太溪诸穴、中脘气海,而后利用一次性针对患者进行针刺,可利用平补平泻手法进行,若患者出现酸麻肿胀感,可以利用艾柱就行钻孔,而后分别在中脘、气海和足三里处进行固定,同时将纸片进行合理放置,避免患者被烫伤。除此之外,需合理控制留针时间,约为30分钟,治疗周期为12次。结果,针灸治疗的总有效率96.5%。

(严毓江.中医针灸在治疗气阴两虚型2型糖尿病中的应用[J].糖尿病新世界,2017,20(7):66-67.)

2.穴位贴敷疗法治疗糖尿病

郭氏应用自拟八仙抑糖膏敷贴神阙穴,黄连6g,知母9g,泽泻15g,牡丹皮15g,五倍子6g,乌梅6g,龟板9g,冰片1g,前7味加水500ml煎煮,取汁100ml,去渣,再煎煮成30ml浓缩液,降温后倒入冰片搅溶,敷贴神阙穴。用法用量:棉球吸附八仙抑糖膏敷贴神阙穴,用医用胶布固定,每日11:00~18:00贴1帖,晚上睡前至次日7:00贴1帖。2组均观察4周。结果发现贴敷疗法控制空腹血糖总有效率83.3%,控制餐后2小时血糖总有效率76.7%。

(郭建辉,周英,苏丽群,等.自拟八仙抑糖膏敷贴神阙穴对2型糖尿病患者血糖水平的影响[J].中国中医药科技,2018,25(4):537.)

3.中药熏蒸法治疗糖尿病

王氏采用中药熏蒸疗法治疗T2DM患者60例,采用腿式熏蒸桶和全身熏蒸箱二种仪器,负离子蒸汽机一套,隔物灸中药包(主要成分:知母、生地黄、玉竹、黄精、黄柏、苦参、鬼箭羽、荔枝核等)10g/包,先把中药包(8包)用凉水3L浸泡3小时后熬制,再将中药包连同药液1.5L一同放入负离子蒸汽机,蒸汽熏灸40~90分钟,1次/天,10次为1个周期,可间隔1~3天再蒸汽熏灸10次,20次为1个疗程。一般治疗1~3个疗程。当血糖控制良好,可每周1~2次继续巩固治疗。

结果血糖指标控制良95%,停用胰岛素改口服药97%。

（王桂平.中医熏蒸治疗2型糖尿病60例临床疗效观察[J].中国社区医师,2018,34(24):76,78.)

4.耳穴疗法治疗糖尿病

宋氏在常规西医降糖治疗的基础上加用耳穴压豆和中药茶方治疗,操作方法:以王不留行子贴于耳穴上的敏感点,主穴取阿是穴、屏间、胰胆穴,若有其他症状可配以针对穴位,如气阴两虚配以肺、脾、肾相关穴位;阴虚火旺配以肺、胃相关穴位;脾胃虚弱配以脾、胃相关穴位;阴阳两虚配以三焦、脾及肾相关穴位。分别于每日中的早、中、晚以手指按压,出现轻微疼痛为宜,次日更换耳穴即可。中药茶方:黄芪15g,生山楂、枸杞子、决明子、野菊花各10g,乌梅1枚,待沸水冲洗后,将其浸泡10分钟左右为宜,1剂/天,疗程为6个月。结果显示干预组总有效率达72.62%。

（宋小梅,肖燕兰.中医干预治疗对社区中心糖尿病患者血糖、血尿酸和血脂水平的影响及疗效观察[J].成都医学院学报,2016,11(6):727-730.)

5.中药足浴法治疗糖尿病

张氏采取中药足浴治疗糖尿病足33例,将64例糖尿病足患者随机分成治疗组34例和对照组31例,治疗组在对照组常规西药常规治疗基础上加用中药足浴治疗,药物组成:苍术30g,血竭20g,川芎20g,三七20g,当归20g,黄芪20g,黄柏20g,甘草15g,金银花20g,紫草20g,大黄15g,芒硝20g。每日1剂,用武火熬煎取汁,倒入消毒过的浴盆,待自然冷却至40℃左右,将患足浸泡20~30分钟,20天为1个疗程。结果总有效率93.94%。

（张旭朝.中药足浴治疗糖尿病足33例疗效观察[J].河北中医,2012,34(12):1798-1799.)

阳痿早泄

【概述】

阳痿是指男子阴茎痿软不举,或者临房举而不坚的病症。早泄是指性交时间极短即行排精,或称为射精过早。中医根据病因病机和临床特点进行辨证论治,可以分为如下几种证型。

命门火衰

阳事不举,或者举而不坚,精薄精冷,腰膝酸软,头晕耳鸣,面色㿠白,神疲倦怠,畏寒肢冷,舌淡胖嫩,脉象沉弱,尺脉尤甚。

心脾两虚

阳痿早泄,心悸健忘,失眠多梦,食少纳呆,腹胀便溏,倦怠无力,面色萎黄,舌淡苔白,脉象细弱。

肝气郁结

情绪抑郁或者烦躁易怒,胸脘不适,胁肋胀闷,食少便溏,阳事不兴,舌苔薄,脉弦。

惊恐伤肾

阳痿不振,举而不坚,心悸易惊,胆怯多疑,夜寐不安,睡中惊叫,舌苔薄腻,脉弦细。

湿热下注

阴囊潮湿,瘙痒坠胀,甚则肿痛,阳痿或兼遗精,肢体困倦,小便赤涩灼痛,舌苔黄腻,脉濡数。

相火炽盛

情欲过亢,泄精过早,头晕目眩,口苦咽干,心悸失眠,怔忡不安,舌红苔黄,脉弦数。

阴虚阳亢

欲念时起,虚烦不寐,阳事易兴,或举而不坚,临房即泄,时而梦遗滑精,头晕耳鸣,心悸,腰膝酸软,五心烦热,口燥咽干,潮热盗汗,舌红苔少,脉细数。

【外治疗法】

1.针刺疗法治疗阳痿

康氏采用针刺治疗阳痿,取主穴次髎、曲骨、关元、中极、三阴交、大赫、足五里、神门,配肠俞、命门。神经衰弱者加百会、内关。每次选主穴3~5个,配穴2个,交替使用,每日1次,10天为一疗程,结果治疗8例,5例痊愈,2例好转,1例无效。

（康锡如.针刺治疗阳痿.上海中医药杂志,1990(10):26.）

2.穴位贴敷法治疗阳痿

赵氏用中药外敷命门穴治疗阳痿80例,组方:淫羊藿100g,蛇床子100g,皂荚100g,马钱子100g,肉苁蓉100g,黑附片100g,丁香100g。取上述药物水煎两次,再浓缩成膏,阴凉干燥,研为细末,过100目筛,用白酒将药末调为干糊状,取药糊2g于命门穴处,外用胶布覆盖,每日换药1次,15天为1疗程。治疗期间禁房事、烟酒,调摄精神。结果总有效率100%。

（赵明.中药外敷命门穴治疗阳痿80例[J].中医外治杂志,2003(04):53）

卢氏采取中药敷脐法治疗老年阳痿21例,用①方药:红参、淫羊藿、鹿衔草、菟丝子、柏子仁、远志、肉桂、鹿角霜、川椒等各等份。②狗鞭、枸杞子用70%乙醇约500ml,浸泡80天,密封备用(简称狗杞液)。将①方药碾细,用80目筛选后,以狗杞液调匀药物如泥,将脐部洗净擦干,用药泥填满脐部(神阙穴),上盖麝香壮骨膏加以固定。48小时后去掉药泥,以免局部充血、水肿,或膏药引起皮炎。治疗老年ED,结果痊愈14例;好转5例;无效2例。

（卢先树.中药敷脐治疗老年阳痿21例[J].实用中医药杂志,1996,(2):30-31.）

韩氏等用壮阳灵:制附子10g,肉桂6g,肉苁蓉20g,淫羊藿15g,巴戟天15g,阳起石10g,制马钱子8g,韭菜子10g,菟丝子15g,赤芍15g,蜈蚣5条,水蛭10g,麝香2g,冰片6g。将上药烘干,研极细末,瓶贮备用。治疗时取药粉适量,食醋适量,调膏为5分硬币大小,0.5cm厚,贴脐部,盖以塑料薄膜与敷料,用胶布固定,每贴72小时,隔天复贴,直至痊愈。结果总有效率90%。

（韩建涛,庞国明.壮阳灵敷脐治疗阳痿30例[J].中国民间疗法,1996,(6):7）

梁氏自制朗哥尔油剂治疗早泄,组方:精选锻龙骨60g,诃子肉50g,五味子80g,细辛70g,生姜60g,蛇床子80g,地骨皮50g,肉桂80g,丁香70g,麻油1000ml等十余种中草药为原料,经粉碎、浸泡、蒸馏、提纯等数道工艺精制成60%的油剂,然后调制成50%,40%的浓度,3种浓度分别待用。用前摇匀,用小毛刷等蘸取精制而成的油剂,涂搽男性外阴及会阴部,早晚各一次,5天为1疗程,连用3周,或于性生活前20分钟涂搽,分别于治疗前、治疗2周后、4周后及停药2周后完成调查问卷。通过用药前后自身对照,该油剂能显著降低龟头的敏感性,提高兴奋阈值,延长射精潜伏期过程,提高性生活的质量,且无明显局部皮肤刺激,亦无阳痿病例发生。

（梁勋利,赵霖,阮勇,雷娜,吴琼,莫伟明.自制朗哥尔油剂治疗早泄的疗效观察[J].临床和实验医学杂志,2008(05):163-164.）

3.耳穴疗法治疗阳痿

陈氏采用耳穴贴压法治疗阳痿13例,用剪好0.6cm×0.6cm胶布,中央黏王不留籽,贴在耳穴肾、皮质下、外生殖器,用指稍加压,两耳交替进行,每周2次,10次为1疗程,治疗13例,痊愈7例,好转5例,无效1例。

（陈树人.耳穴贴压法治疗阳痿13例[J].浙江中医杂志,1988,23(12):539.）

4.直肠给药法治疗阳痿

王氏采取直肠给药方式治疗糖尿病阳痿60例,药方:雄起壮阳栓:淫羊藿12g,丹参12g,黑蚂蚁9g,九香虫6g,制蜈蚣6g,罂粟壳9g。以上为1日剂量。将淫羊藿、丹参、罂粟壳三味经醇提取醇提液,并将药渣与黑蚂蚁、九香虫、蜈蚣加水煎煮过滤取滤液;再将二液混匀挥发,浓缩,加入赋形剂喷雾取干粉后,再入基质制成一枚栓子。每晚1粒,睡前纳入直肠内,连用3月为1疗程。治疗糖尿病ED,结果总有效率为76.67%。

（王健,魏贤品.雄起壮阳栓治疗糖尿病阳痿60例观察[J].中医药学刊,2001,18(1):62-63.）

第二章 中医外科

乳腺增生

【概述】

乳腺增生是以乳房有形状大小不一的肿块,疼痛,与月经周期相关为主要表现的乳腺组织的良性增生性疾病。好发于25～45岁妇女,约占全部乳腺疾病的75%,是临床上最常见的乳房疾病。

中医根据病因病机和临床特点进行辨证论治,可以分为如下几种证型。

肝郁痰凝

多见于青壮年妇女。乳房胀痛或刺痛,乳房肿块随喜怒消长;伴胸闷胁胀,善郁易怒,失眠多梦;舌质淡红,苔薄白,脉弦和细涩。

冲任失调

多见于中年妇女。乳房肿块或胀痛,经前加重,经后缓减;伴腰酸乏力,神疲倦怠,头晕,月经先后失调,量少色淡,甚或经闭;舌淡,苔白,脉沉细。

【外治疗法】

1.针刺疗法治疗乳腺增生

顾氏用针灸加TDP照射治疗乳腺增生21例,以膻中、合谷、内关、足三里、丰隆、乳根为主穴,肝郁痰凝加太冲、期门;冲任失调加关元、三阴交,胀痛甚者加阿是穴(即乳房的乳腺增生处)。操作方法:患者取仰卧位,暴露胸腹部,用75%酒精棉球进行穴位常规消毒后,取1.5寸毫针沿皮向下刺入膻中穴,捻转,得气后留针;内关、合谷、关元、期门、太冲用1寸毫针,足三里、丰隆、三阴交用3寸毫针分别刺入穴位得气后留针30分钟;阿是穴用1寸毫针刺入乳房增生处,轻刺激后留针30分钟,15分钟行针一次,再辅以红外中频治疗仪(简称TDP)照射每日1次,10次为1疗程。结果总有效率95.24%。

(顾立.针灸加TDP照射治疗乳腺增生21例[J].内蒙古中医药,2010(23):54.)

王氏以火针围刺治疗乳腺增生36例,以乳头为中点,在乳周对称性选取4～8穴,后以结节为穴点逐个从外向内围刺。患者取仰卧位,穴位常规消毒后,用碘酊做标记,取中粗火针烧至需要进针的深度,待通红时快速刺入肿块,深度0.5～1.2cm,围刺时无肿块区可浅刺,每次取4～8穴,交替进行,隔日1次,5次为1疗程。结果总有效率达91.67%。

(王祖林.火针围刺治疗乳腺增生症36例[J].山东中医杂志,2004,23(12):730.)

曾氏将热敏灸与针刺治疗乳腺增生进行比较观察,热敏灸组采用热敏灸Ⅲ号艾条施行温和灸,当患者感受到艾热向皮肤深处灌注或出现灸感感传时,此即为热敏化穴。分别在每个热敏化穴上依序进行回旋、雀啄、往返、温和灸四步法施灸操作,先行回旋灸2分钟,继以雀啄灸1分钟加强热敏化,循经往返灸2分钟激发经气,再施以温和灸发动感传,开通经络,施行温和灸直至透热现象消失为一次施灸剂量。每日1次,15次为1疗程。3个疗程后,热敏灸组有效率为88.20%,半年后随访,热敏灸组复发率为17.60%。

(曾金贵,喻国华.热敏灸和针刺治疗乳腺增生病对比观察[J].上海针灸杂志,2011,30(12):821-822.)

2.穴位埋线法治疗乳腺增生

任氏运用穴位埋线治疗乳腺增生症123例,以天宗、肩井、肾俞为主穴,肝郁气滞者配肝俞;血虚者配血海、三阴交。局部作好标记。常规皮肤用新洁尔灭酊消毒,铺洞巾,术者戴无菌手套后取备用羊肠线置入9号针头前端,后接针芯,左手拇、食指绷紧进针部位皮肤,右手持针,刺入到皮下和肌层之间,稍作捻转,待得气后,边推针芯,边退针管,将羊肠线埋填于穴位之内,针孔处贴创可贴。1个月治疗1次,2次为1疗程,术后1～5天少数患者局部可出现红、肿、热、痛等无菌性炎症反应,属正常现象,一般无须特殊处理。治疗2个疗程后,总有效率91.06%。

（任劲松，吴爱娟．穴位埋线治疗乳腺增生症123例[J].中医外治杂志，2006,15(2):52.)

李氏采用穴位埋线治疗乳腺增生42例，主穴：①膻中、天宗、期门；②屋翳、肩井、肝俞。配穴：肝郁气滞加内关、行间；痰浊凝结加丰隆、脾俞；肝肾阴虚加肾俞、足三里。操作方法：先将3/0号外科医用羊肠线剪成1～2cm放入75%乙醇中浸泡备用。选用8号一次性注射器针头作套管，华佗牌0.38mm×50mm长的毫针剪去针尖作针芯。用安尔碘常规消毒穴位皮肤后，先将针芯向外拔出约2cm，用无菌眼科镊将已消毒的羊肠线装入埋线针前端，后接针芯，左手拇示指绷紧或捏起进针部位皮肤，右手持针，快速刺入穴位内到所需深度。膻中，向下平刺40mm有胀感或向剑突放射；屋翳，向外斜刺40mm，局部有胀感；期门，向内刺入40mm有胀感；天宗，针尖呈45°向外下方刺入40mm有胀重感；肩井，由后向前平刺40mm向肩臂放射；背俞穴，针尖斜向脊柱方向斜刺，其他穴位可按一般操作方法进行。有针感后边推针芯边退针管，将羊肠线埋植在穴位的皮下组织或肌层内，羊肠线不得露出皮肤，出针后用消毒干棉球按压针孔，针孔处覆盖消毒纱布1～2天。2周施治1次，2次为1疗程，结果总有效率95.24%

（李润霞，宋淑萍，李世忠．穴位埋线治疗乳腺增生42例[J].中国针灸，2011,31(4):366.)

3.穴位贴敷法治疗乳腺增生

梁氏用防己三黄膏（防己、黄芩、黄连、大黄等份研末，水蜜各半，调成膏状）结合内服自拟行气散结汤治疗乳腺增生，处方：柴胡15g，赤芍20g，香附20g，青皮12g，山慈姑15g，昆布30g，海藻30g，桃仁20g，枳壳20g，猫爪草30g，炙草12g。每日1剂，水煎2次，两次服（经期去桃仁）。20天为1疗程，2个疗程后评定疗效。结果治疗组疗效为93.33%。

（梁丽群．穴贴加行气散结汤治疗乳腺增生60例疗效观察[J].广州医药，2003,34(4):70-72.)

伍氏用中药透骨消、五灵脂、三棱、莪术、延胡索研粉用甘油调匀做成1cm×1cm×0.5cm大的药片，用4.0cm×4.0cm胶布贴敷在乳痛点或肿块表面，于月经干净3天开始，每日贴1次，每次贴6～8小时，连贴7天，停药5天后重复治疗；结合耳贴治疗即应用王不留行耳贴贴在耳穴乳腺、神门、内分泌上，4天后自行除去,休息2天,重复再贴,治疗期间嘱患者每天3~4次用手轻按耳贴部位给予轻度刺激。以上治疗月经期停用,月经干净3天开始治疗,1个月经周期为1疗程,共治疗3个疗程。结果总有效率达96.67%。

(伍志浩,余丽洁,陈丽霞,等.中药贴敷加耳贴辅助治疗乳腺增生症的临床观察[J].针灸临床杂志,2011,27(8):23-24.)

4.耳穴疗法治疗乳腺增生

顾氏采用耳穴压豆疗法治疗本病21例,选取耳穴乳腺、胸、内分泌、肝、皮质下、肾,用王不留行籽固定于耳穴上,嘱其早中晚3次自行揉按压,每次每个穴位按30次。贴压1周或月经来潮时取下,连续3个月为1疗程。结果总有效率90.48%,提示耳穴压丸治疗对轻中度的青年患者疗效显著。

(顾群.耳穴压丸法治疗乳腺增生21例疗效分析[J].江西中医药,2003,11(11):39.)

5.艾灸疗法治疗乳腺增生

刘氏用艾条灸治疗乳腺增生,以葱白、大蒜、食盐混合捣成泥糊状,按肿块大小均匀敷于肿块上,点燃艾条,做雀啄灸。每天1次,每次20分钟,1周或10天为1疗程,直至肿块消失或基本消失,结果总有效率100%。

(刘正义,许香菊.艾条灸治疗乳腺增生13例[J].中医外治杂志,2002,11(4):9.)

6.刮痧疗法治疗乳腺增生

罗氏运用刮痧疗法治疗乳腺增生症,采用经络全息刮痧疗法中疏经理气法、泻法,从乳房四周边缘向乳头以均匀力度刮拭,尤其对乳腺增厚有肿块部位力度稍加大,至局部出痧(斑点或斑块),再取膻中、屋翳、患侧期门、阿是穴采用点按法各均匀按压10次,然后让患者服用200~300ml热开水。每日治疗1次,10次为1疗程,共治疗3个疗程,结果总有效率100%。

(罗雪冰,刘南梅.刮痧治疗青春期乳腺增生病86例临床观察[J].中国中医药信息杂志,2007,7(14):61.)

杨氏以背部督脉和两侧膀胱经脉为主,重点刮大椎穴、肩井穴、肺俞穴、天宗穴、肝俞穴、胃俞穴、膻中穴。操作方法:在所需治疗部位涂以油类介质。持刮痧板先从大椎刮至命门穴处多遍以出痧为度。再刮两侧膀胱经脉以出痧为度。然后重点刮双侧肩井、肺俞、天宗、肝俞、胃俞、膻中诸穴。耐受力强者用力应稍重，如该部位有瘀，刮至该部位皮肤紫红色时停止。患者无明显不适感，如刮多次皮肤颜色无明显变化或感觉异常疼痛，就不需要再刮。操作时应重点刮天宗穴附近，此处刮痧酸疼痛感强，以患者能耐受为度，刮至皮肤紫红色时停止。此处出痧颜色愈深，说明瘀阻较重，治疗效果愈佳。结果总有效率94.64%。

（杨广文.刮痧治疗乳腺增生56例[J].中医临床研究,2011,3(20):115.）

带状疱疹

【概述】

带状疱疹是指由水痘-带状疱疹病毒引起的疱疹性皮肤病。临床见皮肤上出现集簇性水泡，沿一侧周围神经分布区出现，局部疼痛。中医又称为"缠腰火丹"，中医根据病因病机和临床特点进行辨证论治，可以分为如下几种证型。

肝经郁热证

皮损鲜红，灼热刺痛，疱壁紧张；口苦咽干，心烦易怒，大便干燥或小便黄；舌质红，苔薄黄或黄厚，脉弦滑数。

脾虚湿蕴证

皮损色淡，疼痛不显，疱壁松弛；口不渴，食少腹胀，大便时溏；舌淡或正常，苔白或白腻，脉沉缓或滑。

气滞血瘀证

皮疹减轻或消退后局部疼痛不止，放射到附近部位，痛不可忍，坐卧不安，重者可持续数月或更长时间；舌黯，苔白，脉弦细。

【外治疗法】

1.针刺疗法治疗带状疱疹

孙氏采用毫针针刺治带状疱疹，共纳入100例带状疱疹患者，随机分成两组，各50例。观察组采取排刺法、针灸及梅花针叩刺对带状疱疹患者进行治疗。排刺法：首先对疱疹处进行消毒，选取1.5寸毫针（30号），采用平刺进针法，与皮肤所成的角度为15°~30°,进针深度大约1寸,相隔1~1.5寸再次进针,根据患处的大小来决定排刺的范围。若是皮损在胸部,可以选取患侧曲池、双侧合谷及足三里等穴位;若是皮损在腰部和腹部的,可以选取双侧足三里、三阴交及太冲等穴位。出针时摇大针孔,使皮肤出少量血。针灸治疗:留针持续约半小时,1次/天,留针时同时用艾条灸。对照组:西医治疗上予静滴伐昔洛韦抗病毒,口服维生素B$_1$片、甲钴胺营养神经。结果总有效率是95%。

(孙鹏颖.针灸治疗带状疱疹的临床观察[J].社区中医药,2015,31(2):84-86)

冯氏应用毫针针刺治疗带状疱疹,选取患处相应的同侧夹脊穴、皮损局部、阿是穴,若皮损发于头面部的可以加合谷穴。再予毫针(1~1.5寸)朝皮损中心进行围刺,进针角度约15°~20°,根据皮损面积的大小来决定针数的多少,针间距约1寸,行针手法为轻度捻转提插。夹脊穴予斜刺进针,针尖朝脊柱方向,使针感沿着神经传导至病灶。最后用红外线照射皮疹处,1次/天,30分钟/次。予口服抗病毒药物与营养神经药物,用阿昔洛韦乳膏外涂。结果总有效率100%。

(冯跃华.毫针围刺配合药物治疗带状疱疹30例临床观察[J].中华现代内科学杂志,2009,6(1):57-58.)

王氏应用梅花针叩刺配合拔火罐放血法治疗带状疱疹。梅花针叩刺配合拔火罐放血法为治疗组,梅花针叩刺放血法为对照组。治疗组与对照组均为35例,且疗程相同。患者选取舒适的体位,充分暴露疱疹处,对叩刺部位进行消毒,用消毒后的梅花针叩刺病灶处的皮肤,以强叩刺手法进行,力度均匀,以皮肤出血为度,再用火罐在叩刺过的部位留罐5~10分钟,以适量出血为宜,起罐后清理干净叩刺部位的血渍再进行消毒。经2次治疗后,疱疹会结干痂。治疗期间,若治疗后的第二天出现新发皮损,于新起皮损处采用同样的方法治疗;若没有新皮损,则嘱咐患者每隔2日在原来皮损处及其周边采用相同方法再次治疗。结果显示:治疗组在治疗3次、4次、5次后的总有效率分别为88.57%、94.29%、97.14%。

(王世广.梅花针叩刺配合拔火罐放血疗法治疗带状疱疹35例疗效观察[J].北京中医药,2012,31(8):603-604.)

滕氏采用火针点刺治疗12例老年带状疱疹。先把火针在酒精灯上加热至红,快速点刺全部的水疱,以其破裂为度,直到没有出现新起的疱疹。结果总有效率为100%。

(滕松茂,宋文革.火针点刺治疗老年性带状疱疹12例[J].上海针灸杂志, 2005,(24):21.)

2.放血拔罐法治疗带状疱疹

郑氏用放血拔罐法治疗带状疱疹,治疗组34例采用刺络放血结合拔罐治疗,对照组34例采用针刺治疗,取皮损患处区域及相对应的穴位(例如太冲、曲泉、中都、蠡沟、期门、阳陵泉、大包、阳交、外丘、华佗夹脊穴)等。治疗部位为以上穴区、经络循行线或患部的瘀络和皮肤异常颜色区,消毒治疗部位,用三棱针点刺5~10点,闪火拔罐,出血量约15~20ml,要根据患者的年龄、体质、疼痛的程度以及血的颜色来决定出血量。3~5罐/天,以敷盖患处为宜。放血完后再次消毒,用纱布包扎。次日或隔日再行放血,在疱疹间隙进行点刺,2周为1个疗程,保持皮肤清洁、干燥。结果总有效率91.2%。

(郑智,魏文著,文胜.放血疗法结合拔罐治疗带状疱疹临床观察[J].上海针灸杂志,2014,33(2):135-136.)

3.艾灸疗法治疗带状疱疹

张氏运用艾灸法治疗带状疱疹,首先要常规消毒皮损处;再用注射器把水疱的疱液抽取干净;最后手持点燃后的艾条,艾条悬于皮损上方,距离适中,由周围慢慢地向中心进行艾灸治疗,热度要适当,每次20分钟,2次/天,疗程最长2周,总有效率为100%。

(张丽玲.艾灸治疗带状疱疹的护理[J].咸宁学院学报(医学版),2009,23(5):452.)

吴氏运用艾灸法治疗带状疱疹,随机分为治疗组和对照组,各40例。两组基础治疗为:用皮肤针进行反复叩刺(由皮损外缘向中心扣刺),以微出血为度,叩刺后闪火法火罐。若是后遗神经痛者,对疼痛处进行扣刺(操作时由外缘向中心进行),叩刺完后予拔火罐。治疗组再加上直接灸疱疹处,将小的湿棉球放置在疱疹上,点燃小圆锥状艾绒的尖部,待患者不能难受时更换新艾柱,7~9壮/每处,以患者有温热感且灸处皮肤潮红为宜。10天为1个疗程,隔日1次,1个疗程后进行疗效判定。结果治愈率72.5%。

(吴成举,刘海英,谢鑫.皮肤针加艾灸治疗带状疱疹40例[J].中医杂志, 2008,49(3):246.)

4.壮医线点灸法治疗带状疱疹

冯氏运用壮医药线点灸配合中药内服治疗带状疱疹160例,中药为龙胆泻肝汤加减:龙胆草、车前子、柴胡、黄芩、栀子、木通各9g,大青叶、板蓝根各15g,生地12g,甘草6g。每日1剂,水煎分2次服。6天为1疗程,一般治疗1~2个疗程。药线点灸治疗所用Ⅱ号药线由广西中医学院壮医研究所提供,系用药液泡制后的苎麻线。取穴:沿病灶边缘疱粒行梅花形点灸,并寻找初发的2~3颗疱粒(俗称"蛇眼穴")施灸。施灸时持线对着火端,露出线头,露出部分以略长于拇指端即可,灸时点一次火灸一壮,在线头火星最旺时迅速灸灼穴位,不要平按,要使线头圆火着穴。每日1次,6天为1疗程。灸后局部有灼热感或痒感,患者不要用手搓揉,以免抓破继发感染。结果总有效率为92.5%。

(冯桥,刘佐文.壮医药线点灸对带状疱疹的治疗作用观察[J].新疆中医药,2000,18(2):36.)

5.穴位贴敷法治疗带状疱疹

赵氏采用中药湿敷外用联合疱疹泥膏治疗带状疱疹。治疗方法:①外用中药。取生地榆、黄柏、五倍子、诃子各30g放入药罐中加水1000mL,连续煎2次,共20分钟,再将两次煎好的药液倒入瓷碗中,在瓷碗中浸泡棉垫3~5分钟,让药液充分浸入棉垫后,拧半干,敷于皮肤表面。②疱疹泥膏配方。达克罗宁粉5g,硫磺50g,鱼石酯50g,滑石粉15g,氧化锌75g,凡士林250g。此联合方法具有收敛创面、止痛、防止感染的作用,可加速皮损的愈合。

(赵重辉.中药湿敷外用疱疗泥膏治疗带状疱疹疗效观察[J].吉林医学,2010,31(18):2854-2854.)

急性阑尾炎

【概述】

阑尾炎是指阑尾由于多种因素而形成的炎性改变,临床常分为急性阑尾炎、慢性阑尾炎、特殊类型的阑尾炎。急性阑尾炎的典型临床表现是逐渐发生的上腹部或脐周围隐痛,数小时后腹痛转移至右下腹部。常伴有食欲不振、恶心或呕吐,发病初期除低热、乏力外,多无明显的全身症状。

中医根据病因病机和临床特点进行辨证论治,可以分为如下几种证型。

瘀滞型

证候初为脘腹闷胀,绕脐疼痛阵作,随即转移至右下腹,按之痛剧,腹皮微急,恶心欲吐,嗳气纳呆。不寒不热或微热,或恶寒,大便正常或便秘,尿清或黄。舌质正常或暗红,舌苔薄白或微黄,脉迟紧或弦略数。

湿热型

证见腹痛较剧,右下腹硬满,按之内痛,或可扪及有压痛之肿块。伴有发热,口干渴,汗出,便秘尿赤。舌质红,苔黄干,脉弦数。或伴有身热不扬,头昏重,呕恶胸闷,腹胀痛,便溏不爽,尿黄浊。舌红苔黄腻,脉滑数。

热毒型

证见腹痛更甚,弥漫全腹,腹皮硬、手不可近。热毒伤阴者,伴有高热持续不退、时时汗出,烦渴欲饮,面红目赤,唇干口臭,呕吐不食,两眼凹陷,大便秘结,或似痢不爽,小便短赤,或频数似淋;舌质红绛而干,苔黄厚干燥,或黄腻,脉弦滑数或洪大而数。

热毒伤阴损阳者,见发热不高,或不发热,精神萎靡,肢冷自汗,气促;舌质淡而干,苔多薄白,脉沉细而数。

肠结腑实者,见全腹膨胀,呕吐频频,无排气排便。

【外治疗法】

1.针刺疗法治疗阑尾炎

李氏针刺治疗阑尾包块125例。方法:主穴为阿是穴(包块局部),辅穴为中脘、气海。针刺包块,先捻转进针,穿透皮层后不捻转直刺其块中,后渐次针其周边。可根据包块面积大小刺3~5针,进针深度为刺入包块为宜。结果总有效率为92%。

(李久荣,李明.针刺治疗阑尾包块125例疗效观察[J].中国针灸,1994,14(5):231-232.)

张氏针刺"膝四、大横"穴治疗急性阑尾炎750例。膝四穴直刺快速进针,深度得气为度,拇指向后,食指向前捻转。膝四穴是足阳明胃经穴,本经循行起于头部往腿下行。大横穴沿腹往下呈45°角斜刺,以拇指向前,食指向后捻转。在短期内治愈735例,治愈率占98%。

（张玉甫,汤日和.针刺"膝四、大横"穴治疗急性阑尾炎750例[J].新中医,1985(3):31-32.)

2.穴位贴敷法治疗阑尾炎

谢氏使用中药外敷治疗阑尾周围脓肿30例,处方:虎杖60g粉碎成末,黄柏皮40g粉碎成末,煅石膏30g,冰片30g,用白酒调成泥状,外敷患处,1天3次,5天为1个疗程。如伴腹胀者加大黄5g,水煎服;伴发热者加金银花20g,生石膏10g,知母10g,水煎服。结果:中药外敷组30例患者,1个疗程治愈18例,2个疗程治愈10例,3个疗程治愈2例,30例全部治愈,随访1年无复发,无明显并发症。

（谢朝云.中药外敷治疗阑尾周围脓肿30例[J].中医外治杂志,2006,15(5):12)

田氏采用大黄硝蒜方外敷治疗慢性阑尾炎30例。将去皮的红皮大蒜10头,芒硝100g,共同捣为碎末,形成蒜泥后外敷麦氏点1~2小时至皮肤表面微红未起疱为止,然后去掉蒜泥,再外敷以醋调和成的100g生大黄细末1~2小时,外敷3天,总有效率为96.7%。

（田玉宏,陈克俭.大黄硝蒜方外敷治疗慢性阑尾炎[J].中国乡村医药,2005,12(10):46-46.)

张氏应用消肿生肌散药包压敷治疗慢性阑尾炎226例。消肿生肌散药包(冰片、芒硝、煅石膏,各研为细末,按1:8:8比例混匀,面积约为15cm×6cm,厚度为0.5cm,纱布包好),于右下腹阑尾处外敷,用腹带加压包扎,每日更换中药包1次,10天为1个疗程。结果总有效率为92.9%。

（张敏,于晶晶,夏立强,等.消肿生肌散药包压敷治疗慢性阑尾炎的临床观察[J].河北中医,2009,31(1):23-24.)

泌尿系结石

【概述】

泌尿系结石是泌尿系的常见病。结石可见于肾、膀胱、输尿管和尿道的任何部位。但以肾与输尿管结石为常见。临床表现因结石所在部位不同而有异。肾与输尿管结石的典型表现为肾绞痛与血尿,在结石引起绞痛发作以前,病人没有任何感觉,由于某种诱因,如剧烈运动、劳动、长途乘车等,突然出现一侧腰部剧烈的绞痛,并向下腹及会阴部放射,伴有腹胀、恶心、呕吐、程度不同的血尿;膀胱结石主要表现是排尿困难和排尿疼痛。

中医根据病因病机和临床特点进行辨证论治,可以分为如下几种证型:

下焦湿热

证见腰腹绞痛,小便涩痛.尿中带血,或排尿中断,解时刺痛难忍,大便干结。舌苔黄腻。脉弦或数。

下焦瘀滞

证见腰痛发胀,少腹刺痛,尿中夹血块或尿色暗红,解时不畅。舌质紫暗或有瘀斑,脉细涩。

肾气亏虚

证见腰腹隐痛,排尿无力,少腹坠胀,神倦乏力,甚则颜面虚浮,畏寒肢冷。舌体淡胖,脉沉细弱。

肾阴亏虚

证见头晕目眩,耳鸣,心烦咽燥,腰酸膝软。舌红苔少,脉细数。

【外治疗法】

1.针刺疗法治疗泌尿系结石

于氏用电针治疗泌尿系结石198例,取穴在相应的内脏痛神经根分布节段(Head氏带)胸11～腰4旁开0.5寸区域,选压痛点(阿是穴),同时取肾俞、委中、三阴交穴,选用28号2寸不锈钢毫针。阿是穴及肾俞穴斜向锥体刺0.8寸,委中及三阴交穴直刺1寸使用G6805-Ⅱ型电针仪,每对导线接同侧2穴。输出电压峰值6V、电流强度2.5mA,连续脉冲波。每日一次,每次30分钟,每10次1个疗程,2个疗程后评定疗效。结果:结石为2~5mm 47例,痊愈43例,好转4例,无效0例;5~10mm 102例,痊愈84例,好转13例,无效5例;>10mm 49例,痊愈5例,好转27例,无效17例。

（于淼,于澎,张玮琳,等.电针治疗泌尿系结石临床研究[J].医学研究通讯,2005,34(1):71.)

郑氏用推按运经仪治疗56例泌尿系结石,取穴肾俞、膀胱俞、盲俞、水道、京门、梁门、关元俞、天枢。对肾上盏结石患者坐姿推3天后,推按运经仪改侧卧位推3天,坐、侧卧位交替进行,坐姿身体稍斜向对侧,使输尿管位置变低平,红色手柄电极固定于肾俞,黑色手柄电极沿京门、盲俞、水道循经推按;对肾中盏结石患者取患侧在上的侧卧位,臀部垫高10~15cm,红色手柄电极固定于肾俞,黑色手柄电极沿京门、盲俞、水道,推到耻骨联合上;对肾下盏结石患者取头低臀高半倒位,臀部垫高30cm,红色手柄电极固定于肾俞,黑色手柄电极沿梁门、天枢、水道、阿是穴进行推按。对输尿管结石患者采取立位,推按方法均应自上而下反复缓慢推按,输尿管上段结石多选用肾俞与京门;中段结石多选用京门、盲俞与关元俞;下段结石多选用膀胱俞与水道,同时也应相互兼顾。操作手法一定要流畅,做到推中有按,随体表振动缓慢前移,遇穴位敏感区多做停留,让脉冲波充分透入进去。每次治疗20分钟,每日1次,1个疗程10次。3个疗程后结果为治疗总有效率为94.64%。

（郑丽媛.推按运经仪治疗56例泌尿系结石的观察体会[J].生物磁学,2005,5(2):64.)

吴氏用泌尿排石汤配合针灸治疗治疗泌尿系结石,泌尿排石汤,组成:金钱草60g,海金沙15g(包煎),车前草15g,鸡内金15g,穿山甲10g,滑石10g,小蓟15g,醋延胡索15g,甘草6g。服用方法:每天一剂,分早晚两次空腹温服,病症较严重的患者可以每日服用2剂。服药期间患者要注意多饮水,每日要饮用2500~3500ml水,保持尿量在每天1500ml以上。同时尽量不要抽烟饮酒,饮食以清淡为宜,协助汤剂治疗。针灸治疗方法:主穴:分为两组:①肾俞、京门、阳陵泉、飞扬;②关元、水道、阴陵泉、三阴交。两组穴位交替,每日1次,每次留针30分钟。配穴:血尿、尿痛加血海、太冲;发热配曲池、大椎;体虚配足三里、太溪。治疗双侧结石采用俯卧位,肾俞直刺1.2~1.5寸深,京门穴沿十二肋骨呈45°向下方斜刺1.2~1.5寸深,捻转得气后加电脉冲刺激,疏密波,低频率(20~30Hz),余穴均用捻转泻法,治疗单侧结石,采用侧卧体位,患侧在上;针刺第2组穴位采取仰卧位,让患者两腿微曲,腹肌放松,关元、水道直刺1.2~1.5寸,得气后加电脉冲刺激,方法同前,余穴用泻法,体虚者太溪、足三里用补法。结果总有效率98.73%。

(吴伟兵,陈刚,张敏剑.泌尿排石汤配合针灸治疗泌尿系结石临床研究[J].内蒙古中医药,2012,(7):77-78.)

王氏用针刺联合化石排石方治疗尿路结石,对照组予化石排石方,药物组成:金钱草60g,鸡内金30g,海金沙30g,滑石15g,石韦15g,当归15g,威灵仙10g,泽泻15g,车前子20g,川牛膝30g,白芍药15g,益母草10g。每日1剂,水煎2次取汁500ml,分早、晚2次服。针刺治疗:主穴分2组,1组:肾俞(患侧)、京门(患侧)、阴陵泉(患侧)、中极、关元、委中(患侧)、水道(患侧);2组:太溪(患侧)、飞扬(患侧)、三阴交(患侧)、然谷(患侧)、石门、膀胱俞(患侧)。配穴:耳穴(双侧输尿管点、尿道点、肾点、交感点、内分泌点、神门点)、神门(患侧)、血海(患侧)、曲池(患侧)、足三里(患侧)、涌泉(患侧)、阿是穴等。操作时每次取1组穴,交替使用。结果总有效率98.9%。

(王子哲,刘庆芳,赵岩,等.针刺联合化石排石方治疗尿路结石92例疗效观察[J].河北中医,2012,34(9):1327-1328.)

徐氏用电针结合耳穴压籽疗法治疗泌尿系结石剧痛25例,选取肾俞、膀胱俞、三阴交等体穴进行电针治疗,配合耳穴采取双侧下脚端、神门、三焦,同时根据结石部位选用双侧肾、输尿管、膀胱、尿道等耳穴中的1~2组,嘱患者每30分钟自行按压1次,每次约5分钟,亦可于疼痛出现时行按压刺激,疼痛完全缓解后可停止按压。将疼痛缓解度由小到大分为0~5度。结果总有效率为92%。

(徐明芳,于青,肖晓华.电针结合耳穴压籽疗法治疗泌尿系结石剧痛25例[J].中医外治杂志,2009,18(5):24-25.)

2.推拿按摩法治疗泌尿系结石

蒋氏用推拿按摩运经仪治疗泌尿系结石482例,选用HD-89-RA型推拿按摩运经仪,根据患者结石部位不同,采用不同体位,按循经取穴的原则给予电刺激,并根据结石的部位将仪器的电极分别置于选定的穴位,肾结石选用肾俞(正极)对应部位为阿氏穴或京门(负极);输尿管结石上段选肾俞(正极),京门(负极);中段京门或肾俞(正极)肓俞或阿氏穴(负极);下段大肠俞或京门(正极),水道(负极)。根据病人结石部位不同,采用体位不同,如右肾中极结石取侧卧位,睡之左侧;右肾上极结石站位,右肾下极结石臀部适当垫高20cm左右,左肾相反。输尿管结石均采用站位。治疗时间:每日1次,每次2~4个穴位,行针30分钟,10天为1疗程,1疗程未愈,在B超监视下定位进入第二疗程。结果显示各种结石治疗总有效率为87.8%。

（蒋日仙.推拿按摩运经仪治疗泌尿系结石482例[J].现代医药卫生,2003,19(1):79.）

于氏采用外治排石法为主治疗泌尿系结石,以HY-IT型电脑循经排石仪做循经推按,根据结石所在位置的不同,通过不同的体位和不同推按手法,使之产生不同的外力震动作用,促使肾内结石进入输尿管,促进输尿管蠕动,利于结石下行,2小时后行尿路排石汤离子导入仪排石法,配合足三里黄体酮穴位注射,综合治疗后总有效率83.82%。治疗时间最短2天,最长3个疗程。

（于青.外治排石法为主治疗泌尿系结石136例[J].中医外治杂志,2007,16(6):13.）

前列腺增生

【概述】

前列腺增生症是老年男性常见病。与性激素平衡失调有关。表现为尿频、排尿困难、尿潴留、肾积水及肾功不全等。合并感染则有尿急、尿痛症状。直肠指诊前列腺肥大、质韧、光滑、中间沟变浅或消失。中医根据病因病机和临床特点进行辨证论治,可以分为如下几种证型。

膀胱湿热

小便点滴不通,或量极少而短赤灼热,小腹胀满,口苦口黏,或口渴不欲饮,或大便不畅,舌质红,苔黄腻,脉数。

肺热壅盛

小便点滴不通或涓滴不爽,尿量极少,甚则闭塞不通,咽干,口渴欲饮,呼吸急促,或有咳嗽、咯痰,痰黄而黏,或有身热不解。舌苔黄腻,脉数。

肝郁气滞

情志抑郁,或多烦善怒,或易激动,头晕头痛,小便点滴不爽或不通,两胁胀满,或有少腹胀满,睾丸胀痛,苔薄或黄,舌质红,脉弦。

尿道阻塞

小便点滴而下,或尿如细线,甚则阻塞不通,小腹胀满疼痛,舌质紫暗,或有瘀点,脉涩。

中气不足

小腹坠胀,时欲小便而不得出,或量少而不畅,神疲乏力,食欲不振,气短而语声低怯,或有肾下垂,子宫脱垂,膀胱脱垂等病,舌质淡,苔薄,脉细弱。

肾阳衰惫

小便不通或爽,排出无力,面色㿠白,神气怯弱,形寒怕冷,腰膝酸弱无力,舌质淡胖,苔薄,脉沉细而尺弱。

肾阴亏耗

时欲小便而不得尿,咽干心烦,手足心热,舌质光红,脉细数。

【外治疗法】

1.针刺疗法治疗前列腺增生

陈氏以针刺为主治疗良性前列腺增生症,取穴:中极、膀胱俞、次髎、三阴交、肾俞。随证加减:肾气不固者加关元、命门补肾固本;肺脾气虚者加肺俞、脾俞、足三里补益肺脾。操作:刺中极、关元时,需排尿后进行针刺,针尖朝向会阴部;肺俞、脾俞不可直刺、深刺;关元、命门针后加灸;其他腧穴常规针刺。每周3次,连续治疗8周。结果总有效率为87.6%。

(陈雷,冯鑫鑫,张奕.针灸治疗良性前列腺增生临床研究[J].中华中医药学刊,2014(6):1302-1304.)

李氏对60例前列腺增生症患者采用火针疗法,取关元、曲骨、大赫(双),嘱患者治疗前排空尿液,选用中号火针将针身烧至红变白时,快速刺入上述穴位,每星期1次,1个月为1个疗程,共治疗6个月。结果总有效率93.3%。

(李晨.火针治疗前列腺增生症临床观察[J].上海针灸杂志,2016(12):1445-1447.)

2.艾灸疗法治疗前列腺增生

邱氏于中极穴采用隔姜灸治疗良性前列腺增生32例,患者仰卧于治疗床上,嘱患者舒适体位,身心放松。将市售鲜姜切成厚0.3cm,直径3cm左右的圆形姜片,并用针扎上数孔,置于患者中极穴。将直径2.5cm,高2.5cm锥型艾炷置于姜片上,艾炷不宜疏松,以免燃烧时艾灰散落灼伤患者皮肤,当艾炷燃烧患者有烧灼感时,用0.1cm厚的薄姜片垫在厚姜片下,以患者穴区有较强的温热感,泛发红晕但不烫伤患者肌肤为度,前3天每天1次,后隔日1次,10次为1疗程。结果总有效率为90.6%。

(邱华平.中极穴隔姜灸治疗良性前列腺增生32例[J].中国中医药科技,2013(3):277.)

徐氏采用温针灸治疗良性前列腺增生症,令患者仰卧于床,取中极、关元、水道、足三里,定准穴位后用75%的酒精常规消毒,用0.33mm×50mm的毫针垂直进针约1.2寸,得气后中极、关元行提插捻转手法使针感放射至尿道内口、会阴及大腿内上侧,平补平泻后留针。用长约3.0cm的艾条插在针柄上点燃,每穴2壮。然后令患者俯卧,取肾俞、膀胱俞、次髎穴,定准穴位后用75%的酒精常规消毒,用0.33mm×50mm的毫针垂直进针约1.5寸,得气后行捻转手法使局部麻胀放射至臀部或下肢,平补平泻后留针。用长约3.0cm的艾条插在针柄上点燃,每穴2壮。每日1次,6日为1疗程,疗程间休息1天,后再行下一疗程治疗。全部患者治疗4个疗程后统计疗效。结果总有效率为91.62%。

(徐浩,毛红蓉.温针灸治疗良性前列腺增生症疗效观察[J].湖北中医杂志,2011(3):57-58.)

3.推拿按摩疗法治疗前列腺增生

孟氏对处于观察等待期的轻度良性前列腺增生患者以肾俞穴为主,辅以腰夹脊、悬枢、命门穴实施推拿手法干预,具体手法:①患者俯卧。医者选取一侧肾俞,先施搓法至温热得气,再以双手拇指指腹着力,在肾俞上施按揉法、弹拨法,2分钟。力度以患者感觉痠胀或痠痛(但能耐受)为标准。配以腰夹脊、悬枢、命门指按法,每穴3次,得气为度。双侧先后施术后,医者以小鱼际着力,循同侧肾俞经命门至对侧肾俞做擦法,1分钟(以温热感向小腹放射为佳)。②接上法,选一侧八髎及膀胱俞施法,2分钟。至局部温热得气后,再以小鱼际着力,在膀胱经上分别以膀胱俞及次髎为中心,自上而下顺经行擦法,各1分钟(使温热感向小腹放射为佳)。双侧先后施术后,再循督脉经腰俞至悬枢段,自下而上顺经做擦法,1分钟(要求同前)。③患者侧卧,屈膝屈髋。医者坐于患者后方,以中指指腹作着力点,置于会阴上,行指颤法,10分钟(至病位轻度温热)。施术时,要求力度、振幅、频率始终如一,以患者感觉舒适为佳。④患者仰卧,下肢自然伸直。医者坐于一侧,以劳宫对应患者中极穴,行掌颤法,10分钟(要求同指颤法,至腹部温热得气,并向腰骶放射)。⑤点按双侧京门、太溪、京骨,每穴3次,得气为度。发现推拿手法可有效缓解或消除患者临床自觉症状。

(孟祥奇,李多多,刘焰刚.轻度良性前列腺增生的推拿干预[J].中国中医药信息杂志,2008(4):88-89.)

于氏治疗慢性前列腺炎45例。采用自我局部按摩法及被动按摩法,患者取下蹲位,便后清洁肛门及直肠下段后,用中指由前会阴经肛门顺向上按压前列腺体,每次按摩4~5分钟,每次均有前列腺液排除为佳,但避免用力粗暴,按摩前用肥皂液或石蜡油润滑肛周和肛指套总有效率为95%。

(于锋.自我按摩治疗慢性前列腺炎45例[J].按摩与导引,1997,(3):42.)

4.坐浴疗法治疗前列腺炎

曾氏自拟坐盆汤治疗慢性非细菌性前列腺炎55例,坐盆汤方:野菊花60g,苦参60g,马齿苋60g,败酱草60g,延胡索30g,当归30g,槟榔20g。煎法及用法:加水煎浓缩成500ml。患者治疗前排空大小便,坐盆汤加温水1000ml(40℃~42℃),坐浴30分钟,每日1次(未婚育者坐浴时用手托高阴囊,使阴囊及睾丸离开水面)。10天为1个疗程,每个疗程间隔1周,共治疗3个疗程。治疗组总有效率为100%。

(曾晔,赖海标,钟亮,等.坐盆汤坐浴治疗慢性非细菌性前列腺炎的临床观察[J].中医外治杂志,2005,14(2):16-17.)

5.穴位贴敷法治疗泌尿系结石

庞氏采用中药敷脐疗法治湿热下注型CP106例。方药组成:龙胆30g,黄柏

30g,萆薢30g,车前子30g,王不留行20g,炮穿山甲30g,麝香1g,共研细末,装瓶备用。临用时取药末10g,以温水调和成团状涂神阙穴,外覆纱布,胶布固定,3天换药1次。结果总有效率为97.17%。

(庞保珍,赵焕云.前春丹贴脐治疗慢性非特异性前列腺炎106例[J].中医外治杂志,2006,15(4):391.)

赵氏采用中药热熨法治疗慢性前列腺炎150例。方药组成:吴茱萸20g,小茴香20g,肉桂15g,香附15g,赤芍10g,桂枝10g,柴胡10g,延胡索10g,桃仁15g,红花15g,紫花地丁20g,蒲公英20g,败酱草20g,白头翁20g,将上述药混合均匀,碾成细末,过100目筛,装瓶备用。自制两个透气功能较好的长30cm,宽20cm(尺寸可根据患者身材定)药袋。一个盛装50g细食盐(1号袋),另一个盛装上述药末100g(2号袋),将两药装好摊平。患者取仰卧位,将1号袋置于患者下腹部,盖严肚脐,2号袋放于1号袋上,然后用神灯理疗、热熨30分钟,早晚各1次,连续治疗15天为1个疗程。结果总有效率96.00%。

(赵宁社.中药热熨治疗慢性前列腺炎疗效观察[J].中医外治杂志,2004,13(5):40.)

陈氏采用腧穴热敏化艾灸法治疗慢性非细菌性前列腺炎48例。(1)艾灸组:采用腧穴热敏化艾灸治疗,取关元、三阴交、肾俞、腰阳关、次髎、命门、会阴等腧穴。艾灸操作:在上述穴位,分别按下述步骤依次进行回旋、雀啄、往返、温和灸4步法施灸操作:先行回旋灸2分钟温通局部气血,继以雀啄灸1分钟加强敏化,循经往返灸2分钟激发经气,再施以温和灸发动感传、开通经络。只要出现以下1种或以上灸感反应就表明该腧穴已发生热敏化,如:透热,扩热,传热,局部不热远部热,表面不热深部热,施灸部位或远离施灸部位产生酸、胀、麻、痛等非热感。施灸剂量:最佳剂量以每穴完成灸感4相过程为标准,灸至感传完全消失为止。每天治疗1次。(2)温针灸组:取穴:关元、中极。操作:常规消毒,垂直进针后,针尖斜向会阴方向,以患者自觉麻胀感向会阴部放射为得气。置艾柱于针柄上点燃,5~7壮后出针,每日2次。对照组口服受体阻滞剂安美汀、盐酸左氧氟沙星。结果愈显率为89.58%。

(陈伊,张庆.腧穴热敏化艾灸法治疗慢性非细菌性前列腺炎的临床观察[J].现代诊断与治疗,2008,19(5):280-281.)

6.刮痧疗法治疗前列腺增生

张氏刮痧治疗慢性前列腺炎150例。治疗组有效经穴为任脉:中极、会阴、气海、关元;膀胱经:肾俞、志室;脾经:三阴交、血海;小肠经:后溪;肝经:曲泉;肾经:大赫。刮痧顺序:①腰骶部,②腹部,③手背,④下肢前侧,⑤膝内侧。刮痧方法:①刮痧板以45°斜度,平面朝下。②将刮痧油涂抹穴位范围的经脉线上,刮拭面尽量拉长。③用刮痧板按血液循环方向(由上向下,由内向外)顺序刮拭。④任何病症宜先刮拭颈椎,再刮其他患处。⑤只要数分钟,凡有病源之处其表则轻红、红花朵点,重则成黑块,甚至青黑块疤。⑥第2次刮痧待患处无痛感时再实施(3～7天),直刮至患处清平无黑块,则病症自然消除。疗程1个月。结果总有效率98.7%。

(张建军,王志刚.刮痧治疗慢性前列腺炎150例[J].中国民康医学,2006,18(10):792.)

痔　疮

【概述】

痔疮是指直肠末端黏膜下和肛管皮肤下的静脉丛发生扩大、曲张所形成的柔软静脉团,临床上可分为内痔、外痔、混合痔。以便血、脱出、肿痛为其临床特点。中医学认为本病的发生多因脏腑本虚,兼因久坐久立,负重远行,或长期便秘,或泻痢日久,或临厕久蹲,或饮食不节,过食辛辣醇酒厚味,都可导致脏腑功能失调,风湿燥热下迫大肠,瘀阻魄门,瘀血浊气结滞不散,筋脉懈纵而成痔。中医根据病因病机和临床特点进行辩证论治,可分为如下几种证型。

风伤肠络

大便带血、滴血或喷射状出血,血色鲜红,或有肛门瘙痒。舌红,苔薄白或薄黄,脉浮数。

湿热下注

便血色鲜,量较多,肛内肿物外脱,可自行回缩,肛门灼热。舌红,苔黄腻,脉滑数。

气滞血瘀

肛内肿物脱出,甚或嵌顿,肛管紧缩,坠胀疼痛。甚则肛缘有血栓,水肿,触痛明显。舌质暗红,苔白或黄,脉弦细涩。

脾虚气陷

肛门坠胀,肛内肿物外脱,需手法复位。便血色鲜或淡,可出现贫血,面色少华,头昏神疲,少气懒言,纳少便溏。舌淡胖,边有齿痕,舌苔薄白,脉弱。

【外治疗法】

1.针刺疗法治疗痔疮

查氏用铁烙疗法外治内痔,患者取胸膝位,术前先行局部皮肤常规清洁消毒。于肛门3、9点位,距肛缘1~1.5cm处,以2%盐酸普鲁卡因适量作对侧"扇形麻醉"。尔后以手指搓揉肛边,使肛门括约肌得以充分松弛,肛内痔核自然脱出,暴露肛外。以痔核钳夹持痔核顶部,血管钳夹住痔核基底部,并沿血管钳下方作一横向切口,用元缝针和7号线经切口作"8"字形一次贯穿结扎或用双环结扎法外加一道结进行加固,防止术后出血。对多发性或呈环状而不易分清的痔核,则逐一加以分离,进行结扎。然后将15%~20%的明矾溶液由小型痔核起至大型痔核逐个进行注射,穿破痔黏膜,注入痔核内。视痔核大小,注射量以0.5~1ml不等,直至痔核泛为色白饱满为止。继以血管钳将痔核逐个进行钳夹挤压,挤出痔核内之液体,使痔核色变紫灰或黑色呈枯萎坏死、形如片状,并予剪除至残余0.3~0.5cm,用烙铁灼至炭化、充分凝固为止。俟所有痔核烙灼完毕,始可逐个轻缓地取下血管钳。经查确无渗血后,即以连梅膏或红油膏涂于棉筋纸上,直接敷于痔核创面,指推纳入肛内,以消毒敷料覆盖及丁字带固定,整个烙痔手术遂告完毕。本法配用"扇形麻醉法"及明矾压缩法操作简易,能够确保足够的手术时间,无副作用和后遗症。烙灼痔核手术时间短者仅15分钟左右,整个疗程短至1周即可恢复正常。

(查希源.铁烙疗法外治内痔的临床体会[J].江苏中医,1997(05):11.)

刘氏等用三棱针挑刺龈交穴治疗内痔出血72例,病人仰卧,垫高颈部,暴露龈交穴,右手持消毒三棱针,针体与患者上唇呈平行水平方向,用针尖前1/2的一侧平面部轻轻按压穴位,然后用横刺法迅速刺入穴位,针尖向外挑刺,用消毒棉球压迫止血。60%的痔疮患者在龈交穴处或下方有一芝麻粒状大小不等的粉白色赘生物,如有此物者,可用三棱针直接挑刺此赘生物,效果尤佳。经治疗,治疗组总有效率97.2%。

(刘乐森,张艳,房文辉.三棱针挑刺龈交穴治疗内痔出血72例[J].中国民间疗法,2005(02):16.)

2.中药熏洗法治疗痔疮

柳氏以清热燥湿中药洗剂熏洗治疗痔疮84例,组方:黄柏、黄芩、大黄、白芷、枳壳、苦参、五倍子、土茯苓、花椒各30g,冰片5g。将上药加水2000ml,煮沸后再煎10分钟,先熏后洗,1天1次,时间约20分钟,结果显示治疗组有效率为89.29%。

(柳亮.清热燥湿中药为主熏洗治疗痔疮84例[J].陕西中医,2012,33(01):63-64.)

南氏用针灸结合无花果叶熏洗治疗痔疮52例,①针灸治疗:穴取关元、会阳、承山、二白、长强、百会、神阙、秩边、飞扬。关元、神阙、百会穴进针得气后在针柄上插2~3cm长的艾炷3壮、行温针灸法,余穴均用毫针泻法探刺,日1次,每次40分钟,14次为1个疗程。②无花果叶熏洗:取夏、秋季的无花果叶,洗净,切成碎片状晒干,封于塑料袋内,每袋50g,贴签备用。用时将药物置于盆中,加开水1000~1500ml,先坐熏,待温度适中再洗,每次熏洗20~30分钟,每日熏洗2次。结果有效率达96.15%。

(南京燕,郭鹏,肖振球.针灸结合无花果叶熏洗治疗痔疮52例[J].河南中医,2011,31(02):182-183.)

3.穴位贴敷法治疗痔疮

陈氏以消痔膏外敷治疗痔疮43例,药物组成冰片10g,芒硝15g,栀子30g,大黄30g,苍术30g,双花30g,地榆炭60g,槐角炭60g,白芷30g,黄柏30g,五倍子15g。将上药共研细末,过80目筛,装袋备用。将患处洗净、擦干,取自制中药20g,用茶水及少量凡士林调成膏状,涂于患者肛门周围,纱布覆盖,胶布固定。早、晚各换药一次,10天为1疗程。结果总有效率93.02%。一般多在2~3天见效,一周左右好转,未发现过敏及其他副作用。

（陈晓君,宗丙华.消痔膏外敷治疗痔疮43例[J].中医外治杂志,2000(03):17.）

4.坐浴疗法治疗痔疮

谭氏采用黄花荆榆汤坐浴治疗痔疮,全方由大黄10g,槐花15g,荆芥炭15g,地榆炭15g,五倍子12g,乳香10g,没药10g,野菊花12g,玄明粉10g等组成,具有清热解毒、活血止血、消肿止痛、敛疮生肌之功。煎水1000ml,先薰,待水温下降适宜后坐浴15分钟,每日便后进行1次。对照组例采用传统高锰酸钾溶液,以14天为1个疗程。用药14天后发现治疗组止血、止痛、固脱、促进痔体萎缩效果明显优于对照组。

（谭金枝,贺菊乔.黄花荆榆汤坐浴治疗痔疮50例临床观察[J].中医药导报,2007(02):41-42.）

白 癜 风

【概述】

白癜风是指以皮肤出现大小不同形态各异的白斑为主要临床表现的后天性局限性色素脱失性皮肤病。临床特点是皮肤白斑可发生于任何部位任何年龄,单侧或对称,大小不等,形态各异,与周围正常皮肤的交界处有色素沉淀圈,边界清楚,亦可泛发全身,慢性病程,易诊难治。中医根据病因病机和临床特点进行辨证论治,可以分为如下几种证型。

肝郁气滞

白斑散在渐起,数目不定;伴有心烦易怒,胸胁胀痛,夜寐不安,女子月经不调;舌质正常或淡红,苔薄,脉弦。

肝肾不足

多见于体虚或有家族史的患者。病史较长,白斑局限或广泛;伴头晕耳鸣,失眠健忘,腰膝酸软;舌质红,少苔,脉细弱。

气血瘀滞

多有外伤,病史缠绵。白斑局限或广泛,边界清楚,局部可有刺痛;舌质紫暗或有瘀斑,瘀点,苔薄白,脉涩。

【外治疗法】

1.针刺疗法治疗白癜风

贺氏选用毫针(取阿是穴)密刺病灶处,留针30分钟;配合灸法(取侠白穴),每侧30分钟,治疗白癜风患者1例,连续治疗10次后,白斑面积明显缩小。

(王桂玲,贺普仁.贺普仁教授临床经验选[J].中国针灸,2003,23(9):545-547.)

何氏用针灸围刺法治疗白癜风患者30例,采用25mm毫针围刺白癜风皮损边缘,针间距为1cm,45°角斜刺5~10mm,留针20分钟,10分钟行针1次,采用捻转法。隔日治疗1次,共治疗8周。总有效率为96.67%。

(何静岩.针灸围刺法治疗白癜风疗效观察[J].中国中医药信息杂志,2013(7)72:74.)

修氏用火针点刺法治疗白癜风80例。先用75%酒精常规消毒患处,再用2%利多卡因做患处局麻,同时嘱助手点燃酒精灯,将1根尖头火针针头置酒精灯上加温至火红色。待患处局麻生效后,即取之均匀点刺患处,另将第2根火针加温备用。当第1根火针温度明显下降时,迅速更换第2根火针进行点刺。5~7天治疗1次,10次为1疗程。有效率100%。

(修孟刚,王大芬.火针点刺治疗白癜风80例[J].中国针灸,2005,25(4):251.)

郑氏在神灯下用电梅花针叩刺结合穴位埋线治疗白癜风58例,神灯照射下,用特制的电梅花针以患者能够承受的电流强度及力度叩刺患处,以局部皮肤潮红为度;同时取大椎、足三里、曲池穴位埋线,皮肤常规消毒,2%利多卡因局部麻醉穴位处,用9号腰穿针(针芯尖磨平),先将针芯向外拔出3cm,摄取一段1~2cm已消毒的羊肠线从针头斜口植入,左手拇指、食指绷紧进针部位皮肤,右手持针快速刺入穴内,并上下提插,得气后,向外拔套管,向内推针芯,将羊肠线植于穴位深处,盖上创可贴固定。每周穴位埋线结合电梅花针叩刺病变处治疗1次。连续治疗3~6个月。结果:58例中,显效34例,好转23例,无效1例。

(郑卫国.神灯下电梅花针叩刺结合穴位埋线治疗白癜风58例[J].中国针灸,2005,25(2):85.)

何氏用蜂针治疗白癜风2例。治疗方法:局部常规消毒后,用镊子夹住蜜蜂的腰部,直接蜇刺患处;然后用镊子夹住蜜蜂的尾刺在白斑周围及中央进行散刺,2天1次。一例病变表现为,左锁骨上窝、右侧颈部及右背部有大小不等的圆形白斑,最大2.5cm×20cm,最小1.5cm×1.0cm,表面光滑,边界清楚;治疗2周后皮肤颜色恢复正常,中央皮肤颜色变深,45天后,患处皮肤颜色完全恢复正常,连续观察1年未见复发。另一例右侧肩部、上胸、左上肢及左颈部均有片状大小不等白斑出现,最大2.0cm×2.0cm,最小1.5cm×1.0cm,治疗2个月后患处皮肤颜色恢复正常。

（何伟凤,李万瑶.蜂针治疗白癜风2例[J].中国民间疗法,2002(10):16.)

2.拔罐疗法治疗白癜风

张氏用拔罐配合中药外涂治疗白癜风30例,先用75%的酒精棉球反复清洁皮损区,要求火罐口径略大于皮损区。皮损中央置艾炷(长约2cm的锥形艾炷),当艾炷燃至约1/2时,置火罐并轻压罐底,待罐内逐渐形成负压时艾炷自然熄灭。留罐30分钟后去掉火罐,并随即将中药液(大黄、薄荷、蝉蜕各100g,补骨脂50g,清洗干净后加水500ml,水煎沸后10分钟过滤而成)涂局部数次,3天1次,7次为1疗程;面部皮损用湿巾热敷,待皮肤潮红后反复涂擦药液,面积较大者可采用走罐法。对照组用0.1%的8-甲氧补骨脂素药水局部外涂,3天1次,7次1疗程。经3个疗程后,治疗组临床显效率56.70%,有效率40.00%。

（张书清,车杰.拔罐配合中药外涂治疗白癜风30例[J].上海针灸杂志,2001,20(6):23.）

3.穴位埋线疗法治疗白癜风

周氏用穴位埋线治疗白癜风患者30例,穴位选取肺俞、膈俞、脾俞、胃俞、肾俞、阳陵泉、三阴交、曲池、外关穴。均为单侧取穴,左右交替使用。选准穴位做好标记,常规消毒皮肤。用一次性注射器抽取2%利多卡因注射液,在距穴位5cm处进针,回抽无血,首先打出直径约2cm的皮丘,然后向穴位中心边进针边注药,每穴注药1.5～2ml。再用酒精消毒穴位。左手用镊子夹备用肠线(0号,长4cm),将肠线中央置于皮丘上,右手持陆氏埋线针,缺口向下压肠线,以15°～20°角向穴位中心进针,待线头全部植入皮内再进针1～2cm直达所标记穴位处,缓慢退出埋线针。检查针孔处无线头外露,用酒精棉球覆盖针孔,并用胶布固定1～2日。每隔2个月行穴位埋线1次,2次为1个疗程。连续治疗2次后,总有效率达73.33%。

（周子信,冯俊芳,成俊珍.穴位埋线治疗白癜风30例[J].上海针灸杂志,2000,19(3):19.）

银 屑 病

【概述】

银屑病因其肤如疹疥,色白而痒,搔起白皮而得名,是一种常见的易于复发的炎症性皮肤病。其特点是:在红斑上有松散的银白皮磷屑,抓之有薄膜及露水珠样出血点。病程长,反复发作,不易根治。中医根据病因病机和临床特点进行辨证论治,可以分为如下几种证型。

血热内蕴证

皮疹多呈点滴状,发展迅速,颜色鲜红,层层银屑,瘙痒剧烈,抓之有点状出血,伴口干舌燥,舌质红,苔薄黄,脉弦滑或数。

血虚风燥证

病程较久,皮疹多呈斑片状,颜色淡红,鳞屑减少,干燥皲裂,自觉瘙痒,伴口咽干燥,舌质淡红,苔少,脉沉细。

气血瘀滞证

皮损反复不愈,皮疹多呈斑块状,鳞屑较厚,颜色暗红,舌质紫暗有瘀点,瘀斑,脉涩或细缓。

湿毒蕴阻证

皮损多发生在腋窝,腹股沟等皱褶部位,红斑糜烂,痂屑黏厚,瘙痒剧烈,或掌跖红斑,脓疱,脱皮,或伴关节酸痛,肿胀,下肢沉重,舌质红,苔黄腻,脉滑。

火毒炽盛证

全身皮肤潮红,肿胀,灼热痒痛,大量脱皮,或有密集小脓疱,伴壮热,口渴,头痛,畏寒,大便干燥,小便黄赤,舌红绛,苔黄腻,脉弦滑数。

【外治疗法】

1.中药熏蒸法治疗银屑病

陈氏用中药熏蒸联合NB-UVB照射治疗银屑病,将100例寻常型银屑病患者随机分为两组各50例,对照组单纯采用NB-UVB治疗;治疗组在对照组治疗基础上联合中药熏蒸治疗,血热型予自拟1号方,血燥型予自拟2号方,血瘀型予自拟3号方,将中药煎煮,用其蒸气熏蒸,舱内温度保持在37℃～42℃,熏蒸时间为20分钟。两组均隔日治疗1次,连续治疗8周。比较两组临床疗效及PASI评分,结果中药熏蒸联合NB-UVB治疗寻常型银屑病更为有效。

（陈宏,张建波,文景爱.中药熏蒸联合NB-UVB照射治疗银屑病的疗效观察[J].国际中医中药杂志,2010,32(3):249,258.）

热依汗古丽·乌修尔用药浴方联合紫外线照射治疗寻常型银屑病42例,组方:当归、丹参、地肤子、夏枯草、黄柏、白鲜皮、土茯苓、大青叶等10余味中草药,每味30g,取中药煎液4L,加10倍温水(水温以患者感到适宜为准)混合,泡浴30分钟。出浴后即刻全身照射UV,对照组4例单行NB-UVB照射治疗。2～3月后随访,结果总有效率为95.2%。

（热依汗古丽·乌修尔,焦江.药浴方联合紫外线照射治疗寻常型银屑病42例[J].陕西中医,2012,33(7):860-861.）

2.刺血拔罐法治疗银屑病

阚氏用刺血拔罐法治疗寻常型银屑病79例,取穴:主穴为肺俞、心俞、肝俞、脾俞、肾俞,配穴为大椎、委中。操作:针具及穴位皮肤常规消毒,在选定的穴位上点刺,点刺宜轻、浅且快,刺后即用闪火法拔火罐,留罐10～15分钟,以拔出0.3～0.6ml血液为度,每天或隔天1次,15次为1疗程。共治疗2个疗程。结果总有效率为83.55%。

（阚丽君,王淑荣.刺血拔罐治疗寻常型银屑病79例[J].中国中医药科技,2012,19(4):296.）

何氏用走罐疗法治疗寻常型银屑病33例,走罐时,先进行走罐显点。患者采取自然体位(以自觉舒适为度),两手臂自然靠于体侧,两肩放松,医者在其皮损处及玻璃火罐罐口涂上润滑剂凡士林(或其他有润滑作用的润肤油),用闪火法拔上火罐,双手握住火罐,在皮损处上、下、左、右来回推动,并着重于相关经络及腧穴。在患者可忍受的前提下,可不计走罐时间。来回推动至皮肤充血或出现略高出皮肤的红紫色瘀血点为止,然后将罐启下。启罐后当日不淋浴,治疗后所留罐斑1周内会自行消退,3天1次。对照组32例口服雷公藤多甙片治疗,结果两组临床疗效均等。治疗6个月后随访,治疗组复发率明显低于对照组。

(何斌.走罐疗法治疗银屑病33例[J].中医外治杂志,2010,19(6):44-45.)

3.穴位埋线法治疗银屑病

陈氏用穴位埋线联合复方甘草酸苷治疗银屑病,将86例寻常型银屑病患者随机分为治疗组43例、对照组43例。对照组仅给予复方甘草酸苷静滴,治疗组采用穴位埋线联合复方甘草酸苷静滴,选取肺俞、血海、内关为第一组穴位,膈俞、曲池、足三里为第二组穴位,均取双侧肢体,以2%甲紫液标记。对穴位点及其周围的皮肤常规消毒后,左手将穴位的皮肤绷紧或捏起进针部位皮肤,右手将装有羊肠线的穿刺针呈30°角斜刺入穴位后,一边退穿刺针一边推进针芯,将羊肠线推至穴位内,拔针后,用消毒棉签压迫针孔止血,针眼处敷以创可贴。两组穴位交替埋线,每隔5天交替1次,6次为1个疗程。治疗3个疗程。结果治疗组患者PASI评分下降情况明显优于对照组。

(陈仲,洪文彬.穴位埋线联合复方甘草酸苷治疗银屑病的临床应用[J].中国当代医药,2012,19(33):92-93.)

神经性皮炎

【概述】

神经性皮炎又称慢性单纯性苔藓。是以阵发性皮肤瘙痒和皮肤苔藓化为特征的慢性皮肤病。为常见多发性皮肤病,多见于青年和成年人。本病初发时,仅有瘙痒感,而无原发皮损,由于搔抓及摩擦,皮肤逐渐出现粟粒至绿豆大小的扁平丘疹,圆形或多角形,坚硬而有光泽,呈淡红色或正常皮色,散在分布。因有阵发性剧痒,患者经常搔抓,丘疹逐渐增多,日久则融合成片,肥厚、苔藓样变,表现为皮纹加深、皮嵴隆起,皮损变为暗褐色,干燥、有细碎脱屑。斑片样皮损边界清楚,边缘可有小的扁平丘疹,散在而孤立。皮损斑片的数目不定,可单发或泛发周身,大小不等,形状不一。好发于颈部两侧、颈部、肘窝、腘窝、骶尾部、腕部、踝部,亦见于腰背部、眼睑、四肢及外阴等部位。

中医根据病因病机和临床特点进行辩证论治,可分为如下几种证型。

风热郁阻

多见于局限性患者,皮损成片,以丘疹为主,呈淡红或淡褐色,粗糙肥厚,阵发剧痒,抓搔后迅速苔藓样变。舌苔薄或微腻,脉濡滑或濡缓。

血热风盛

多见于泛发性患者,皮损色红,泛发全身,呈大片浸润性潮红斑块,有抓痕、血痂,成苔藓样变,奇痒不止,入夜尤甚,伴心烦,口渴,失眠多梦,心急易怒。舌质红,苔薄,脉滑数或弦数。

血虚风燥

病久皮损不愈,日渐加重,局部皮损增厚粗糙,色淡或浅褐,表面干燥有鳞屑,剧烈瘙痒,入夜尤甚。舌质淡,苔薄,脉细。

【外治疗法】

1.针刺疗法治疗神经性皮炎

李氏等采用循经排刺法治疗神经性皮炎:取自皮损部位所属经脉,在四肢肘膝关节至腕踝关节该经所过之处每隔2～3寸取穴,每一肢体取3～5穴,配穴根据病型取穴,均留针45分钟,每分钟行针1次,每日1次,10次为1个疗程。治疗60例,总有效率90%。

(李勇,姜文.循经排刺法治疗神经性皮炎60例[J].中国民间疗法,2003,11(3):10-11.)

潘氏用火针治疗神经性皮炎89例,选病灶处为局部治疗部位。选用直径为0.80mm的火针,在患部周围以2cm左右等距离进行局部点灸,并在中心点灸1针,若患处面积较大,可在病灶中心多点灸几针。一般皮损较轻仅呈丘疹样改变者,点灸采取轻浅手法,或皮损已呈苔藓样改变,瘙痒顽固而剧烈者,应采取密刺法(即用火针密集地刺激病灶局部的一种刺法,一般间隔1cm,如病重可稍密,病轻则稍疏)。治疗隔3日1次,15次为1个疗程,2个疗程间隔5～7天。总有效率

97.8%。

（潘书林,潘明,孙晓兰.火针治疗神经性皮炎89例[J].中国针灸,2005,25（10）:740.）

周氏采用梅花针配合灸法治疗神经性皮炎,将梅花针严格消毒后,针头垂直对准皮损局部进行叩刺,直至局部微出血为度,然后将消毒棉撕成薄如蝉翼状,铺棉范围2cm×2cm,用火柴点燃,让火焰从皮损上一闪而过,每处灸3次,每日治疗1次,5次为1疗程,治疗42例,平均为1~4个疗程,总有效率100%。

（周佐涛,林晓山.梅花针配合灸法治疗神经性皮炎42例[J].河北中医,2004,26（2）:128.）

2.药罐疗法治疗神经性皮炎

姜氏运用将羌活、白附子、白芷、桑叶、菊花、刺蒺藜、白鲜皮、防风、茵陈、土茯苓等量用布包好投入锅中煮沸,将竹罐投入沸腾的药液中,使其充分预热,然后趁热捞出吸拔患处阿是穴、曲池、血海、风池穴上,15分钟后取下,隔日1次,10次为1疗程,治疗30例,结果总有效率86.7%

（姜慧晶,杨柳.药罐疗法治疗神经性皮炎30例[J].中国针灸,2003,23（9）:547.）

3.发泡灸治疗神经性皮炎

姜氏运用发泡灸配合中药治疗局限性神经性皮炎36例,自制斑夏膏外敷。斑夏膏制作方法:取斑蝥、生半夏各1份捣碎,用鱼石脂软膏调和后装瓶,用前调匀,用角匙取适量平摊于肤肌宁软膏上,药膏约厚1mm,贴在皮损处,如在关节活动处用胶布固定。24小时左右若贴药处有灼热感,表皮下有组织液渗出并在皮肤形成水疱,疱内有淡黄色水液时,即可除去药膏,再用注射器吸出水疱中的液体。易摩擦处用消毒纱布敷盖,5~8天后表皮愈合。嘱患者注意保护皮肤,以防感染。如皮损增厚,贴药处皮肤灼痛感出现时间延长,可以24小时换药1次,直至皮肤灼痛起疱。8天为1个疗程,如果1次皮损不能完全治愈,8天后可重复治疗,直至皮损部位呈现正常皮肤。并配合辨证给予中药汤剂服用,每日1剂,结果总有效率为100%。

（姜雪原.发泡灸配合中药治疗局限性神经性皮炎36例[J].现代中西医结合杂志,2003,12（16）:17.）

4.耳穴疗法治疗神经性皮炎

胡氏采用在耳部的双耳神门、心、肾、内分泌等穴位上贴附王不留行籽并联合火针的方法治疗神经性皮炎作为实验组,每日自己按压5次,且每次按压的时间在30~60秒即可,并用火针点刺皮损处,刺后外涂抗生素卤米松软膏。一个疗程后与只使用卤米松软膏的对照组相比有效率相近,治疗3个月后,实验组的复发率显著低于对照组。

(胡美玲,温馨,李晓刚.耳穴埋豆加火针联合治疗神经性皮炎的临床研究[J].西部医学,2013,25(12):1867-1868,1871.)

荨 麻 疹

【概述】

荨麻疹是一种皮肤出现红色或苍白色风团,时隐时现的瘙痒性、过敏性皮肤病。是皮肤黏膜较为常见的过敏性疾病,荨麻疹的发生没有明显的种族及性别差异,各年龄阶段均可发生。

中医根据病因病机和临床特点进行辩证论治,可分为如下几种证型。

风热犯表

证见风团鲜红,灼热剧痒。伴有发烧、恶寒、咽喉肿痛,遇热则皮疹加重。舌苔薄白或薄黄,脉浮数。

风寒束表

证见皮疹色白,遇风寒加重,得暖则减,口不渴。舌质淡,舌苔白,脉浮紧。

胃肠湿热

证见风团片大色红,瘙痒剧烈;发疹的同时伴有脘腹疼痛,恶心呕吐,神疲纳呆,大便秘结或泄泻;舌质红,苔黄腻,脉弦滑数。

血虚风燥

证见反复发作,迁延日久,午后或夜间加剧。伴心烦易怒,口干,手足心热。舌红少津,脉沉细。

【外治疗法】

1.针刺疗法治疗荨麻疹

林氏用靳三针结合拔罐治疗慢性荨麻疹33例,治疗组:对神阙穴拔罐治疗,对中脘、天枢、关元、曲池、血海、足三里进行针刺治疗,其中中脘、关元、足三里加用温针灸治疗,主穴:腹三针(中脘、天枢、关元)、神阙;配穴:曲池、血海、足三里。方法:每次治疗,先用3号火罐在神阙穴拔罐,留罐5分钟,取后再拔5分钟,如此反复3次,共拔罐15分钟。然后在所选穴位局部皮肤常规消毒,用1.5寸无菌针灸针针刺,得气后留针30分钟,在中脘、关元、足三里加绒艾温针灸。10次1疗程,疗程间休息3天。第1疗程每天治疗1次,第2、3疗程隔天治疗1次。结果:治疗组痊愈率54.55,有效率93.94%。

（林星华.靳三针结合拔罐治疗慢性荨麻疹33例[J].内蒙古中医药,2014,33(33):42-43.）

王氏对慢性荨麻疹患者应用神阙穴雷火灸治疗,将点燃的药条置于灸盒的圆孔中,使距离灸盒底部约2～3cm,并用大头针固定药条;将灸盒放置患者脐部,火头对准神阙穴施灸15分钟,灸至皮肤发红、深部组织发热为度(注意随时查看并询问患者以防灼伤);取下大头针,将药条投入密闭容器中使其自动熄灭,放置干燥处备用。每日1次。结果,雷火灸治疗组症状改善优于对照组。

（王英杰,柴维汉,王海瑞,等.雷火灸治疗慢性荨麻疹疗效观察[J].上海针灸杂志,2012,31(2):107-109.）

张氏选取了刺络拔罐结合针刺、拔罐的治疗方法治疗慢性荨麻疹,其治愈率及有效率均明显高于单纯应用左旋西替利嗪。其中针刺疗法选用的是腹四关、血海、四神聪、曲池、足三里,留针30分钟;拔罐疗法为:神阙穴闪罐后留罐5～10分钟;刺络拔罐操作方法为:背部膀胱经、督脉常规走罐后,对其用梅花针循经叩刺,叩刺肝俞、肺俞、脾俞至出血,并配合拔罐治疗。

（张颜,周建伟,黄蜀,等.针刺、拔罐结合刺络放血治疗慢性荨麻疹60例[J].中国民族民间医药杂志,2007(2):95-98.）

郭氏采用蜂针联合氯雷他定治疗慢性荨麻疹(气血两虚型),对照组采用玉屏风散联合氯雷他定治疗。治疗前先做蜂毒过敏试验,试验阴性者,方可进行治疗。选穴以曲池、合谷、血海、膈俞、天井、委中、志室为主。前10次,将一只家养蜂直接蜇刺在选好的穴位上,留针15分钟后,拔出蜂刺,每周3次。10次脱敏治疗后,依次增加家养蜂数量,并控制在10只以内。治疗3个疗程后,蜂针治疗组总有效率90.48%。

(郭桂红,丁莉华,钟树文,等.蜂针联合氯雷他定胶囊治疗慢性荨麻疹疗效观察及护理[J].中国中医药现代远程教育,2016,14(05):117-119.)

2.穴位埋线法治疗荨麻疹

杨氏采用以"三风穴"为主的埋线方法治疗慢性荨麻疹,取穴以"三风穴"为主,即风门、风市、风市前(风市穴向前平移3寸,与董氏奇穴之驷马中穴重合),风热犯表配曲池、血海、膈俞,风寒束表配足三里、三阴交、肺俞,胃肠湿热配曲池、足三里,气血两虚配血海、膈俞、足三里、三阴交。

取一次性无菌埋线针(内有针芯的管形针具),镊取一段约2cm长已消毒的0号羊肠线,放置在针头的前端,常规消毒局部皮肤,左手拇食指绷紧或捏起进针部位皮肤,右手持针,刺入到所需的深度;当出现针感后,边推针芯,边退针管,将羊肠线埋植在穴位的肌层或皮下组织,针孔处覆盖创可贴。疗程:2次为1疗程,每次间隔15日。共治疗1个疗程。对照组口服氯雷他定片,并检测治疗前后血清总IgE的变化情况。结果治疗组症状改善明显优于对照组,两组血清IgE水平经治疗后均有所降低,治疗组降低程度较对照组更为显著。

(杨才德,李玉琴,龚旺梅,等."三风穴"为主埋线治疗慢性荨麻疹21例及对IgE水平的影响[J].中国中医药现代远程教育,2014,12(24):70-72.)

第三章 中医妇科

功能失调性子宫出血

【概述】

功能失调性子宫出血是指由于卵巢功能失调而引起的子宫出血,简称"功血"。常表现为月经周期失去正常规律,经量过多,经期延长,甚至不规则阴道流血等。

中医根据病因病机和临床特点进行辨证论治,可以分为如下几种证型。

肾虚型

肾阴虚证
证见经血非时而下,出血量少或多,淋漓不断,血色鲜红,质稠,头晕耳鸣,腰酸膝软,手足心热,颧赤唇红,舌红,苔少,脉细数。

肾阳虚证
证见经血非时而下,出血量多,淋漓不尽,色淡质稀,腰痛如折,畏寒肢冷,小便清长,大便溏薄,面色晦黯,舌淡黯,苔薄白,脉沉弱。

脾虚型
证见经血非时而下,量多如崩,或淋漓不断,色淡质稀,神疲体倦,气短懒言,不思饮食,四肢不温,或面浮肢肿,面色淡黄,舌淡胖,苔薄白,脉缓弱。

血热型
证见经血非时而下,量多如崩,或淋漓不断,血色深红,质稠,心烦少寐,渴喜冷饮,头晕面赤,舌红,苔黄,脉滑数。

血瘀型

证见经血非时而下,量多或少,淋漓不净,血色紫黯有块,小腹疼痛拒按,舌紫黯或有瘀点,脉涩或弦涩有力。

【外治疗法】

1.针刺疗法治疗功血

蔡氏应用温针灸治疗崩漏,选穴:肾俞、气海、石门、子宫、三阴交、太溪。配穴:有瘀块者加太冲、肝俞、血海、地机;色淡者加脾俞、关元、足三里、交信、大赫、归来。每次主配穴共选4~6个,针刺后,将市售药艾条剪成1.5cm长艾段,插在针柄上行温针灸,每次每穴灸2壮后起针。每天1次,10次为1个疗程,疗程间休息5~7天。结果有效率为96.9%。

(蔡小莉.温针灸治疗崩漏32例[J].中国针灸,2007(08):582.)

张氏应用针刺结合刺络放血法治疗血瘀型崩漏,先常规针刺后进行腰骶部的刺络拔罐放血。①常规针刺取穴:关元、三阴交、合谷、太冲。针刺穴位周围皮肤常规酒精消毒后,使用规格为0.35mm×25mm的华佗牌一次性无菌针灸针直刺上述诸穴位,得气后行提插捻转泻法,穴位留针25分钟。②腰骶部刺络拔罐放血疗法:患者采取俯卧位,在腰骶部督脉或周围部位寻找如红色丝条状小毛细血管或红色丘疹样反应点或局部青色瘀斑等阳性点,每次择取2~3个点,局部皮肤常规消毒后,使用规格为2.6mm的一次性无菌三棱针挑刺出血,挑刺后加拔火罐并留罐5分钟使其出瘀血5ml左右。针刺和刺络拔罐放血治疗均为隔2日治疗1次,6次为1个疗程,共治疗1个疗程。结果总有效率分别为96.67%。

(张丽丹,张鑫,庾珊,万婷,彭晓燕,李敏.针刺结合刺络放血治疗血瘀型崩漏的临床研究[J].针灸临床杂志,2017,33(01):7-10.)

2.艾灸疗法治疗功血

何氏应用火龙灸治疗崩漏,操作方法:①患者取俯卧位,充分暴露腰背部,嘱咐患者全身放松,适当清洁皮肤,将无纺纱布平铺于腰背部,再将宣纸平铺其上,宽度与腰背部一致。②铺姜粒,取老姜1.5kg,净后温水浸泡10分钟,打成粗细均匀、黄豆大小的姜粒,均匀铺于患者腰背部位,由大椎穴至八髎穴,保持姜末厚度为2～3cm。③铺艾绒：于姜粒上铺艾绒，厚度为1cm；将酒精均匀喷洒于艾绒上，引燃艾绒。以患者腰背部有温热感并能承受为度，待艾绒完全燃尽后移除。治疗结束后取下纱布，患者背部有细密水珠渗出，皮肤微微发红，隔日治疗1次。治疗3次后阴道出血停止。3个月后随访，阴道不规则出血未再复发。

（何为,江瑜.火龙灸治疗崩漏验案举隅[J]中国民间疗法,2019,27(18):95.）

周氏用隔姜灸，在艾柱与皮肤之间隔垫上新鲜生姜片而施灸，姜片中间以针刺5～8个孔，移灯照局部，微热姜片后上置艾柱点燃再放在施灸部位，燃烧1/3处换第2柱，每穴施灸5柱/次，至局部皮肤潮红、湿润为度。施灸次序：先灸阳经、后灸阴经，即先背腰、后胸腹。后背腰部取穴：双肾俞、腰阳关；腹部取穴：神阙、中极、关元、气海、归来。治疗300例功能失调性子宫出血患者，结果总有效率75%，无腹痛，无阴道流血，无气促、心悸、乏力，无呕吐、恶心，无头晕、发热现象发生。

（周华珺.隔姜灸在治疗功能失调性子宫出血中的临床研究[J].中外医疗,2013.16:126-127.）

3.耳穴疗法治疗功血

牛氏采用耳穴注射治疗宫血，病人侧卧床上，双耳常规消毒，用1ml皮试空针，5号针头，在耳部子宫穴，膈穴上各注射0.1ml的维生素K3药液，每天一次，连注3次。治疗结果总有效率96%。

（牛美玲,杨冰雪.耳穴治疗功能性子宫出血100例疗效观察[J].北京中医,1985(05):39-40.）

赵氏用耳穴贴压法治疗崩漏62例,选穴：子宫、交感、卵巢、内分泌、神门、肾上腺、肝、脾、肾、下腹。耳廓区先进行常规消毒，将王不留籽置于0.25cm×0.25cm见方的小胶布上固定，对准耳穴进行贴压，以产生胀、痛、热感为度，嘱患者每天自行按压4～5次，每次1～2分钟，两耳交替贴压，隔日换耳，以1个月经周期为1疗程。治疗结果有效率93.5%。

（赵桂兰.耳压治疗崩漏62例[J].河北中医药学报,1997(03):39.）

闭 经

【概述】

闭经是指女子年逾18周岁,月经尚未来潮,或月经来潮后又中断6个月以上者。前者称原发性闭经,后者称继发性闭经。

中医根据病因病机和临床特点进行辨证论治,可以分为如下几种证型。

肾气虚证

月经初潮来迟,或月经后期量少,渐至闭经,头晕耳鸣,腰酸腿软,小便频数,性欲淡漠,舌淡红,苔薄白,脉沉细。

肾阴虚证

月经初潮来迟,或月经后期量少,渐至闭经,头晕耳鸣,腰膝酸软,或足跟痛,手足心热,甚则潮热盗汗,心烦少寐,颧红唇赤,舌红,苔少或无苔,脉细数。

肾阳虚证

月经初潮来迟,或月经后期量少,渐至闭经,头晕耳鸣,腰痛如折,畏寒肢冷,小便清长,夜尿多,大便溏薄,面色晦黯,或目眶黯黑,舌淡,苔白,脉沉弱。

脾虚型

月经停闭数月,肢倦神疲,食欲不振,脘腹胀闷,大便溏薄,面色淡黄,舌淡胖有齿痕,苔白腻,脉缓弱。

血虚型

月经停闭数月,头晕目花,心悸怔忡,少寐多梦,皮肤不润,面色萎黄,舌淡,苔少,脉细。

气滞血瘀型

月经停闭数月,小腹胀痛拒按;精神抑郁,烦躁易怒,胸胁胀满,嗳气叹息,舌紫黯或有瘀点,脉沉弦或涩而有力。

寒凝血瘀型

月经停闭数月,小腹冷痛拒按,得热则痛缓,形寒肢冷,面色青白,舌紫黯,苔白,脉沉紧。

痰湿阻滞型

月经停闭数月,带下量多,色白质稠,形体肥胖,或面浮肢肿,神疲肢倦,头晕目眩,心悸气短,胸脘满闷,舌淡胖,苔白腻,脉滑。

【外治疗法】

1.针刺疗法治疗闭经

雷氏用温针灸法治疗功能性闭经38例,主穴:中极、子宫穴。配穴:气血虚弱型配足三里、三阴交、阴陵泉、太溪;肝郁型配侠溪、行间、期门;肾虚型配肾俞、三阴交、太溪;脾虚型配足三里、血海、中脘。操作:穴位常规消毒,选用0.25mm×40mm毫针,直刺中极25mm左右,行提插捻转复合手法,当患者有酸或胀等感觉的时候,调节针刺的方向朝向会阴部,轻轻提插捻转,使针感如触电般向会阴部传导为最佳,得气后留针25分钟;直刺双侧子宫穴,直刺深度视患者体型胖瘦为25～30mm,刺入后,小幅度提插捻转,以患者有胀痛感觉为度,留针25分钟。患者有针感后,同时点燃艾条,在距上述3个穴位约1cm高处,行回旋和雀啄灸法,每穴熏灸5分钟,以患者感觉整个腹部有温热感、温暖舒适为度,穴位周围见有2cm×2cm大小红晕时停止艾灸。其他穴位穴留针均25分钟,每日治疗1次,每周连续治疗5次,休息2天,1个月为1个疗程,治疗3～6个月后观察疗效。治疗结果总有效率为92.1%。

(雷红,黄光英,王琪.温针灸治疗功能性闭经38例[J].中国针灸,2009,29(07):553-554.)

张氏用穴位注射结合中药治疗继发性闭经60例,取穴:合谷、三阴交、足三里;肾虚加太溪;脾虚加阴陵泉;血虚加膈俞;气滞血瘀加肝俞;寒凝血瘀加肾俞;痰湿阻滞加丰隆。操作:患者取仰卧位(背部腧穴取俯卧位),取一次性5ml注射器1副,选用一次性5号针头,抽取复方当归注射液,穴位常规消毒,右手持注射器对准穴位快速刺入皮下,然后将针头缓慢推进,提插2～3下,得气后即回抽,无回血则将药液注入。每个穴位0.5ml,隔天1次。中药八珍汤加味:党参15g,熟地9g,白术12g,茯苓12g,当归9g,白芍9g,川芎9g,炙甘草6g,肾虚、寒凝血瘀者加制附子6g,气滞血瘀者加丹参9g,痰湿阻滞者加制半夏9g,每日1剂,水煎服。以上治疗10天为1个疗程,3个疗程后判断疗效。治疗结果总有效率88%。

（张春，林寒梅.穴位注射结合中药治疗继发性闭经60例[J].现代中西医结合杂志,2008(26):4139-4140.）

2.穴位贴敷法治疗闭经

王氏应用熨脐法治疗血瘀寒凝之闭经,先将茺蔚子150g,晚蚕砂150g放入砂锅中炒热,用大曲酒100ml撒入拌炒片刻,将炒热的药末装入白布袋中,扎紧袋口部持续熨之,至袋中药冷,再取另一半蚕砂和茺蔚子炒热加大曲酒,再熨脐腹,连续熨2次后,覆被静卧半天,月经即可通下。

还用敷贴法治疗气滞血瘀型闭经,处方:仙鹤草根30g,香附子3g。取上药捣烂,用米醋调成糊饼,放入脐中,用袋固定。

（王金权,王乾平,常珍珍.平遥道虎壁王氏妇科外治法举隅[J].中国民间疗法志,2014,22(10):27.）

痛　经

【概述】

凡在经期或经行前后,出现周期性小腹疼痛,或痛引腰骶,甚至剧痛晕厥者,称为"痛经",亦称"经行腹痛"。西医学把痛经分为原发性痛经和继发性痛经,前者又称功能性痛经,系指生殖器官无明显器质性病变者,后者多继发于生殖器官某些器质性病变,如盆腔子宫内膜异位症、子宫腺肌病、慢性盆腔炎等。

中医根据病因病机和临床特点进行辨证论治,可以分为如下几种证型。

肾气亏损型

经期或经后小腹隐隐作痛,喜按,月经量少,色淡质稀,头晕耳鸣,腰酸腿软,小便清长,面色晦黯,舌淡,苔薄,脉沉细。

气血虚弱型

经期或经后小腹隐痛喜按,月经量少,色淡质稀,神疲乏力,头晕心悸,失眠多梦,面色苍白,舌淡,苔薄,脉细弱。

气滞血瘀型

经前或经期小腹胀痛拒按,胸胁、乳房胀痛,经行不畅,经色紫黯有块,块下痛减,舌紫黯,或有瘀点,脉弦或弦涩有力。

寒凝血瘀型

经前或经期小腹冷痛拒按,得热则痛减,经血量少,色黯有块,畏寒肢冷,面色青白,舌黯,苔白,脉沉紧。

湿热蕴结型

经前或经期小腹灼痛拒按,痛连腰骶,或平时小腹痛,至经前疼痛加剧,经量多或经期长,经色紫红,质稠或有血块,平素带下量多,黄稠臭秽,或伴低热,小便黄赤,舌红,苔黄腻,脉滑数或濡数。

【外治疗法】

1.火攻疗法治疗痛经

王氏用火攻疗法治疗原发性痛经31例,将乳香、没药、木瓜、元胡、红花、川芎、羌活等药物浸泡于50%Vol左右的白酒中,2周后药酒即可使用。治疗时将医用脱脂纱布浸入适量的药酒中,左手持酒精灯,右手持纱布,点燃后迅速将纱布扣于患者腰骶部八髎穴和腹部神阙穴,停留2~3秒后再将纱布拿起,重复操作,直至无法点燃纱布为止。操作时需注意,克服恐惧心理,严格按照操作流程,持纱布之手应指实掌虚,尽量将纱布完全扣于掌中,停留一段时间。务必将火扣灭,以免灼伤患者。治疗结果,总有效率93.55%,治疗期间未见明显不良反应。

（王筱锋,朱倩.中医特色火攻疗法治疗原发性痛经31例[J].中国民间疗法,2013,21(08):17.）

岳氏用任脉火龙灸治疗原发性痛经30例,患者取平卧位,暴露腹部,常规清洁皮肤,腹部任脉铺上温热的姜汁纱块、纱块上铺以姜蓉,覆盖单层干毛巾,铺一层湿毛巾,循经脉,铺艾绒,艾绒在毛巾上铺成三条纵行状,头尾互相连接,用50ml注射器吸取95%酒精进行喷洒,在艾绒连接处点火,嘱患者勿随意移动身体,点火后立即准备两条湿毛巾,患者主诉不能耐受温热时,立即用湿毛巾铺盖灭火,确认灭火后,以病人耐受度为度掀起毛巾,循经按摩,促进药力、热力的渗透,待毛巾没有温热感后,准备下一壮,数壮如此反复。一般灸5壮,在月经前5~7天治疗,每日1次,连续治疗3个月经周期。结果总有效率86.7%。

（岳红,陈红梅,杨丽平,郭馥艳,冯李金,黄小芳.任脉火龙灸治疗原发性痛经临床观察[J].光明中医,2019,34(24):3778-3781.)

2.推拿按摩法治疗痛经

贾氏用按摩治疗原发性痛经48例,双掌反复揉背腰,掌根推督脉和膀胱经,点按肝俞、脾俞、膈俞、胆俞、胃俞、次髎,双掌擦摩肾俞、命门、八髎;其次掌推任督二脉,双掌以气海、关元为中心揉小腹部,掌根按压小腹部后再拿小腹部;再用手掌按摩患者下肢内侧,指压血海、三阴交。同时辨证加减,气血虚弱者,擦督脉,按揉脾俞、胃俞、中脘、天枢、气海、关元、足三里;寒湿凝滞者,擦督脉、腰骶部,点压肾俞、命门;血热瘀结者,掌揉腹部,点按天枢、关元、中脘;气滞血瘀者,分推两侧肋弓,开三门,按揉肝俞、胆俞、膈俞、膻中、太冲。月经来潮前1周开始治疗,1次/天,10次为1疗程,连续治疗3个疗程。治疗结果总有效率91%。

(贾小格.按摩治疗原发性痛经48例疗效观察[J].按摩与导引,2008,3(24):21-22.)

3.穴位贴敷法治疗痛经

王氏用中药穴位贴敷治疗原发性痛经31例,取中极、关元、气海穴,于患者月经来潮前1周开始,用中药(制南星、三棱、莪术、冰片)穴位贴敷,1次/天,每次6～8小时,贴至患者痛经消失而停止,3个月经周期为1个疗程。治疗结果总有效率为93.55%。

(王澍欣,李艳慧.中药穴位贴敷治疗原发性痛经实证患者31例临床观察[J].中医杂志,2009,50(06):526-528.)

4.穴位埋线法治疗痛经

李氏穴位埋植药线治疗原发性痛经,在痛经发生第1天或者下次月经来潮的前1天,采用乳香、没药、川芎、红花、丹参、吴茱萸、细辛各等份,95%酒精浸泡30天的0号肠线1cm,无菌操作,无菌手术缝合针引线,埋入足三里和三阴交穴位肌层,包扎固定。7天治疗1次,三阴交和足三里穴位交替使用,2次为1个疗程。治疗结果:穴位埋植药线后2分钟、5分钟、30分钟各时段患者疼痛程度均具有显著性差异,提示疼痛逐渐减轻。

(李冬.穴位埋植药线治疗原发性痛经效果观察[J].按摩与康复医学,2012(14):190-190,190.)

阴道炎

【概述】

阴道炎是指阴道黏膜及黏膜下结缔组织的炎症,是妇科门诊常见的疾病。以白带的性状发生改变以及外阴瘙痒灼痛为主要临床表现,性交痛也常见,感染累及尿道时,可有尿痛、尿急等症状。常见的阴道炎有细菌性阴道炎、滴虫性阴道炎、霉菌性阴道炎、老年性阴道炎。

中医根据病因病机和临床特点进行辨证论治,可以分为如下几种证型。

湿热下注

证见带下量多,色黄,质稠,臭秽,阴中潮红、灼热、肿痛,尿赤口干,舌红、苔黄腻,脉滑数。

湿浊下注

证见带下量多,色白,质黏,有腥味,阴中下坠肿胀,腹胀纳呆,便溏,舌质淡、苔白腻,脉濡。

肝郁脾虚

证见带下量多,色黄白,质稠,或腥臭,阴中灼热坠胀,心烦口苦,体倦乏力,纳差便溏,舌质红、苔薄腻,脉弦细。

肾虚型

证见白带清冷、量多、质稀、终日淋漓不断,腰酸如折,小腹冷痛,苔薄白,脉沉迟。

【外治疗法】

1.中药熏蒸法治疗痛阴道炎

刘氏用中药熏蒸治疗霉菌性阴道炎,将三妙散(黄柏30g,怀牛膝15g,苍术20g,苦参30g,地肤子20g,蛇床子20g,白鲜皮20g,白芷10g,白头翁20g,虎杖10g)加水2000ml浸泡30分钟后,以武火煮沸10~15分钟,始可将药倒入痰盂中,除渣。然后患者趁着药热坐于痰盂上对阴部进行熏蒸,时间一般为15~20

分钟。在药水变温后,用药水对阴道进行清洗,每天使用1到2次,连续使用10天。结果总有效率为96.7%。

(刘芳.中药熏蒸疗法治疗霉菌性阴道炎临床效果分析[J].亚太传统医药,2011,7(11):61-62.)

治疗方法:自拟补肾清热利湿方(补骨脂20g,蒲公英20g,龙胆草15g,蛇床子15g,地肤子15g,苦参15g,土大黄15g,黄柏20g,生黄精30g,赤芍20g,冰片3g)将上述药物除冰片外煎煮2次(冰片在第2次煎煮完毕前5分钟投入),合并两次煎煮滤过液,浓缩至200ml,将浓缩液倒入中药熏蒸仪,熏蒸外阴20分钟。每日2次,每次100ml。以7天为1疗程。一般连续治疗2个疗程。治疗结果总有效率为86.7%。

(詹群.中药熏蒸治疗老年性阴道炎30例临床观察[J].江苏中医药,2012,4(7):43-44.)

陈氏用熏洗法治疗湿热下注型阴道炎,自拟阴洗方(药物组成:蛇床子、苦参、百部)熏洗治疗阴道炎患者100例,白天取15ml药液,加水按1:5稀释后阴道冲洗;晚上取15ml药液,按1:100稀释后外阴熏洗10~15分钟,每日1次,7天为1个疗程。结果总有效率为93.0%。

(陈静,束兰娣,沈明洁,万怡婷.阴洗方治疗湿热下注型阴道炎临床观察[J].上海中医药杂志,2013,47(06):76-78.)

薛氏用清带汤坐浴治疗湿热下注型带下病,处方:孙氏清带汤(蛇床子15g,百部12g,金银花12g,白花蛇舌草10g,苏叶10g,煅龙骨15g,煅牡蛎15g,生薏米15g等)治疗,水煎,坐浴5~10分钟,1剂/天,早晚各一次,月经干净后连用7天,有效率为90.9%。

(薛武更.孙氏清带汤坐浴治疗湿热下注型带下病33例[J].中国中医药现代远程教育,2014,12(12):132-133.)

2.穴位贴敷法治疗阴道炎

黄氏用药熨法及穴位贴敷法治疗脾虚型带下病30例,中药采用补脾固元散,组方:白术20g,川芎15g,苍术15g,柴胡8g,黄芪15g,生姜10g,香附10g,桂枝9g,丁香9g,艾叶9g;将上药制成散剂并制作成药包。药包制作:将药物用少许白酒或食醋搅拌后置于锅中,用文火炒至60℃~70℃,装入布袋,用大毛巾保温。待温度降至45℃～50℃时,即可使用。药熨法刺激特定穴位,穴位选取带脉、气海、脾俞、关元、建里、足三里、三阴交。每次药熨后的散剂取出一部分用姜汁调将上药制成散剂并制作成膏状,作穴位贴敷治疗使用,以延长穴位刺激时间。药熨每次治疗15分钟,1～2次/天,穴位贴敷1次/天,每次贴敷4~6小时,10天为1个疗程,连续治疗2个疗程。结果:总有效率100%,未见有任何副作用。

　　(黄翠琼,黎灵,黄丽华,谢琼芳,张芸,宁德春,零小明.补脾固元散药熨法配合穴位贴敷治疗脾虚型带下病的护理研究[J].中外医学研究,2013,11(18):75-76.)

盆 腔 炎

【概述】

　　盆腔炎是指子宫、输卵管、卵巢、子宫旁组织及盆腔腹膜等部位炎症的总称。以输卵管炎为较多见。若炎症局限于输卵管及卵巢,通常称附件炎。根据发病过程及临床表现有急、慢性之分。主要症状有发热,恶寒,少腹疼痛,带下多,月经不调等。

　　中医根据病因病机和临床特点进行辨证论治,可以分为如下几种证型。

肾阳虚衰型

　　小腹冷痛下坠,喜温喜按,腰酸膝软,头晕耳鸣,畏寒肢冷,小便频数,尿量多,大便不实,舌淡,苔白滑,脉沉弱。

血虚失荣型

　　小腹隐痛,喜按,头晕眼花,心悸少寐,大便燥结,面色萎黄,舌淡,苔少,脉细无力。

气滞血瘀型

　　小腹或少腹胀痛,拒按,胸胁、乳房胀痛,脘腹胀满,食欲欠佳,烦躁易怒,时欲太息,舌紫黯或有紫点,脉弦涩。

湿热瘀结型

　　小腹疼痛拒按,有灼热感,或有积块,伴腰骶胀痛,低热起伏,带下量多,黄稠,有臭味,小便短黄,舌红,苔黄腻,脉弦滑而数。

寒湿凝滞型

小腹冷痛,痛处不移,得温痛减,带下量多,色白质稀,形寒肢冷,面色青白,舌淡,苔白腻,脉沉紧。

【外治疗法】

1.穴位贴敷法治疗盆腔炎

胡氏使用温通散热敷下腹部治疗慢性盆腔炎,处方:乌头9g,艾叶40g,鸡血藤60g,乳香、没药、红花、白芷各15g,羌活、独活、追地风、伸筋草、透骨草各20g,装入布袋缝好,隔水蒸30分钟,乘热敷于下腹部,药袋上放置1暖水袋,每次热敷30分钟,每日2次,每剂药物可反复应用5天,10天为1疗程。结果有效率为96.7%。

(胡京华.温通散外敷治疗慢性盆腔炎60例[J].河北中医药学报,2009,24(02):25-26.)

2.针刺疗法治疗盆腔炎

闵氏采用腹针疗法治疗慢性盆腔炎,取穴:引气归元(中脘、下脘、气海、关元),气穴(双),水道(双)、大横(双)。方法:定位取穴后,常规消毒,快进针,针刺至人部(即中刺),轻捻转慢提插,3~5分钟后再捻转使局部产生针感后留针30分钟,每日1次。全下腹疼痛加外陵;一侧少腹疼痛为甚,或一侧有包块,加同侧下风湿点(位于外陵穴的外5分、下5分)梅花针叩刺;伴腰痠加四满;月经不调加天枢。每日1次,留针30分钟,留针时予红外线灯照射神阙穴。7次为1个疗程,针刺1~3个疗程。结果总有效率93.7%。

(闵晓莉,冉青珍.腹针疗法治疗慢性盆腔炎32例[J].河北中医,2010,32(04):571.)

董氏采用温针灸治疗盆腔炎性包块寒凝血瘀型46例,取穴关元、气海、子宫、归来、血海、三阴交、足三里。选用毫针以常规方法进针,得气后将针柄套置一段约2cm的艾条施灸,使热力透达穴位。患者皮肤铺阻燃物以防火灰掉落烫伤。留针30分钟,每日1次,1个月为1个疗程,经期暂停,共治1个疗程。治疗结果:总有效率95.7%。所有患者下腹痛、腰骶痛、带下量多、盆腔包块大小等症状或体征均有改善。

（董联玲，刘冬岩.温针灸治疗盆腔炎性包块46例[J].中国针灸，2005(02):60）

徐氏给予穴注配合超短波治疗慢性盆腔炎，取穴：关元、子宫穴及关元俞、次髎，每日1次，两对穴位交替使用，10次为1个疗程。药物：复方野菊花注射液（本院制剂）、胎盘组织液。操作：穴位皮肤常规消毒后，用5ml注射器抽取复方野菊花注射液及胎盘组织液各2ml，分别注入两穴位。然后采用汕头产CDB—1型超短波治疗机，频率40.68MHz，波长7.3m，最大输出功率200W，板状电极22cm×15cm×2cm，下腹和骶部对置，间隙2～3cm，微热量，每次20分钟，每日1次为1个疗程，经期暂停治疗，连续2个疗程后评定疗效。治疗结果：总有效率95%。

（徐辉.穴位注射配合超短波治疗慢性盆腔炎[J].针灸临床杂志，2007(03):28.）

郭氏等用鱼腥草注射液封闭治疗盆腔炎，取子宫穴：患者仰卧，在脐下4寸，前正中线旁开3寸处。操作：用10ml注射器抽鱼腥草注射液10ml，单侧子宫穴常规消毒后，直刺0.8～1.2寸，局部沉胀，并出现向前阴部放射针感，回抽无血液，然后将药液缓慢注入穴位，左右侧交替使用。拔针后，无菌棉签压迫穴位，约5分钟，防止渗血及药液外溢。每日1次，10天为1个疗程，休息2周后进行复查。结果总有效率为97.67%。

（郭现辉，程艳婷.鱼腥草穴位封闭治疗盆腔炎43例[J].陕西中医，2007(03):332.）

3.耳穴疗法治疗盆腔炎

袁氏采用耳穴贴压配合中药离子导入治疗76例，取子宫、卵巢、内分泌、肾上腺、盆腔、交感。常规消毒，用饱满适中的王不留行籽敷贴固定，每次贴压一侧耳穴，两耳轮换，3日一换，留置期间每日每穴按压2～4次，每穴每次1分钟，夏季留置时间适当缩短。中药离子导入，湿热瘀结型选方：金银花、连翘、蒲公英各30g，当归20g，川芎、白芍、紫花地丁、白芷、黄芪、黄柏、丹皮各10g。寒凝气滞型选方：黄芪30g，丹参、党参、赤芍、红花、桂枝各10g，香附、益母草、续断、元胡各15g。两方分别置水1000ml，文火浓煎至500ml，放入冰箱备用，每次用药液20～30ml，用14层纱布缝制大小10cm×14cm药垫，经煮沸消毒后浸泡上述50℃药液中，将药垫拧至不流水为宜，分别置于左或右腹部及腰骶部敏感点，腹部连接导入机的正极即药液极，腰骶部连接负极，治疗剂量10~20mA，每日1次，每次30

分钟,12天为1疗程,中间休息1~2天。同耳穴贴压连续治疗2个疗程。经过2~4个疗程的治疗,总有效率100%。

（袁玉欣.耳穴贴压配合中药离子导入治疗慢性盆腔炎76例[J].上海针灸杂志,2005(10):35.）

4.推拿按摩法治疗盆腔炎

郝氏用按摩治疗慢性盆腔炎30例,仰卧位推拿治疗:①腹部双掌环行抚摩5~7遍。②腹部波形揉5~7遍。③双掌交替推摩下腹部约1~2分钟。④双掌轻揉腹部约1分钟。⑤点左大巨、曲骨、气海、子宫(奇穴)等穴。均用补法、拿颠、育俞,一手点中腕,另一手点左阳池。⑥双手拇指快速交替按压两侧、胫骨内缘,约1分钟;之后重复第一式。⑦大腿两侧,做手掌上行重推5~7遍,掌揉5~7遍。⑧小腿内侧,做双手搦指指揉,压法各3~5遍。⑨双手拇指同点血海、足五里、太溪、阴陵泉各1分钟,交叉同足三里、三阴交。⑩双手拇指同时推、揉、压,双足内侧缘2分钟,揉点然谷、太阳穴各1分钟。俯卧位推拿治疗:①双掌下行揉腰,背部3~5遍,重点揉压肝俞一带约1分钟。②手根重压腰部两侧,揉点穴位肾俞均1分钟。③双手掌重叠揉腰骶部,揉点腰俞,1次1分钟。④双手拇指揉压骶尾骨部两侧边缘,有压痛是重揉。⑤搓八部、搓承山、涌泉,均以发热为度。对症取穴治疗:①痛经时,指压带脉穴可立即止痛。②小便频数者,加水分至阴穴。③小便难涩者,重点刺激阴陵泉,并加少腹穴。治疗结果:总有效率90%。

（郝兴萍.按摩治疗慢性盆腔炎的体会[J].山西医药杂志,2005(10):887.）

不 孕 症

【概述】

女子婚后夫妇同居2年以上,配偶生殖功能正常,未避孕而未受孕者,或曾孕育过,未避孕又2年以上未再受孕者,称为"不孕症"。西医学认为女性原因引起的不孕症,主要与排卵功能障碍、盆腔炎症、盆腔肿瘤和生殖器官畸形等疾病有关。

中医根据病因病机和临床特点进行辨证论治,可以分为如下几种证型。

肾气虚证

婚久不孕,月经不调,经量或多或少,头晕耳鸣,腰酸腿软,精神疲倦,小便清长,舌淡,苔薄,脉沉细,两尺尤甚。

肾阳虚证

婚久不孕,月经后期,量少色淡,甚则闭经,平时白带量多,腰痛如折,腹冷肢寒,性欲淡漠,小便频数或失禁,面色晦黯,舌淡,苔白滑,脉沉细而迟或沉迟无力。

肾阴虚证

婚久不孕,月经错后,量少色淡,头晕耳鸣,腰酸腿软,眼花心悸,皮肤不润,面色萎黄,舌淡,苔少,脉沉细。

肝郁型

多年不孕,月经愆期,量多少不定,经前乳房胀痛,胸胁不舒,小腹胀痛,精神抑郁,或烦躁易怒,舌红,苔薄,脉弦。

痰湿型

婚久不孕,形体肥胖,经行延后,甚或闭经,带下量多,色白质黏无臭,头晕心悸,胸闷泛恶,面色㿠白,苔白腻,脉滑。

血瘀型

多年不孕,月经后期,量少或多,色紫黑,有血块,经行不畅,甚或漏下不止,少腹疼痛拒按,经前痛剧,舌紫黯,或舌边有瘀点,脉弦涩。

【外治疗法】

1.针刺疗法治疗不孕症

刘氏使用针刺周期疗法治疗排卵障碍性疾病的促排卵效应,于卵泡期即月经周期第8日开始针刺(月经期不予针刺)按下法选穴针刺。主穴:关元、三阴交。分期辨证取穴:经后期即卵泡期(第8~12天):气海、太溪、子宫;经间期即排卵期(第13~15天):合谷、中极、卵巢;经前期即黄体期(第16~28天):肝俞、脾俞、肾俞。无正常月经周期者也按月经结束8天后为经后期计算其他伴随症状随证加减:肾虚者加命门穴;肝郁者加太冲穴;血虚者加足三里穴;痰湿者加丰隆穴;血瘀者加血海。腹部诸穴针刺前排空小便,垂直刺入,针刺深度为0.8~

1.2寸,并反复提插捻转,至局部出现酸麻胀重,针感向外生殖器放射。针刺背俞穴,选1.5寸针灸针斜刺(45°~60°),针尖朝向脊柱斜刺,针刺深度为1~1.2寸。以上诸穴均反复提插捻转,至局部出现酸麻胀重感后连接电针机,选用连续波,频率10Hz,强度以患者耐受为度,30分钟/次。排卵期每日针刺1次,卵泡期及黄体期隔日针刺1次。结果:总有效率治疗组为86.7%

(刘静,吴耀持,王倩,邬志雄.针刺周期疗法对排卵障碍性疾病的促排卵效应[J].西部中医药,2014,27(05):35-37.)

周氏用腹针配合董氏针法治疗不孕症,方法:①腹针:月经干净(或黄体酮撤血)第5天开始,1日1次,连续3天,之后隔日1次、1日1次、治疗3次,每次留针30分钟,每治疗6次为1个疗程。下一周期重复治疗,连续3~4个疗程。每次取中脘、下脘、气海和关元以及中极、下风湿点深刺,配合外陵穴、天枢与水道进行中刺。②董氏针法:针刺妇科穴取大指背第1节之中央线外开3分,距前横纹1/3处一穴、距该横纹2/3处一穴,共两穴,贴于骨旁下针、针深2~3分、采用倒马针法、一次两针齐下。同时针刺常规穴之内庭穴,操作同普通穴位操作方法。气滞可配合太冲,肝肾亏虚可配合肝俞和肾俞。进针得气后,10分钟捻转1次、留针30分钟、1日1次;治疗3~4个疗程。结果:总有效率90.20%。

(周超华.腹针配合董氏针法治疗不孕症疗效观察[J].实用中医药杂志,2015,31(04):337-338.)

2.灌肠法治疗不孕症

顾氏用妇炎汤保留灌肠治疗输卵管阻塞性不孕50例,妇炎汤组成及用法:三棱10g、莪术15g、丹参25g、元胡20g、枳壳15g、川楝子15g、怀牛膝20g、土茯苓20g、鱼腥草20g、连翘20g。将以上药物浓煎成100~150ml,温度37℃左右,装于一次性灌肠袋中,嘱患者排空大便后,取侧卧位。将一次性灌肠管涂上润滑剂后缓慢插入肛门直肠内向上15~20cm,在6~10分钟内将药液徐徐注入,然后取平卧位。灌肠药应保留2小时以上,1次/天,10次为1疗程,每疗程后可休息2天,再用第2个疗程,月经期停药。共用2~3个疗程。治疗结果:中药组治疗的输卵管复通率、妊娠率、改善症状方面优于西药组且中药治疗未见不良反应。

(顾华,辛丽嘉.妇炎汤保留灌肠治疗输卵管阻塞性不孕的临床观察[J].中国现代药物应用,2010,4(08):155-156.)

3.穴位埋线法治疗不孕症

邓氏用穴位埋线治疗无排卵不孕症41例,取穴:主穴为足三里、三阴交、太冲;肾虚加肾俞、关元,痰湿加中脘、丰隆、脾俞,血瘀加膈俞。操作方法:嘱患者平卧,将选取穴位用龙胆紫做标记,常规消毒,在进针点皮肤用2%利多卡因做直径约0.5cm小皮丘麻醉后,用12号穿刺针从尖端放入0号羊肠线1cm,将针快速刺入穴位,足三里深度要求在25mm以上,在胫骨前肌下,达长伸肌,轻轻提插、捻转,得气后(最好使针感到达腹部),推针芯,将羊肠线注入穴位,缓慢退针,用创可贴贴住针孔;三阴交要求深度为约20mm,深达肌层;太冲则要求稍浅些,深度10~15mm,注意勿刺中腓深神经,操作同前。

治疗时机:在月经干净第2天进行埋线治疗(无月经者随时治疗),每月1次,3次为1个疗程,埋线期间妊娠者停止治疗。结果:埋线法操作简便、安全、诊疗次数少,如果不计基础体温连续记录、阴道脱落细胞涂片检查、宫颈黏液检查、B超监测等费用,单纯穴位埋线费用较低且无不良反应。

(邓云志.穴位埋线治疗无排卵不孕症41例[J].中国针灸,2012,32(04):349-350.)

4.穴位贴敷法治疗不孕症

陈氏用砭石热敷治疗输卵管阻塞性不孕症,将180例输卵管阻塞性不孕症患者随机分为观察组89例和对照组91例,观察组采用烫熨治疗砭石热敷+毛冬青灌肠+频谱治疗,于月经干净后第3天开始给予毛冬青保留灌肠,随后到另外一张床上,腹部接受频谱治疗,同时腰背部接受烫熨治疗砭石热敷(病人腰背部垫着一张布,将纽扣大小砭石固定于布上,下面放置电热毯加热)。频谱和热敷同时进行20分钟,每天1次,2周为1个疗程,除外阴道出血(月经期或者不规则阴道出血)每天1次,20分钟/次,2周为1个疗程。对照组采用毛冬青灌肠+频谱治疗,方法疗程同观察组。结果:砭石热敷法在改善小腹疼痛及腰骶胀痛方面优于对照组;砭石热敷法治愈率及临床妊娠率优于对照组。

(陈蓉,卢兴宏,樊湘珍.砭石热敷治疗输卵管阻塞性不孕症疗效观察[J].湖南中医药大学学报,2017,37(06):652-655.)

5.推拿按摩法治疗不孕症

李氏用腹部推拿治疗血瘀型输卵管不通不孕症,选取78例血瘀型输卵管不通不孕症病患,随机分为两组,各39例。两组患者均行宫腔镜插管通液治疗,研究组在此基础上辅之腹部推拿,于经期停止5天后行按摩,每两天按摩一次,0.5小时/次,取仰卧位,用掌按法持续按压中极穴、气海各2分钟,直至腰部及下腹部有热度为止;之后按揉小腹2分钟,直至会阴部、股内侧发热;用拇指指端持续按压两侧气冲穴2分钟,之后按揉曲泉穴、合谷穴各1分钟,直至局部酸痛;取俯卧位,用禅推法推命门穴、肾俞、脾俞1分钟,指擦法擦八髎穴、肾俞、命门2分钟。治疗结果:研究组患者输卵管通畅率为87.2%,高于对照组66.67%,随访一年,研究组患者妊娠率38.5%,高于对照组15.4%。

(李丹丹.腹部推拿治疗血瘀型输卵管不通不孕症临床研究[J].临床医药文献电子杂志,2018,5(29):51-52.)

更年期综合征

【概述】

更年期综合征是指女性在绝经前后,由于性激素含量的减少导致的一系列精神及躯体表现,如自主神经功能紊乱、生殖系统萎缩等,还可能出现一系列生理和心理方面的变化,如焦虑、抑郁和睡眠障碍等。

中医根据病因病机和临床特点进行辨证论治,可以分为如下几种证型。

肝肾阴虚

证见头晕耳鸣,心烦易怒,阵阵烘热,汗出,兼有心悸少寐,健忘,五心烦热,腰膝痠软,月经周期紊乱,经量或多或少或淋漓不断,色鲜红。舌红苔少,脉弦细数。

心肾不交

证见心悸,怔忡,虚烦不寐,健忘多梦,恐怖易惊,咽干,潮热盗汗,腰痠腿软,小便短赤。舌红苔少,脉细数而弱。

肝气邪结

证见情志抑郁,胁痛,乳房胀痛或周身刺痛,口干口苦,喜叹息,月经或前或后,经行不畅,小腹胀痛,悲伤欲哭,多疑多虑,尿短色赤,大便干结。舌质红,苔黄腻,或舌质青紫或瘀斑,脉弦或涩。

脾肾阳虚

证见月经紊乱,量多色淡,形寒肢冷,倦怠乏力,面色晦暗,面浮肤肿,腰瘘膝冷,腹满纳差,大便溏薄。舌质嫩,苔薄白,脉沉弱。

肾阴阳俱虚

证见颧红唇赤,虚烦少寐,潮热盗汗,头昏目眩,耳鸣心悸,敏感易怒,形寒肢冷,腰膝瘘软,月经闭止,性欲减退。舌质淡,脉沉无力。

【外治疗法】

1.针刺疗法治疗更年期综合征

李氏等采用电针治疗围绝经期综合征,80例患者随机分为关元组、内关组。关元组,取关元、三阴交穴。双侧三阴交穴直刺0.8~1.2寸;关元穴采用齐刺改良法,一针由关元穴直刺1.5~2.0寸,余二针由关元旁0.1寸分别向同侧外下方子宫穴斜刺,进针2.5~3.0寸,使整个少腹部乃至会阴部有明显的针感。然后采用G9805-C低频治疗仪,关元穴齐刺三针中斜刺的两根分别作为两路电路与同侧三阴交穴连接,选连续波,输出频率2Hz。电针过程中整个少腹部及会阴部始终有明显的针感及舒缩的感觉,留针30分钟。每周2次,连续治疗1个月为1疗程。内关组,取内关、足三里穴。双侧内关直刺0.5寸;双侧足三里直刺1.0~1.5寸。双侧内关穴作为两路电路与同侧足三里穴连接。采用G9805-C低频治疗仪,选连续波,输出频率为2Hz,强度以患者能耐受并看到身体局部及肢体有较明显的肌肉收缩为度,留针30分钟。每周2次,连续治疗1个月为1疗程。治疗结果:治疗4周后两组血清性激素含量中E2水平均升高,LH、FSH均降低。

(李艺,夏勇,刘世敏,等.电针对围绝经期综合征患者血清性激素的影响[J].上海针灸杂志,2010,29(4):199-201.)

陈氏用电针治疗女性围绝经期失眠症穴,以双侧阴谷、复溜为主穴。配合安眠、神门、内关、太溪、太冲、百会、阴陵泉、三阴交、血海,每次8穴,交替使用。心脾两虚加心俞、脾俞;心胆气虚加胆俞、心俞;肝郁化火加行间、太冲;痰热内扰加丰隆、内庭;阴虚火旺加太溪、大陵;气滞血瘀加膈俞、膻中。先针刺阴谷穴,患者取仰卧位,髋外展,常规皮肤消毒后,取0.30mm×40mm毫针,顺经络走行方向斜刺0.8~1寸,随即针刺复溜穴,沿皮向下直刺0.5~0.8寸,此二穴用补法。手法刺激得气后,在针柄上接上G6805-2型电针仪,取密波,频率0.7Hz,强度以患者耐受为宜,电针刺激30分钟。其余各穴常规针刺,行平补平泻手法,直刺进针得气后留针30分钟。治疗结果:总有效率为89.5%。

（陈秀玲,徐凯,秦小红,等.电针治疗女性围绝经期失眠症疗效观察[J].上海针灸杂志,2011,30(6):366-367.）

涂氏用腹针治疗围绝经期综合征48例,主穴取中脘、下脘、气海、关元、滑肉门、外陵、气穴、水分、关元下、大横,头昏头痛加商曲、阴都,下肢水肿加水道,肝肾阴虚加太溪、太冲,肾阳虚温灸神阙(高血压患者禁灸)。治疗前确定无肝肿大,患者排空小便,仰卧位,常规皮肤消毒后,选用0.30mm×40mm毫针,进针时避开毛孔、血管、疤痕,施术应轻缓,针刺到所需的深度后,一般采用轻度捻转不提插的手法,腹针穴位定位要准确,进针的深度以患者胖瘦和病程长短决定。留针30分钟。每日1次,10次为1个疗程,疗程间间隔1周,治疗3个疗程。治疗结果:总有效率为95.8%。

（涂慧英,李鸿雁,李涛,等.腹针治疗围绝经期综合征48例[J].上海针灸杂志,2011,30(6):407.）

2.推耳穴疗法治疗更年期综合征

李氏观察应用耳穴贴压对女性更年期症状及血清内分泌激素的影响,将69例女性更年期患者随机分为耳穴贴压组54例(取穴　主穴:肾、内生殖器、内分泌、皮质下。配穴:神门、交感、对屏尖,证属阴虚型加肝、心,阳虚型加脾,左右耳交替贴压),选用中药王不留行籽,颗粒大小适中且饱满者,用体积分数0.75的乙醇棉球消毒耳郭后,将王不留行籽置于正方形(边长为0.8cm)医用胶布上,用镊子送至耳穴,对准穴位贴紧,并稍加压力,使患者感到酸痛、麻胀、发热感。贴压耳穴后,嘱患者每天自行按压所贴耳穴3~5次,每次每穴按压时间应不少于20秒,以使耳郭发红发热为度。左右耳交替贴压,3天换1次,2次/周,连压4周为1个疗程。结果发现耳穴贴压组治疗后LH较治疗前明显下降,治疗后E2较治疗前明显升高,且耳穴贴压组较常规治疗组下降更加明显。

（李平.耳穴贴压对女性更年期症状及血清内分泌激素的影响[J].中国临床

康复,2005,9(15):140-141.)

张氏等采用耳穴压迫法治疗62例更年期综合患者,取穴心、肾、肝、内生殖器、皮质下、神门、内分泌,用75%酒精棉球消毒耳郭,取0.4cm×0.4cm胶布块,中心黏一粒王不留行籽,对准耳穴阳性反应点贴压,贴双耳穴并嘱患者自己每日轻轻按压3次,每次2~3分钟。每周治疗1次,5次为1个疗程。配以耳穴放血,辅以心理治疗,总有效率达98.39%。

(张弛,周章玲.耳穴贴压治疗更年期综合征的疗效分析[J].中国中医药现代远程教育,2009,7(9):179.)

3.穴位埋线法治疗更年期综合征

李氏选取肾俞、子宫、三阴交进行穴位埋线治疗,患者先取仰卧位,选好穴位后用医用安尔碘严格消毒,医者用7号一次性注射针头作针管,0.35mm×50mm华佗牌不锈钢针灸针(剪去针尖)作针芯,穿好1cm长0型肠线后,将注射针头迅速刺入穴位,到达肌层后将针芯轻轻推入,边推针芯边退针管,出针后用棉签轻压片刻即可。肾俞取俯卧位,操作同前。每周1次,连续埋线4周为一疗程,对照组每天口服西药已烯雌酚片,观察比较两组的临床疗效及其对患者血清FSH、LH、E2的影响。结果发现埋线组和西药组均能明显提高患者E2水平,且均能降低FSH和LH水平;疗程结束后埋线组与西药组比较,E2水平明显高于西药组,FSH明显低于西药组,且发现穴位埋线疗法可明显改善更年期综合征患者卵巢功能,对内源性阿片肽类递质具有良性调整作用。

(李月梅,庄礼兴,张东淑,等.穴位埋线治疗更年期综合征及其对性腺激素、β-内啡肽的影响[J].中国针灸,2009,29(11):865-867.)

4.推拿按摩法治疗更年期综合征

周氏采用补肾活血推拿手法治疗更年期综合征患者40例,患者取俯卧位,术者以揉按法从胸7~腰5沿背部膀胱经按揉3~5遍,点按膈俞、肝俞、脾俞、肾俞穴;从腰5~胸1捏脊3~5遍;搓擦八髎,以透热为宜;揉拨次髎穴;提拿小腿,拇指交替按压小腿内侧三阴经3~5遍;点按三阴交、太溪、涌泉穴。患者取仰卧位,术者自下而上按压前臂内侧(沿心包经、心经),点按神门穴;分推胁肋3~5遍;按揉期门、章门穴,以右侧为重点;自上而下推腹3~5遍;点按中脘、天枢、关元穴;拿揉脾胃经,点按血海、阳陵泉、足三里穴。根据患者不同症状的轻重进行对症取穴加减。每次20分钟,隔日1次,15次为1个疗程。2个疗程后统计疗效。发现补肾活血推拿手法能显著改善更年期综合征患者的临床症状,临床总有效率达100%,并能显著提高患者雌二醇水平。

（周小波,马玉忠,金涛,等.推拿补肾活血法治疗更年期综合征临床观察[J].北京中医药,2009,28(7):526-527.）

金氏等研究推拿对女性更年期综合征患者内分泌功能的影响,将更年期患者60例随机分为两组:推拿组40例,采用推拿疗法;采用推拿疗法,隔日1次,每次20分钟,1个月为1个疗程,2个疗程后统计疗效。操作方法:(1)基础手法:患者俯卧位,按揉背部膀胱经,从T7～L5由上至下3～5次,点按膈俞、肝俞、脾俞、肾俞穴;施捏脊法,由下至上,3～5次;搓擦八髎穴,以透热为宜;揉拨次髎穴;提拿小腿。患者仰卧位:分推胁肋,3～5次;按揉期门,章门穴,以右侧为重点;自上而下推腹,3～5次;点按中脘、天枢、关元穴;自上而下按压前臂心包经路线,点按神门;拿揉下肢脾胃经,点按血海、阳陵泉、足三里;拇指交替按压小腿内侧三阴经,3～5次,点按三阴交、太溪、涌泉穴。(2)对症加减:伴失眠头痛者,多指拿揉头部,按头部五经,点揉百会、率谷、翳风、风池穴;伴胸闷气短者,分推锁骨下,按揉中府、气户、膻中,配合呼吸提拿中脘,吸气时提起、呼气时放下,反复3～5次;潮热汗出者,重点按揉厥阴俞、心俞、督俞、气海俞,搓擦命门,点合谷、太冲穴;肢体痠胀、沉重者,按揉志室、腰眼、天宗、肓俞穴。结果发现推拿按摩能使血清E2的水平明显增高,提示推拿按摩可能是通过对卵巢功能的改善,提高其分泌雌激素的功能,使更年期妇女雌激素水平改善。

（金涛,韩丽娟,沈艳红,等.推拿对女性更年期综合征患者内分泌功能的影响[J].中国中西医结合杂志,2009,29(10):875-877.）

子宫肌瘤

【概述】

子宫肌瘤是子宫平滑肌细胞增生形成的良性肿瘤,是女性生殖器官中最常见的一种良性肿瘤,多患者无自觉症状,部分患者可能出现月经异常、腹部肿块、白带增多、下腹坠胀等表现。

中医根据病因病机和临床特点进行辨证论治,可以分为如下几种证型。

气滞型

小腹有包块,积块不坚,推之可移,时聚时散,或上或下,时感疼痛,痛无定处,小腹胀满,胸闷不舒,精神抑郁,月经不调,舌红,苔薄,脉沉弦。

血瘀型

小腹有包块,积块坚硬,固定不移,疼痛拒按,肌肤少泽,口干不欲饮,月经延后或淋漓不断,面色晦黯,舌紫黯,苔厚而干,脉沉涩有力。

热毒型

小腹有包块拒按,下腹及腰骶疼痛,带下量多,色黄或五色杂下,可伴经期提前或延长,经血量多,经前腹痛加重,烦躁易怒,发热口渴,便秘溲黄,舌红,苔黄腻,脉弦滑数。

【外治疗法】

1.针刺疗法治疗子宫肌瘤

李氏取双侧足三里、三阴交、地机、阴陵泉针刺治疗子宫肌瘤30例,每次留针20～30分钟,隔日1次,10次为1个疗程。在第1个疗程完成后1周,再行第2个疗程,之后进行复查。本组病例最短治疗为4个疗程,最长治疗为8个疗程,结果总有效率为86.7%。

(李国安.针刺治疗子宫肌瘤的疗效观察[J].上海针灸杂志,1999,18(5):23-24.)

盛氏以火针疗法为主,辅以毫针和灸法治疗子宫肌瘤50例,取穴:主穴为中极、关元、水道、归来、痞根。气滞血瘀型配曲池、合谷、照海;气虚血瘀型配

曲池、照海、足三里、肾俞;痰瘀互结型配曲池、合谷、足三里。主穴施以火针,
(2)刺法:火针选用钨锰合金材料制成长2寸,粗0.8mm的针具,具有针尖尖而
不锐、针身挺拔坚硬、针柄隔热不烫手的特点。用止血钳夹住若干个被95%酒
精浸泡过的棉球,点燃后,针尖在火焰上1cm处加热约5秒,以针体前3cm处呈
鲜红为度,将针快速地刺入穴位,快速出针,全过程应在1秒钟内完成。腹部穴
位针刺深度为3cm,痞根、肾俞针刺深度为1.5cm。配穴除肾俞用火针外余均以
毫针施术,照海、足三里穴行提插捻转补法,余泻法,留针15～20分钟。腹部穴
位处施用艾盒灸15分钟。每周3次,12次为1个疗程,共治疗3个疗程。结果:
总有效率84%。

（盛丽,曲延华,王京喜,等.火针治疗子宫肌瘤50例临床观察[J].中国针灸,
1998,18(3):172-174.)

区氏用温针灸治疗子宫肌瘤40例,取中极梅花形穴(即取中极穴,并以中极
穴为中心上下左右各旁开1寸取四穴如梅花形);配三阴交,血海,阴陵泉穴施以
温针灸,治疗前嘱患者排空小便。常规碘酒酒精消毒。中极梅花形穴取3～5寸
长28号毫针垂直慢慢扎入,深度估计到达腹膜部位即可,捻转(勿提插),使患者
有较强的酸胀感。然后把艾条裁成2cm长一节,点燃后分别插在针尾部。艾条
距皮肤约2.0～2.5cm,艾条下的皮肤上垫1mm厚有针孔的姜片,待艾条燃尽后再
换一节,共三节。治疗时患者有温热感觉直达腹内。配穴每日选取2～4穴交替
使用,常规刺法,用泻法。每日1次,10次为1个疗程,疗程间隔时间为1周,月经
期间照常治疗,治疗结果:总有效率为85%。。

（区鹿兰.温针灸治疗子宫肌瘤40例[J].右江民族医学院学报,1997,19(2):265.)

2.穴位贴敷法治疗子宫肌瘤

王氏以宫症贴(莪术、三棱各100g,益母草、当归各90g,吴茱萸、牛膝、昆布、
延胡索、白芍、丹参、桂枝各60g,穿山甲、甘草各30g,夏枯草75g,氮酮20g。粉碎
提取共制成1000粒,本品为深褐色的圆片形栓剂)贴于脐中穴,1日1帖,30日1
个疗程,一般治疗2个疗程,治疗子宫肌瘤100例,治疗结果总有效率97%,治疗
时间最短为3周,最长为6个月。

（王立强,张孝成,李良桥,等."宫症贴"治疗子宫肌瘤等病的临床举例[J].中
医药学报,1999,27(2):35-36.)

李氏以生天南星、乳香、没药各30g,滑石粉60g研成粉末加甘油调配成膏状,将药膏置于纱块上制成5cm×8cm大小,厚度约2mm的膏贴,外敷关元、气海、中极、子宫穴,每天1次,每次6~8小时,3月为1个疗程,连续治疗2个疗程,疗程结束后复查B超,治疗结果总有效率93.33%。

（李艳慧,许少芹,严英,等.穴位贴敷治疗子宫肌瘤30例疗效观察[J].新中医,2004,36(5):49.）

徐氏以消瘤散外敷联合超短波治疗子宫肌瘤70例,消瘤散制备三棱15g,莪术15g,丹参15g,丹皮15g,夏枯草15g,川牛膝12g,龙骨15g,黄芪30g,白术12g,枳壳15g,益母草15g,贯众12g,三七粉12g,当归12g,红花15g。将消瘤散诸药粉碎,装于布袋内,用温水浸透,敷于小腹处,超短波电极板(面积约20cm×30cm)置于药袋上。超短波采用温热量,对置法,输入频率40.6MHz,40分钟/天,7~10天为1个疗程。休息3天后,再进行第二疗程。结果:70例子宫肌瘤中治愈率67.14%,有效率82.86%。

（徐云义,王珂.消瘤散外敷联合超短波治疗子宫肌瘤、卵巢囊肿200例临床观察[J].中医外治杂志,2002,11(6):12-13.）

产后痹

【概述】

产后痹是指产妇在产褥期内,出现肢体或关节酸楚、疼痛、麻木、重着者,又称"产后遍身疼痛""产后关节痛""产后痛风",俗称"产后风"。西医学产褥期中因风湿、类风湿引起的关节痛、产后坐骨神经痛、多发性肌炎、产后血栓性静脉炎出现类似症状者,可与本病互参。

中医根据病因病机和临床特点进行辨证论治,可以分为如下几种证型。

血虚证

产后遍身酸痛,肢体麻木,关节酸楚,头晕心悸,舌淡,苔少,脉细无力。

血瘀证

产后遍身疼痛,或关节刺痛,按之痛甚,恶露量少色黯,小腹疼痛拒按,舌紫黯,苔薄白,脉弦涩。

风寒证

产后肢体关节疼痛,屈伸不利,或痛无定处,或冷痛剧烈,宛如针刺,得热则舒,或关节肿胀、麻木、重着,伴恶寒怕风,舌苔薄白腻,脉濡细。

肾虚证

产后腰膝、足跟疼痛,艰于俯仰,头晕耳鸣,夜尿多,舌淡黯,脉沉细弦。

【外治疗法】

1.针刺疗法治疗产后痹

陈氏采用先扶正、后祛邪的分阶段针灸疗法治疗产后痹,方法如下:第一阶段,选用主穴:内关(双)、中脘、足三里(双),随症配穴进行针刺,以健脾胃,调治肠,增气血,日1次;再选曲池(双)、阳陵泉(双),针补后留(双)、太溪(双)、照海(双)、三阴交(双),补肾阴,增津液,日1次;三选艾条灸关元、中枢、肾俞(双)、命门。每次5～10分钟,热入穴内,以补肾阳,振阳气,隔日1次。第二阶段,待气血明显充盈,体质增强后,选用主穴:曲池(双)、下廉(双)、委中(双),根据性质、部位配穴来进行针刺以散风祛寒利湿,清热通经止痛来解痹。取得了较好疗效。

(陈建武,陈峰柏,陈峰鸿.针灸拔罐治疗产后痹证验案[J].内蒙古中医药,2001,20(12):73-74.)

温氏应用三痹汤加味配合蜂针治疗产后痹42例,其中,蜂针治疗采用中华蜜蜂活蜂直刺法。主穴选用受损关节周围阿是穴、血海、足三里、肾俞,随症配穴。将蜜蜂1只,挟住蜂的腰段,螫刺在病人的1个常规消毒的穴位上,留针5分钟后,将蜂整刺拔出。蜂针后观察15～30分钟,若局部红肿直径小,而又无不适的局部或全身反应者,为试针阴性反应,可接受常规的蜂针治疗。治疗时用镊子夹着活蜂腰段,对准穴位或痛点,蜜蜂则自然将尾针刺入,蜂毒通过螫针注入穴位。一般留针10～20分钟后将蜂刺拔出。最初治疗蜂量一般由1～2只开始,每天增加2～3只,视病人的体质和病情而定,最后每天蜂量可达8~20只,每天或隔天治疗1次,15次为1疗程。每疗程之间休息3～7天。对巩固疗效者,可每周1次,维持半年。结果:总有效率95.24%。

(温伟强,黄胜光,王荣容.三痹汤加味配合蜂针治疗产后痹42例疗效观察

[J].新中医,2003,35(8):52—53.)

2.艾灸疗法治疗产后痹

胡氏采用隔姜蒜灸背俞穴治疗产后风湿病46例。患者取俯卧位,充分暴露背部,将治疗巾铺于背部,取生姜及紫皮独头蒜各7两,去皮捣泥,平铺于大椎至膀胱俞间,宽约15cm,厚约1.5cm,周围以纸封固,将艾条放在督脉及膀胱经上并点燃,隔日1次,10次为1个疗程,疗程间隔4天。结果:临床治愈18例,显效16例,有效10例,无效2例。

(胡彩华.隔姜蒜灸背俞穴治疗产后风湿病46例[J].现代中西医结合杂志,2008,17(23):3656.)

3.推拿按摩法治疗产后痹

黄氏运用推拿手法治疗产后身痛患者107例,操作方法:(1)患者取俯卧位,医者用一指禅手法作用患者颈背部、斜方肌、菱形肌及肩后缘,以放松肌痉为度,其中作重于推揉风池、肩中外俞、大杼、肺俞、膏肓、心俞、天宗、肾俞、京门等穴,以渗透酸胀为度。后以滚法滚患侧项部、背部及两侧胸腰棘肌(两侧膀胱经)。着重于肩中俞、大杼为区域及相应膀胱经俞穴,以助行气活血,加速通筋散结。(2)患者取仰卧位,仍以一指禅手推法天突、膻中及点按患侧期门、日月、天门、中府等穴,再用两手拇指沿肋弓作分推手法(15~30次)。(3)坐位,仍以一指禅作用于百会、率谷、风池诸穴,后拿肩井以提一身之气,再嘱患者做深呼吸,叩拍患侧胸背部,以振胸肋诸关节自行复位,必要时可嘱患者双手抱头,胸腰挺直作坐位旋转斜板法,左右各1次。最后点按尺泽、曲池、内关、合谷、足三里、三阴交等穴,配合适当抖法、理法,以求全面放松,治疗结果,总有效率达96.00%。

(黄克强.产后痹证的手法治疗[J].按摩与导引,2001,17(1):52—53.)

毛氏以补法点按百会、肩井、天宗、肝俞、脾俞、胃俞、大肠俞、关元、环跳、血海、委中、足三里、阳陵泉、承山、三阴交、缺盆、手三里、内关、合谷等穴补肝肾,健脾胃,疏通经络,使全身气血通畅;再以拿、弹、推、法等手法于躯体、上下肢施术治疗身体痹痛,共治疗产后风湿痹40例。结果:治愈29例,好转9例,无效2例。

(毛雪芬.推拿治疗妇女产后身痛40例临床观察[J].按摩与导引,1998,14(3):26—27.)

4.中药熏蒸法治疗产后痹

薛氏等应用中药熏蒸结合穴位按摩治疗产后关节痛,中药熏蒸药方:当归15g,防风15g,羌活15g,宽筋藤50g,将其混合后制成粉剂。熏蒸方法:将上述熏蒸粉剂放入桶中,加入50℃~55℃的温水(水的高度要过桶的1/2~2/3),待充分溶解后置产妇床旁,协助产妇取坐位,双下肢用中药液浸泡10~15分钟。期间用毛巾蘸桶内药液给予产妇四肢特别是关节部位行热敷,毛巾要保持温热,每3~5分钟更换毛巾一次,达到局部皮肤潮红的效果。

穴位按摩具体操作方法:(1)双上肢按摩:产妇平卧,用捏法、揉法或搓法在手臂内外侧按摩,从肘部到手,同时配合曲池、内关、外关、合谷穴位按压。点按穴位,以穴位有酸、麻、胀、痛的得气感为宜。按摩后辅以腕关节的被动活动,时间约5分钟。(2)双下肢按摩:让产妇的身体稍移至床边,用捏法、揉法或搓法在小腿内外侧,从上至下按摩同时配合血海、足三里、三阴交、昆仑穴位按压及点穴,临床上可根据患者不同部位症状的轻重,手法也有所侧重。按摩后再行踝关节屈伸及内外翻活动,时间6~8分钟。总有效率达96.67%。

(薛坚,陈群英.中药熏蒸结合穴位按摩治疗产后关节痛的疗效观察[J].广州中医药大学学报,2006,23(5):445-447.)

产后缺乳

【概述】

产后缺乳又称"乳汁不足",指哺乳期内,产妇乳汁甚少或全无,不能满足哺育婴儿的需要。

中医根据症状,辨证分为以下证型。

气血虚弱

证见产后乳少,甚或全无,乳汁清稀,乳房柔软,无胀满感,神倦食少,面色无华,舌淡,苔少,脉细弱。

肝气郁滞

证见产后乳汁涩少,浓稠,或乳汁不下,乳房胀痛,情志抑郁,胸胁胀痛,食欲不振,或身有微热,舌淡红,苔薄黄,脉弦细或弦数。

【外治疗法】

1.针刺疗法治疗产后缺乳

李氏针刺经外奇穴治疗缺乳症158例,主穴:乳源(位于背部,从胸部正中线两乳头间之中点,向两侧平开12寸处,左右计2穴)、乳泉(位于背部,从胸部正中线两乳头间之中点,向两侧平开18寸,左右计2穴)、乳海(位于胸部,乳头直下6寸处,左右计2穴)。配穴:膻中、中极。气血虚弱,乳汁清稀,乳房柔软无胀感者,配中极;肝郁气滞,胸胁胀闷、乳房胀疼者,配膻中。

操作方法:常规消毒,针乳源、乳泉、乳海穴5~6分,有针感时局部酸胀感。留针20~30分钟。针膻中向上或向下斜刺5~6分,针感局部胀,针中极斜向上刺5~6分,留针20~30分钟。每天1次,1周为1个疗程。结果:总有效率99.4%。

(李积敏.针刺经外奇穴治疗缺乳症158例[J].云南中医学院学报,1991(03):48.)

2.艾灸疗法治疗产后缺乳

陈氏刮痧加艾灸治疗产后缺乳42例,取穴:项丛刮、肩胛环、膻中刮、乳根、少泽,气血亏虚加足三里、三阴交,肝气郁滞加太冲、内关。嘱患者取俯卧位,暴露项、背部,在下列经穴区涂上刮痧油便可依次进行刮治。项丛刮,以后项部督脉经三穴即下脑户、风府、哑门为主要刺激点,辅以枕外隆突下(即下脑户穴)至乳突根部,左右各分成6个等分,以每一个等分为一个刮拭带,左右两侧计12个刮拭带,项丛刮共计有13个刮拭带,项丛刮必须沿颅骨切迹部向下刮拭。再取肩胛环,分为纵五带、横八带。从大椎穴至筋缩穴为第一纵行带,两侧华佗夹脊为第二、三纵行带,两侧膀胱经第一侧线为第四、五纵行带。第一胸椎至第九胸椎之肋间隙为横八带,沿肋隙自然生理弧度横向刮拭(视病情之需要取带之多少,不拘于八带,临床一般取3~4带即可)。完毕后,嘱患者仰卧,暴露胸部,取胸部正中两乳间,上至胸骨柄,下至胸骨剑突结合部,分两步刮拭,一步为纵向,即前正中线(任脉)及左右各一行,共三行,每行间距0.8寸。另一步为横向,即从正中线由内向外,沿肋间隙刮拭。最后点按各穴。完毕后,用无烟艾灸温灸膻中穴、乳根穴,行雀啄灸法。在刮治时手法要柔和,肩胛环可用稍重手法刮之,膻中刮行平补平泻手法,余穴根据病人体质差异分别用泻法(重刮)、补法(轻刮)及平补平泻手法。以患者自觉被刮处有灼热感,并能忍受为度。以上各经穴区呈现出红色点状、朵状或紫色斑块即可停刮,但不强求出痧。上述治疗每日1次,5次为1个疗程。结果总有效率92.9%。

（陈谋.刮痧加艾灸治疗产后缺乳[J].针灸临床杂志,2006(11):17.）

3.耳穴疗法治疗产后缺乳

孟氏用耳穴贴压治疗产后缺乳。方法:选取产后缺乳患者120例,随机分为2组。对照组予常规疗法,治疗组在常规疗法基础上予耳穴贴压治疗。取穴:主穴选用胸,乳腺,内分泌;气血虚弱型加脾、胃;肝郁气滞型加肝、神门。操作:耳廓常规酒精消毒,将王不留行籽固定于小方块医用胶布中,左手固定耳廓,右手用镊子夹取贴有王不留行籽的胶布,对准穴位贴紧并稍加用力,使产妇耳廓产生酸、麻、胀、热为"得气",每次1分钟,指导产妇每日自行按压3~5次,每次使耳廓有"得气"感为宜。多在哺乳前30分钟进行。每日1次,双耳交替,4次为1个疗程。结果总有效率83.3%。

（孟秀会,张明珠,林桂花.耳穴贴压治疗产后缺乳临床疗效观察[J].吉林中医药,2012,32(09):936-937.）

4.穴位贴敷法治疗产后缺乳

李氏用中药穴位敷贴法治疗产妇缺乳,取穴膻中、乳根、天溪、足三里、内关,按摩穴位2分钟,治疗组增加穴位贴敷中药膏剂。外敷中药膏剂组成与制备。外敷中药由通草、漏芦、王不留行、当归、白芍、三七、丹参、红花、黄柏、蒲公英、青蒿等药物组成,将上述药物制备成极细粉,混匀,加入阿拉伯胶、乙醇、甘油和适量水,制成外用贴敷饼状药膏(直径1cm,每个重2g),将膏剂存贮于燥灭菌玻璃容器中,密闭避光贮藏。临用以75%乙醇湿润后贴敷穴位。结果:总有效率分别为86.3%。

（刘辉,李香,朱虹,王杰,杨光,张建国.中药膏剂穴位敷贴治疗产妇缺乳的临床研究[J].中医药临床杂志,2019,31(10):1951-1955.）

杜氏用中药塌渍治疗产后缺乳和乳房胀痛,中药塌渍药物采用漏芦、王不留行(炒)、路路通、瓜蒌、丹参,将以上各药研粉装入特制棉布袋中,将药袋浸润湿透,微波炉加热2~3分钟,热度在50℃左右将药袋热敷双侧乳房,药袋用一次性保鲜膜覆盖预防药物外渗。中药塌渍时注意为患者保暖,3~5分钟或根据患者对热度的耐受翻转药包,同时检查皮肤红晕程度及范围避免烫伤。每日2次,每次20~30分钟,两次间隔至少6小时。药袋每3天换一次药物,乳房塌渍持续使用3~5天。结果,中药塌渍组较对照组乳房泌乳量增加,乳房胀痛减轻。

（杜巧婷,侯桂红.中药塌渍对产后泌乳和乳房胀痛的临床疗效观察[J].中成药,2014,36(10):2231-2232.）

第四章 中医儿科

咳 嗽

【概述】

凡因感受外邪或脏腑功能失调,影响肺的正常宣肃功能,造成肺气上逆作咳,咯吐痰涎的,即称"咳嗽"。本证相当于西医学所称的气管炎、支气管炎。多见于冬春季节,好发于幼儿。咳嗽作为一个症状,可见于诸多疾病中,当咳嗽以突出主症出现时,方可称谓咳嗽,若是其他外感,内伤疾病中出现咳嗽症状,则不属于本病证。咳嗽的病因主要是感受外邪,以风邪为主,肺脾虚弱是其内因。病位主要在肺脾。感受外邪主要为感受风邪。小儿冷暖不知自调,风邪致病,首犯肺卫。肺主气,司呼吸,肺为邪侵,壅阻肺络,气机不宣,肃降失司,肺气上逆,则为咳嗽。风为百病之长,常夹寒夹热,而致临床有风寒、风热之区别。

小儿咳嗽病因虽多,但其发病机理则一,皆为肺脏受累,宣肃失司而成。外感咳嗽病起于肺,内伤咳嗽可因肺病迁延,也可由它脏先病累及于肺所致。其病理因素主要为痰。外感咳嗽为六淫之邪,侵袭肺系,致肺气壅遏不宣;清肃之令失常,痰液滋生。内伤多为脾虚生痰,痰阻气道,影响肺气出入,致气逆作咳。若小儿肺脾两虚,气不化津则痰湿更易滋生。若痰湿蕴肺,遇感引触,转从热化,则可出现痰热咳嗽。小儿禀赋不足,素体虚弱,若外感咳嗽日久不愈,可耗伤气阴,发展为肺阴耗伤或肺脾气虚之证。

中医根据病因病机和临床特点进行辨证论治,可以分为如下几种证型。

外感咳嗽

风寒咳嗽

咳嗽频作,咽痒声重,痰白清稀,鼻塞流涕,恶寒少汗,或有发热头痛,全身酸痛,舌苔薄白,脉浮紧,指纹浮红。

风热犯肺

咳嗽不爽,痰黄黏稠,不易咯出,口渴咽痛,鼻流浊涕,伴有发热头痛,恶风,微汗出,舌质红,苔薄黄,脉浮数,指纹红紫。

内伤咳嗽

痰热咳嗽

咳嗽痰黄,稠黏难咯,面赤唇红,口苦作渴,或有发热、烦躁不宁,尿少色黄,舌红苔黄腻,脉滑数,指纹色紫。

痰湿咳嗽

咳嗽重浊,痰多壅盛,色白而稀,胸闷纳呆,苔白腻,脉濡。

阴虚咳嗽

干咳无痰,或痰少而黏,不易咯出,口渴咽干,喉痒声嘶,手足心热,或咳嗽带血,午后潮热,舌红少苔,脉细数。

气虚咳嗽

咳而无力,痰白清稀,面色苍白,气短懒言,语声低微,喜温畏寒,体虚多汗,舌质淡嫩,脉细少力。

【外治疗法】

1.耳穴疗法治疗小儿咳嗽

白氏采取耳穴贴压治疗小儿外感咳嗽52例,选穴常规取双侧肺、气管、咽喉、平喘、神门穴。如以上穴位疗效欠佳,可加敏感点。用探针等物用轻、慢、均匀的压力寻找压痛点,当压到敏感点时,患儿会出现皱眉、呼痛、躲闪等反应,挑选压痛最明显的一点或二三点为治疗点。

取贴有王不留行籽的耳贴,固定于选准的穴位处,用手按压进行刺激,以患者可以接受为度,每穴持续按压3～5分钟或交替按压1～2分钟,每穴2～3次。每天按压3～4次,病情较重者可酌情延长按压时间,增加刺激频率。刚开始局部疼痛明显,随着病情好转,疼痛逐渐减轻。连续治疗5天为1个疗程,一般治疗2个疗程。总有效率为100%。

（白新霞.耳穴贴压治疗小儿外感咳嗽52例[J].上海针灸杂志,2010,29(10):655.）

2.灸法治疗小儿咳嗽乳

徐氏采取肺俞穴隔姜灸治疗小儿咳嗽100例,具体操作方法:用鲜姜切成厚度0.2～0.3cm,面积大于艾炷底面,姜片中央穿刺数个孔,姜片上放一底面直径约2cm、高2～3cm圆锥形艾炷,由炷顶点燃艾炷施灸,至患儿感到灼热不可忍耐时,连同生姜片一起提起,片刻再灸或更换姜片,连灸3壮,以局部皮肤潮红、不发泡为度。每天1次,每次灸30分钟。6天为1个疗程。每个疗程间隔1天。共观察2～4个疗程。随访1个月,总有效率96%。

（徐江明,葛小平,陈慧君.肺俞穴隔姜灸治疗小儿咳嗽100例[J].浙江中医杂志,2013,48(02):130.）

支气管肺炎

【概述】

肺炎喘嗽是小儿时期常见的肺系疾病之一,以发热、咳嗽、痰壅、气急、鼻煽为主要症状,重者涕泪俱闭、面色苍白发绀。本病全年皆有,冬春两季为多,好发于婴幼儿,一般发病较急,若能早期及时治疗,预后良好。本病包括西医学所称支气管肺炎、间质性肺炎、大叶性肺炎等。引起肺炎喘嗽的病因主要有外因和内因两大类。外因主要是感受风邪,小儿寒温失调,风邪外袭而为病,风邪多夹热或夹寒为患,其中以风热为多见。小儿肺脏娇嫩,卫外不固,如先天禀赋不足,或后天喂养失宜,久病不愈,病后失调,则致正气虚弱,卫外不固,腠理不密,而易为外邪所中。

中医根据病因病机和临床特点进行辨证论治,可以分为如下几种证型:

常证

风寒闭肺

恶寒发热,无汗不渴,咳嗽气急,痰稀色白,舌淡红,苔薄白,脉浮紧。治以辛温开肺,化痰止咳。常用三拗汤合葱豉汤加减。

风热闭肺

发热恶风,微有汗出,口渴欲饮,咳嗽,痰稠色黄,呼吸急促,咽红,舌尖红,苔薄黄,脉浮数。治以辛凉宣肺,清热化痰。常用银翘散合麻杏石甘汤加减。

痰热闭肺

壮热烦躁,喉间痰鸣,痰稠色黄,气促喘憋,鼻翼翕动,或口唇青紫,舌红,苔黄腻,脉滑数。治以清热宣肺,涤痰定喘。常用五虎汤合葶苈大枣泻肺汤加减。

痰浊闭肺

证候:咳嗽气喘,喉间痰鸣,咯吐痰涎,胸闷气促,食欲不振,舌淡苔白腻,脉滑。治以为温肺平喘,涤痰开闭。常用二陈汤合三子养亲汤加减。

阴虚肺热

低热不退,面色潮红,干咳无痰,舌质红而干,苔光剥,脉数。治以养阴清肺,润肺止咳。常用沙参麦冬汤加减。

肺脾气虚

病程迁延,低热起伏,气短多汗,咳嗽无力,纳差,便溏,面色苍白,神疲乏力,四肢欠温,舌质偏淡,苔薄白,脉细无力。治以健脾益气,肃肺化痰。常用人参五味子汤加减。

变证

心阳虚衰

突然面色苍白,紫绀,呼吸困难加剧,汗出不温,四肢厥冷,神萎淡漠或烦躁不宁,右胁下肝脏增大、质坚,舌淡紫,苔薄白,脉微弱虚数。治以温补心阳,救逆固脱。常用参附龙牡救逆汤加减。

内陷厥阴

壮热神昏,烦躁谵语,四肢抽搐,口噤项强,两目上视,咳嗽气促,痰声辘辘,舌质红绛,指纹青紫,达命关,或透关射甲,脉弦数。

【外治疗法】

1.推拿按摩法治疗支气管肺炎

秦氏采用按摩辅助治疗儿童支气管肺炎53例,具体操作方法:清肺经200次,推小横纹200次,揉掌小横纹200次,擦肺俞、风门15分钟,按摩乳根、乳旁、膻中15分钟,每日1次,7天为1个疗程。两组均治疗1个疗程后观察效果。

治疗结果,观察组总有效率为96.2%,明显高于对照组的84.6%。

(秦荣艳.按摩辅助治疗儿童支气管肺炎53例疗效观察[J].内蒙古中医药,2017,36(08):129.)

林氏用闪罐疗法辅助治疗小儿支气管肺炎,患儿取坐位或俯卧位,充分暴露背部皮肤,取小号玻璃罐一个,用止血钳挟住棉球,蘸95%酒精,点燃后用闪火法将火罐迅速扣在肺部啰音明显处,随即迅速取下,再反复操作,以皮肤红润、轻度充血为度。每日1次。治疗结果,总有效率95.55%。

(林昱.闪罐疗法辅助治疗小儿支气管肺炎疗效观察[J].中国中西医结合儿科学,2015,7(06):616-618.)

2.穴位贴敷法治疗支气管肺炎

杜氏采取药敷背散辅助治疗小儿支气管肺炎,对照组给予基础治疗法,细菌性肺炎:注射用头孢孟多酯,用量每日50~100mg/kg,分2次,静脉滴注,疗程为7~10天;病毒性肺炎:注射用炎琥宁,用量每日5~10mg/kg,静脉滴注,疗程为7~10天;支原体肺炎:注射用阿奇霉素,用量每日5~10mg/kg,静脉滴注,疗程为3~5天。

治疗组给予基础治疗+中药外治法,中药外治法:自制小儿肺炎敷背散,由大黄、芒硝、桃仁,共研细末。用法:临用时以适量清水制成糊状,均匀涂于大小适合的敷料上,薄厚适中,敷在湿啰音密集处或胸片阴影密集处,1次/天,5~20分钟/次,主要根据患儿年龄适当增减敷药时间,以皮肤潮红为度,敷至肺部啰音完全消失为止。合并用药:如体温(腋温)>38.5℃,则酌情口服复方锌布颗粒。治疗结果,治疗组总有效率97.8%。

(杜艳玲,黄红梅.中药敷背散辅助治疗小儿支气管肺炎的临床应用[J].中国当代医药,2016,23(31):122-124.)

鹅口疮

【概述】

鹅口疮为婴儿常见的口腔疾病,因为白色乳块样白屑酷似鹅口,故称"鹅口疮",如果治疗不及时白屑可蔓延至咽喉。食管、气管,影响呼吸与吮吸,也可出现危候。西医认为本病为口腔黏膜感染白色念珠菌,或者长期使用广谱抗生素而引起菌群失调。

中医认为本病与心脾积热和虚火上炎有关,多见于体弱及营养不良等慢性病婴儿。

心脾积热

白屑见于颊黏膜,或舌面等,其周围红色,可波及口唇、牙龈、软腭。烦躁不安,哭闹,流涎,拒食,大便秘结,小便短赤。舌尖红赤、苔黄、脉数、指纹紫滞。

虚火上浮

口腔白屑散在,周围焮红不明显,或口舌糜烂,颧红,手足心热,口子不欲饮。低热,食欲不振,大便或溏,小便赤,舌光少苔,脉细数无力。

【外治疗法】

药物贴敷法治疗鹅口疮

张氏外治婴儿鹅口疮96例,取制霉菌素100u单位,碳酸氢钠2片,清鱼肝油30ml,调节成糊状,外涂在口腔患处,每日2~4次,连用2~3天。治疗结果,本组病例全部治愈,其中2天治愈者60例,3天治愈者24例,4天治愈者12例,无鱼肝油中毒症状。

(张春梅.外治婴儿鹅口疮96例[J].中国民间疗法,2005(10):24.)

林氏用中药外治鹅口疮50例,取桂林西瓜霜喷剂1瓶,使用前用消毒棉花尽量擦去白屑,然后将该药喷涂患部,每天2~3次。用吴茱萸细末5~10g调米醋外敷患儿双侧涌泉穴,每天换药1次。上述法同时使用,3天为1疗程。

治疗结果,总有效率98%.

(林汉梅.中药外治鹅口疮50例[J].新中医,2001(11):53.)

泄 泻

【概述】

泄泻是以大便次数增多,粪质稀薄或如水样为特征的一种小儿常见病。西医称泄泻为腹泻,发于婴幼儿者称婴幼儿腹泻。本病以2岁以下的小儿最为多见。虽一年四季均可发生,但以夏秋季节发病率为高,秋冬季节发生的泄泻,容易引起流行。小儿脾常不足,感受外邪,内伤乳食,或脾肾阳虚,均可导致脾胃运化功能失调而发生泄泻。轻者治疗得当,预后良好。重者泄下过度,易见气阴两伤,甚至阴竭阳脱。久泻迁延不愈者,则易转为疳证或出现慢惊风。小儿泄泻发生的原因,以感受外邪,内伤饮食,脾胃虚弱为多见。其主要病变在脾胃,因胃主受纳腐熟水谷,脾主运化水谷精微,若脾胃受病,则饮食入胃,水谷不化,精微不布,清浊不分,合污而下,致成泄泻。

中医根据病因病机和临床特点进行辨证论治,可以分为如下几种证型。

常证

伤食泻

大便稀溏,夹有乳凝块或食物残渣,气味酸臭,或如败卵,脘腹胀满,便前腹痛,泻后痛减,腹痛拒按,嗳气酸馊,或有呕吐,不思乳食,夜卧不安,舌苔厚腻,或微黄。

风寒泻

大便清稀,中多泡沫,臭气不甚,肠鸣腹痛,或伴恶寒发热,鼻流清涕,咳嗽,舌淡,苔薄白。

湿热泻

大便水样,或如蛋花汤样,泻下急迫,量多次频,气味秽臭,或见少许黏液,腹痛时作,食欲不振,或伴呕恶,神疲乏力,或发热烦闹,口渴,小便短黄,舌红,苔黄腻,脉滑数。

脾虚泻

大便稀溏,色淡不臭,多于食后作泻,时轻时重,面色萎黄,形体消瘦,神疲倦怠,舌淡苔白,脉缓弱。

脾肾阳虚泻

久泻不止,大便清稀,完谷不化,或见脱肛,形寒肢冷,面色㿠白,精神萎靡,睡时露睛,舌淡苔白,脉细弱。

变证

气阴两伤

泻下无度,质稀如水,精神萎靡或心烦不安,目眶及前囟凹陷,皮肤干燥或枯瘪,啼哭无泪,口渴引饮,小便短少,甚至无尿,唇红而干,舌红少津,苔少或无苔,脉细数。

阳脱阴竭

泻下不止,次频量多,精神萎靡,表情淡漠,面色青灰或苍白,哭声微弱,啼哭无泪,尿少或无,四肢厥冷,舌淡无津,脉沉细欲绝。

【外治疗法】

1.穴位贴敷法治疗泄泻

毛氏采取加味葛根芩连汤贴敷治疗小儿湿热泻,药物组成:葛根、黄芩各10g,黄连、甘草各6g。呕吐严重者加半夏6个,竹茹10g;腹痛者加白芍10g,木香6个,陈皮6g;小便少者加车前子、茯苓各10g;舌苔厚腻加佩兰、藿香各10g;纳差者加焦三仙各10g;发热者加银花、连翘各10g。将中药免煎颗粒倒入适量上海黄酒,制成3个药饼,置于医用胶贴中央,贴敷于患儿神阙、双侧脾俞。于推拿疗法结束后进行,每日1次,每次贴敷4~6小时,连用3天。治疗结果,总有效率87.3%。

(毛娜,郭凯,陈艳霞,王红娟,肖和印.加味葛根芩连汤贴敷治疗小儿湿热泻的疗效观察[J].中国中西医结合儿科学,2015,7(04):376-377.)

2.推拿按摩法治疗泄泻

李氏采取推拿治疗婴幼儿腹泻急性期,推拿组婴幼儿腹泻总体治疗,以健脾益气、温补脾肾为基本法则。实证以祛邪为主,根据不同的证型分别治以清肠化湿、祛风散寒、消食导滞。依据小儿的生理病理特点,在确立治疗方法的过程中始终以"脾常不足"作为治疗的法则。寒湿泻:重用补脾胃经,推三关,补大肠,揉脐、推上七节骨、揉鱼尾、按足三里,加揉外劳宫;湿热泻:重用退六腑,清脾胃经、清大小肠、揉天枢,加推天河水;伤食泻:重用补脾经、清大肠、揉板门、运内八卦、揉中脘、按天枢、揉龟尾、摩腹。腹痛甚者加拿肚角,掐上马,掐一窝蜂、端正,揉外劳宫;惊吓者,加按小天心,掐一窝蜂,清肝经,掐五指节,掐总筋,清天河水,清心经,推攒竹,按百会,揉耳后高骨。发热者加用清天河水,退六腑,推三关,掐十宣、掐二扇门,揉小天心,打马过河,拿风池,刮天柱骨,拿大椎,推脊柱,推涌泉。以上治疗要求操作者在应用的过程中手法必须做到"轻巧、柔和、快捷、深透"。每次操作时间20分钟,每天一次,5天为1个疗程。推拿期间多饮水,进食易于消化的清淡饮食,预防脱水。

治疗结果,总有效率为95.4%。

(李向峰,闫永彬,典迎彬.推拿治疗婴幼儿腹泻急性期临床疗效观察[J].中医临床研究,2015,7(35):22-23.)

厌　食

【概述】

厌食指以厌恶摄食为主证的一种小儿脾胃病症,若是其他外感、内伤疾病中出现厌食症状,则不属于本病。本病古代的记载较少,1980年以来,经过系统研究,总结了病因病机、辨证论治规律,写入了教材。目前,本病在儿科临床上发病率较高,尤在城市儿童中多见。好发于1~6岁的小儿。形成本病的病因较多。小儿时期脾常不足,加之饮食不知自调,挑食、偏食,好吃零食,食不按时,饥饱不一,或家长缺少正确的喂养知识,婴儿期喂养不当,乳食品种调配、变更失宜,或纵儿所好,杂食乱投,甚至滥进补品,均易于损伤脾胃。也有原本患其他疾病脾胃受损,或先天禀赋脾胃薄弱,加之饮食调养护理不当而成病。因此,本病多由于饮食不洁喂养不当而致病,其他病因还有他病失调脾胃受损、先天不足后天失养、暑湿熏蒸脾阳失展、情志不畅思虑伤脾等,均可以形成本病。

中医根据病因病机和临床特点进行辨证论治,可以分为如下几种证型。

脾失健运

厌恶进食,饮食乏味,食量减少,或有胸脘痞闷、嗳气泛恶,偶尔多食后脘腹饱胀,大便不调,精神如常。舌苔薄白或白腻。

脾胃气虚

不思进食,食不知味,食量减少,形体偏瘦,面色少华,精神欠振,或有大便溏薄夹不消化物,舌质淡,苔薄白。

脾胃阴虚

不思进食,食少饮多,口舌干燥,大便偏干,小便色黄,面黄少华,皮肤失润,舌红少津,苔少或花剥,脉细数。

【外治疗法】

1.灸法治疗厌食

林氏采取改良艾灸法治疗小儿厌食症,艾盒灸神阙穴、中脘穴、足三里穴,每日一次,每次一个穴位灸20分钟,1个月为1个疗程。治疗结果,总有效率90%。

(林绍琼,刘艳.改良艾灸法治疗小儿厌食症临床疗效观察[J].医学信息(中旬刊),2010,5(10):2765-2766.)

2.刮痧法治疗厌食

邢氏采取刮痧疗法治疗小儿厌食症,在对给予儿康宁糖浆治疗基础上联合应用刮痧疗法。治疗结果,治疗组总有效率92%;对照组总有效率54%。

(邢跃萍,张淳珂,高海妮.刮痧疗法治疗小儿厌食症疗效观察[J].现代中西医结合杂志,2011,20(20):2530-2531.)

3.推拿按摩法治疗厌食

王氏采用捏脊疗法治疗小儿厌食症,具体方法:患儿俯卧,撩起上衣,露出整个腰背,施术者先以温暖两手在患儿背部上下按摩数遍,使肌肉放松,然后两手半握拳,施术时从患儿尾椎下的长强穴开始,用拇指挠侧缘顶住皮肤,食、中指前按,3指同时用力,一起将长强穴的皮肤捏拿起来,然后沿着督脉自下而上,左右两手交替合作,按照推、捏、捻、放、提的先后顺序,自尾椎下的长强穴向前捏拿至脊背上端的大椎穴,此为一遍,一般每捏三下将脊背皮肤提一下,如此反复6遍,2周为1个疗程。治疗结果,总有效率为90%。

（王国杰,张强,张迪.捏脊疗法治疗小儿厌食症疗效观察[J].中医儿科杂志,2013,9(01):64-65.）

4.穴位贴敷法治疗厌食

葛氏等穴位贴敷合艾灸治疗小儿厌食,治疗组取穴:肺俞、大椎、脾俞、天枢、足三里、神阙等。药物:白芥子、延胡索、细辛、黄芪、白术、木香等研细末备用,贴敷时用姜汁调成膏状做成直径0.6cm的药饼。贴敷方法:取上述穴位3~5穴,常规消毒后,将药饼用胶布固定贴于指定穴位上,根据患儿耐受程度,每次贴15分钟~2小时,7天为1个疗程。并配合艾灸神阙穴,3次为1个疗程。贴敷后,局部皮肤出现灼热、红肿、奇痒、起泡等需及时取下。贴后禁食辛辣、生冷、肥甘、厚味;戒食鱼虾等易致敏食物。禁吹空调、洗冷水浴等。治疗结果,总有效率89%。

（葛芳,徐国平,马秀格,王华新,吕雪茹,孙晓红.穴位贴敷合艾灸治疗小儿厌食[J].现代中西医结合杂志,2012,21(20):2200-2201.）

冯氏用中药外敷神阙配合针刺四缝穴治疗小儿厌食,中药用太子参、白术、茯苓、陈皮、枳实、苍术、炒麦芽、焦山楂、神曲、槟榔、鸡内金、砂仁各等份,用中药粉碎机打成粉末后混匀,用时取10g左右药末用醋调成膏状敷于神阙穴,1天更换1次,连敷6天休息1天,30天为1个疗程。同时配合针刺四缝穴,刺法:将患儿两手洗净,先用75%酒精在四缝穴(位于两手食、中、无名及小指四指近侧指间关节内侧)上消毒,后用三棱针迅速点刺,约0.1mm左右深,刺后依次用拇食指挤出黄色黏液,3日1次,5次为1疗程,中间休息4天后再作第2个疗程。治疗结果,总有效率89.5%。

（冯传博,赵爱侠.中药外敷神阙配合针刺四缝穴治疗小儿厌食76例[J].中医临床研究,2012,4(12):47-49.）

积 滞

【概述】

积滞是因小儿喂养不当,内伤乳食,停聚胃肠,脾运失司所引起的一种小儿常见的脾胃病证。临床以不思乳食,食而不化,腹胀嗳腐,大便酸臭溏薄或便秘为特征。相当于西医学的功能性消化不良。本病一年四季皆可发生,夏秋季节,暑湿易于困遏脾气,发病率较高。小儿各年龄组皆可发病,但以婴幼儿多见。禀赋不足,脾胃素虚,人工喂养及病后失调者更易发病。本病可单独出现,亦可兼夹出现于其他疾病如常感冒、泄泻、肺炎等病程中。

中医根据病因病机及临床特点进行辨证论治,可以分为如下几种证型。

乳食内积

乳食不思,食欲不振或拒食,脘腹胀满,疼痛拒按;或有嗳腐恶心,呕吐酸馊乳食,烦躁哭闹,夜卧不安,低热,肚腹热甚,大便秽臭。舌红苔腻。

脾虚夹积

神倦乏力,面色萎黄,形体消瘦,夜寐不安,不思乳食,食则饱胀,腹满喜按,呕吐酸馊乳食,大便溏薄、夹有乳凝块或食物残渣。舌淡红,苔白腻,脉沉细而滑。

【外治疗法】

1.穴位贴敷法治疗积滞

王氏采用脐贴疗法结合辨证施护治疗小儿积滞,①穴位贴敷:取木香、青皮、鸡内金、焦山楂、焦神曲、炒麦芽、麸炒白术、焦栀子、炒莱菔子等比例配药,打粉,用0.9%氯化钠溶液调成糊状,置于直径1.5cm的空白穴位贴中。神阙用75%酒精棉球消毒后,将做好的穴位贴贴于神阙24小时,每日1贴,连贴3天。注意防止患儿自行揭掉;用橡胶布固定,以防因胶不黏而脱落;过敏体质者可用其他方法代替。②辨证施护:给予家属饮食指导,并讲解缓解疾病的方法,根据《中医儿科学》中积滞分型进行辨证护理。乳食内积型:采用摩腹、按揉足三里、捏脊等,操作方法:首先用手掌以脐为中心顺时针摩腹10分钟,用手指按揉双侧足三里各5分钟,最后用三指捏脊10~15遍,以背部红润为度;脾虚夹积型:采用摩腹、摩中脘、按揉足三里、捏脊等,操作方法:首先用手掌以脐为中心顺时针摩腹10分钟,用手指点揉中脘10分钟,用手指按揉双侧足三里各5分钟,最后用三指捏脊10~15遍,以背部红润为度。每日1~2次,连续3天。每天记录疗效评估1次,连续3天。治疗效果,治疗组总有效率为97.56%。

(王娟.脐贴疗法结合辨证施护治疗小儿积滞的临床观察[J].中国民间疗法,2019,27(14):37-38.)

2.捏脊法治疗积滞

宋氏采用法外治法治疗小儿积滞,捏脊疗法:裸露患儿背部,从长强穴向上,用手指捏起皮肤,一捏一放,交替向上,一般至大椎穴为1遍,连续3遍。再从白环俞沿脊柱两侧1.5寸处捏起,自下向上,随捏随放至大杼穴,反复3遍。每日1次,至好为度。此法可教给家长每日在家操作即可。点刺四缝穴:取穴四缝穴。操作方法:局部皮肤常规消毒后,用一次性采血针刺入1分深,略加挤压出黄白色黏液,每3天1次,至症状消失为止。患儿点刺后要避免湿水,注意卫生,防止感染。穴位敷贴:实证为主者用芒硝3g,胡椒粉0.5g,大黄3g研细末混匀,用麻油调上药敷于脐中,外盖塑料,再用医用胶布固定。每日更换1次,7天为1疗程,疗程间隔3天。虚证为主者用神曲、槟榔、良姜各等份研末混匀,上以麻油调匀,敷于脐中,外盖塑料,再用医用胶布固定。每日更换1次,7天为1疗程,疗程间隔3天。注意:患儿皮肤若出现过敏可暂停,待皮肤恢复继续使用。

治疗结果,总有效率94.4%。

(宋桂红,薛桂华.外治法治疗小儿积滞36例[J].中国中医药科技,2009,16(02):132.)

荨麻疹

【概述】

荨麻疹是为各种刺激因素所致的以风团为特征的血管反应性皮肤病。临床以隆起性风四块,发病骤然,消退迅速,退后不留痕迹为特征。可发生于任何年龄,任何季节和全身皮肤任何部位。儿童期以急性荨麻疹为主,慢性荨麻疹发生在成年人。本病中医称"瘾疹""风团"等,俗称"风疹块"。

脏腑气血失调,因食用鱼腥虾蟹,或感染肠道寄生虫病,肠胃湿热内生,脾胃气郁,营卫失和,复感风邪,内不得疏泄,外不得透达,郁于皮毛腠理之间而发病。亦可因素体虚弱,或久病体虚,气血不足,卫外失固,风邪乘虚而入,血虚生风生燥,肌肤失养而发病。

中医根据病因病机和临床特点进行辨证论治,可以分为如下几种证型。

风热相搏

症状:风团游走,灼热剧痒,皮损色红,遇热增剧,冬轻夏重,风吹凉爽减轻,口渴心烦,舌质红,苔薄黄,脉浮数。

风寒袭表

症状:疹块色淡红,或中央白色,周围红晕,受冷加剧,恶寒畏风,口不渴,苔薄白,脉浮缓。

湿热内蕴

症状:呈丘疹样疹块,顶端有小水疱,搔破出水,甚者化脓肿痛,黄水淋漓,舌苔黄,脉濡数。

气血两虚

症状:疹块反复发作,延续数月不愈,剧痒而夜寐不宁,伴头晕体倦,面黄纳呆,舌质淡,苔薄白,脉细软。

【外治疗法】

1.针刺疗法治疗荨麻疹

郑氏应用针刺督脉经穴为主配合中药治疗慢性荨麻疹42例。取大椎透陶道、命门透腰阳关、曲池、血海、风市穴。头部皮疹加风池、迎香;躯干皮疹加脾俞、肾俞、肺俞、中脘;四肢皮疹加合谷、足三里、三阴交。所采用自拟方:益气活血、祛风止痒,治疗总有效率为92.9%

(郑邦荣,李香.针刺督脉经穴为主配合中药治疗慢性荨麻疹42例[J].上海针灸杂志,2010,29(7):463-463.)

郭氏采用蜂针联合氯雷他定治疗慢性荨麻疹(气血两虚型),对照组采用玉屏风散联合氯雷他定治疗。治疗前先做蜂毒过敏试验,试验阴性者,方可进行治疗。选穴以曲池、合谷、血海、膈俞、天井、委中、志室为主。前10次,将一只家养蜂直接蛰刺在选好的穴位上,留针15分钟后,拔出蜂刺,每周3次。10次脱敏治疗后,依次增加家养蜂数量,并控制在10只以内。治疗3个疗程后,蜂针治疗组总有效率高于对照组,两组治疗有明显差异。

(郭桂红,丁莉华,钟树文,等.蜂针联合氯雷他定胶囊治疗慢性荨麻疹疗效观察及护理[J].中国中医药现代远程教育,2016,14(05):117-119.)

2.艾灸疗法治疗荨麻疹

廖氏应用艾灸带脉治疗顽固性荨麻疹48例。治疗方法为:患者取侧卧位,在第11肋骨游离端直下,与脐水平线为带脉穴,取艾条1根,从艾条下端点燃,从肚脐开始沿带脉循行环绕身体1周,采用悬灸法。先灸背侧,待局部红晕扩散至整个腰间,再灸腹侧,令腹部充满热感后,在双侧带脉穴停滞时间稍长(2~3分钟),每天治疗1次。共治疗4周,分别在治疗2周、4周后判定疗效,治疗结束4周后电话随访。总有效率为95.8%。

(廖方容,傅春文.艾灸带脉治疗顽固性荨麻疹48例[J].中国针灸,2011,31(11):991-992.)

3.中药熏蒸疗法治疗荨麻疹

潘氏应用中药汤剂口服配合中药熏蒸治疗慢性荨麻疹31例。对照组给予中药汤剂(荆芥、防风、地肤子、白鲜皮、赤芍、牡丹皮各10g,益母草20g,生地黄、当归各15g,制何首乌12g,蝉蜕6g)口服;治疗组除使用与对照组相同汤剂口服外,配合中药熏蒸(处方:羌活、荆芥、防风各15g,益母草、牡丹皮、白鲜皮、赤芍、苦参各30g,川芎20g)。结果治疗组总有效率为90.3%,对照组总有效率为73.3%。

(潘瑞萍,朱丽霞.中药汤剂口服配合中药熏蒸治疗慢性荨麻疹31例[J].陕西中医,2008,29(5):529-530.)

4.穴位埋线法治疗荨麻疹

杨氏对慢性荨麻疹患者采用以"三风穴"为主的埋线方法作为治疗组,对照组口服氯雷他定片,并检测治疗前后血清总IgE的变化情况。"三风穴"为风门穴、风市穴及风市前穴(风市穴前三寸);再根据患者情况进行辨证论治,选择配穴。两组治疗后症状评分均低于治疗前;治疗组症状改善明显优于对照组。两组血清IgE水平经治疗后均有所降低,治疗组降低程度较对照组更为显著。

(杨才德,李玉琴,龚旺梅,等."三风穴"为主埋线治疗慢性荨麻疹21例及对IgE水平的影响[J].中国中医药现代远程教育,2014,12(24):70-72.)

5.穴位贴敷法治疗荨麻疹

吴氏采用中药敷脐法将150例患者随机分为实验组、对照组、空白组各50例。实验组选取中药北黄芪30g,防风15g,白术20g,地龙15g,乌梅15g,徐长卿15g,当归15g,诸药洗净晾干共研细末,充分混合备用。患者取仰卧位,充分暴露腹部,取神阙穴生理盐水清洗后,用碘酒、酒精棉球常规消毒;取诸药细末4g加入凡士林调成糊膏状敷于患者脐部,以填平为度,消毒纱布块固定。每日1次,观察治疗前、治疗2周后及4周后的疗效及安全性。对照组给予多虑平研磨敷脐治疗,空白组仅给予凡士林敷脐治疗。

治疗结果:总有效率为66%。

(吴晓永,宋勋,周敏,等.中药敷脐法治疗慢性荨麻疹的技术规范化研究[J].中国中医基础医学杂志,2010,16(6):507-508.)

6.耳穴疗法治疗荨麻疹

白氏应用耳穴贴压治疗慢性荨麻疹。取穴位荨麻疹点、耳中、肺、肾上腺、皮质下腺、脾,随症加穴:剧烈瘙痒加:交感、神门、耳背沟、耳背肺;发热腹痛加:耳尖、大肠、交感。眠差加神门、枕、肝、内分泌,西药组用药(依巴斯汀、雷尼替丁胶囊)

结果:耳穴贴压组临床治愈率为62.5%,总有效率为93.8%。

（白东艳，慕丹，官坤祥，等．耳穴贴压治疗慢性荨麻疹的疗效观察[J]．新中医，2009，41（8）：96-97．）

水 痘

【概述】

水痘是由外感时行邪毒引起的急性发疹性时行疾病。以发热，皮肤分批出现丘疹、疱疹、结痂为特征。因其疱疹内含水液，形态椭圆，状如豆粒，故称水痘。也称水花、水疮、水疱，多见于冬春两季，好发于1～4岁小儿。西医亦称水痘。本病传染性强，容易造成流行。预后一般良好，愈后皮肤不留瘢痕。患病后可获终身免疫。若是接受肾上腺皮质激素或免疫抑制剂治疗的患者罹患本病，症状严重，甚至可危及生命。

中医根据病因病机和临床特点进行辨证论治，可以分为如下几种证型。

邪伤肺卫证

发热轻微，或无发热，鼻塞流涕，伴有喷嚏及咳嗽，1～2日皮肤出疹，疹色红润，疱浆清亮，根盘红晕不明显，点粒稀疏，此起彼伏，以躯干为多，舌苔薄白，脉浮数。

毒炽气营证

壮热不退，烦躁不安，口渴欲饮，面红目赤，水痘分布较密，根盘红晕显著，疹色紫暗，疱浆混浊，大便干结，小便黄赤。舌红或舌绛，苔黄糙而干，脉洪数。

【外治疗法】

中药外洗疗法治疗水痘

全氏应用参煎剂外洗治疗儿童水痘100例，处方：苦参、地肤子、大黄、金银花、鱼腥草各15g，蛇床子、白鲜皮、蝉蜕、黄柏各10g，将上述药物加水1000ml浸泡30分钟，武火急煎取汁放置20℃左右外洗。每日3次，治疗5天。

治疗组有效率94%，对照组总有效率86%。

（全少华．苦参煎剂外洗治疗儿童水痘100例[J]．陕西中医，2011，32（03）：278-279．）

余氏自拟痘疹方药浴治疗水痘50例,组方:野菊花、金银花、蒲公英各10～20g,板蓝根、土茯苓各20～30g,地丁、当归、白芷、浙贝、白藓皮、白蒺藜各10～15g。瘙痒严重者加蝉蜕5～7g,防风、钩藤各10～15g;皮疹灼热疼痛者加丹皮5～10g,紫草10～20g,冰片1～3g(兑洗);皮疹渗出较多者加黄柏5～10g,苦参、萆薢各10～20g;恢复期加玄参、麦冬各15g。方法:加水500ml,浸泡15分钟后用文武火煎30分钟,然后将药液滤出,待药液冷却至40℃～50℃时药浴(如药液量不够可酌加温开水),每日1剂。每剂药煎洗两次,对低热及不发热者不予西药治疗,高热者配合复方氨基比林退热,青霉素防治感染。

治疗结果:两组均全部治愈,治愈时间:治疗组为(2.94±0.91)天,对照组为(6.87±1.20)天,治疗组治愈时间明显缩短。

(余梅香.自拟痘疹方药浴治疗水痘50例[J].湖南中医学院学报,1998(04):3-5.)

张氏使用自制冰黄搽剂治疗水痘,冰片、薄荷冰各10g,大黄粉100g。上药共研极细末即成冰黄散。将冰黄散剂15g、甘油5g加入饱和石灰水中,制成100mL混合液。用时摇匀,以棉签或毛刷蘸药点涂水痘患处,每天5~7次,勿入眼、口、鼻。冰黄搽剂可使水痘患者迅速止痒,水疱较快收敛,临床已使用近20年,疗效确切。

(张磊,王微.冰黄搽剂治疗水痘[J].新中医,2007,39(1):60.)

痄 腮

【概述】

痄腮是因感受风温邪毒,壅阻少阳经脉引起的时行疾病。以发热、耳下腮部漫肿疼痛为临床主要特征。中医称为痄腮,民间亦有称为"鸬鹚瘟""蛤蟆瘟"。西医学称为流行性腮腺炎。

本病一年四季都可发生,冬春易于流行。学龄儿童发病率高,能在儿童群体中流行。一般预后良好。少数儿童由于病情严重,可出现昏迷、惊厥变证,年长儿如发生本病,可见少腹疼痛、睾丸肿痛等症。

中医根据病因病机和临床特点进行辨证论治,可以分为如下几种证型。

常证

邪犯少阳

证候:轻微发热恶寒,一侧或两侧耳下腮部漫肿疼痛,咀嚼不便,或伴头痛,咽痛,纳少,舌红,苔薄白或淡黄,脉浮数。

热毒壅盛

证候:高热不退,腮部肿胀疼痛,坚硬拒按,张口、咀嚼困难,烦躁不安,口渴引饮,或伴头痛、呕吐,咽部红肿,食欲不振,尿少黄赤,舌红苔黄,脉滑数。

变证

邪陷心肝

证候:高热不退,神昏,嗜睡,项强,反复抽风,腮部肿胀疼痛,坚硬拒按,头痛,呕吐,舌红,苔黄,脉洪数。

毒窜睾腹

证候:病至后期,腮部肿胀渐消,一侧或两侧睾丸肿胀疼痛,或伴少腹疼痛,痛甚者拒按,舌红,苔黄,脉数。

【外治疗法】

1.耳穴疗法治疗痄腮

田氏采用耳尖穴部位划痕放血疗法治疗流行性腮腺炎,器械准备消毒的三棱针、0.5%的碘伏、75%的酒精、消毒棉签、无菌手套。让患者选择舒适的体位,以坐位为佳。取穴左病取右,右病取左。耳尖穴定位:耳尖穴在耳廓的上方,当折耳向前,耳郭上方的尖端处。

首先耳尖穴部位消毒,医者戴上无菌手套后,先用消毒棉签蘸取0.5%碘伏自耳尖穴位开始向四周消毒,范围约3cm×3cm(注意耳廓背部也要消毒),再用75%酒精棉签擦拭两遍。然后针刺,医者左手固定耳郭,右手持消毒的三棱针沿耳廓的自然弧度以耳尖穴为中心画一弧线,长约1cm,使之出血。深度以点状出血为佳,注意切勿使之流血。针刺出血后约2分钟,用消毒棉签蘸取0.5%碘伏消毒伤口。结果,治愈74例,显效4例,有效2例。

（田明涛.耳尖穴部位划痕放血疗法治疗流行性腮腺炎80例体会[J].中国现代医药杂志,2007(06):122.）

2.灸法治疗痄腮

蔡氏用角孙灸治痄腮,局部以酒精消毒,划着一根火柴,对准穴位(角孙)焠烫,火灭即起,以上法操作2～3次即可。120例患者均服用抗病毒口服液。治疗结果痊愈者120例,耳下腮部肿痛消失,不发热,无其他并发症状,无未效者。

（蔡玲玲.灸治痄腮120例疗效观察[J].按摩与导引,2000(03):68.）

3.穴位贴敷法治疗痄腮

韩氏采用中药外敷治疗流行性腮腺炎,将青宝丹(其组成为大黄、黄柏、姜黄、白芷、天花粉、白及、橘皮、青黛、甘草)研极细末备用,以鲜蒲公英或鲜半支莲汁调成糊状,现调现用。冬末春初采不到鲜蒲公英、半枝莲时可用冷开水调。在调好的青宝丹上掺以平安散(由牛黄、芒硝、硼砂、冰片、雄黄、朱砂、寮香组成,研极细末备用)少许,外敷患部,每日3次。治疗结果,总有效率为100%。本组病例未发现有过敏者。

（韩飞,史淑荣.中药外敷治疗流行性腮腺炎108例[J].吉林中医药,2002(04):33.）

手足口病

【概述】

手足口病是由感受手足口病时邪(柯萨奇病毒A组、B组及新肠道病毒71型)引起的急性发疹性传染病。临床以手掌足跖、臀及口腔疱疹,或伴发热为特征。本病一年四季均可发病,但以夏秋季多见,冬季发病的极少。任何年龄均可发病,但以婴幼儿发病率最高。本病传染性强,易引起暴发流行。预后一般良好,多在一周内痊愈,少数重证可因邪毒内窜出现邪毒犯心、邪陷心肝等变证,甚或危及生命。引起本病的病因主要为感受手足口病时邪,其病变部位主要在肺脾二经,病机关键为邪侵肺脾,外透肌表。

中医根据病因病机和临床特点进行辨证论治,可以分为如下几种证型。

邪犯肺脾

发热轻微,或无发热,或流涕、咳嗽、纳差恶心、呕吐泄泻,口腔、手掌、足趾部疱疹,分布稀疏,疹色红润,根盘红晕不著,疱液清亮,舌质红,苔薄黄腻,脉浮数。

心脾积热

心烦躁扰,口舌干燥,疼痛拒食,小便黄赤,大便干结,手掌、足趾、口腔疱疹,分布稀疏,疹色红润,根盘红晕不著,疱液清亮,舌质红,苔薄黄,脉数有力。

湿热蒸盛

身热持续,烦躁口渴,小便黄赤,大便秘结,手、足、口部及四肢、臀部疱疹,痛痒剧烈,甚或拒食,疱疹色泽紫暗,分布稠密,或成簇出现,根盘红晕显著,疱液浑浊,舌质红绛,苔黄厚腻或黄燥,脉滑数。

气阴两伤

疱疹渐退,食欲不振,神疲乏力,唇干口燥,或伴低热,舌淡红,苔少或薄腻,脉细。

变证

邪陷厥阴

高热持续,头痛烦躁,嗜睡易惊,肢体抖动,甚或神昏谵语,肢搐项强、双目上视,舌质红绛,苔黄腻或黄燥,脉弦数有力。

邪伤心肺

壮热不退,胸闷心悸,咳频气急,鼻翼翕动,张口抬肩,口唇紫绀,咯吐白色或粉红色泡沫痰,舌质暗,脉沉迟。

湿热伤络

肢体痿软无力,肌肉松弛,活动受限,甚或瘫痪、吞咽困难及呛咳,或伴低热,胸脘痞闷,小便赤涩,舌质红,苔黄腻,脉濡数。

【外治疗法】

1.艾灸法治疗手足口病

杨氏应用点灸为主结合用药治疗小儿手足口病,分为灸药组　在不干扰常规西医治疗的基础上采用点灸法治疗。主穴:大椎、肺俞、曲池、尺泽、关元、气海、足三里、三阴交;发热加风池、少商;大便干结或便溏加天枢、上巨虚;消化不良或厌食、拒食加中脘、脾俞、胃俞;咽痛加合谷、天突;皮疹或疱疹加血海、少商、商阳;操作:使用周氏点灸笔隔药纸灸,每穴点灸2～4次,以局部皮肤红润为度,每日2次。常规西医治疗同西药组。

西药组采用卫生部专家组治疗方案:根据临床表现分为多个阶段治疗。在手足口病疱疹性咽峡炎阶段对症处理,适当选用利巴韦林等。神经系统受累阶段控制颅内高压并对症治疗,酌情应用糖皮质激素治疗及敏感抗生素。

治疗结果,组治疗7天后采用疗效指数综合判定疗效,经统计学分析,2组均有明显疗效。2组显效率比较差异有显著性,灸药组疗效优于西药组。

(杨骏,储浩然,程红亮,李天发,汤敬一.点灸为主结合用药治疗小儿手足口病临床疗效分析[J].中医药临床杂志,2009,21(04):286-288.)

2.雾化吸入法治疗手足口病

李氏采用清热解毒方雾化吸入治疗肺热型手足口病,治疗组予清热解毒方雾化吸入。药物组成:金银花、连翘、大青叶、板蓝根、黄芩、虎杖、射干、重楼、黄芪、白术、白及、五倍子、冰片,全部共250g,除冰片外其他药物加水1500ml,浸泡后水煎取汁400ml,沉淀过滤,自然降温,药液温度达40℃时加入冰片粉混匀,制成澄清液放入消毒瓶中。雾化吸入体位采用坐位或侧卧位。雾化吸入方法:取上方药液20ml注入超声雾化器(江苏鱼跃医疗设备股份有限公司,402AI型)罐内,超声雾化,调节雾量适宜,每次吸入时间20分钟,每日1次。

对照组利巴韦林注射液10～15mg/(kg·d)加入5%葡萄糖注射液或0.9%氯化钠注射液200ml中,每日1次静脉滴注。疗程2组均7天为1个疗程,1个疗程后统计疗效。

治疗结果,治疗组临床疗效优于对照组。

(李国强,李志明,于秀春,刘建军,张君儒.清热解毒方雾化吸入治疗肺热型手足口病200例临床观察[J].河北中医,2013,35(07):989-990.)

张氏采用喜炎平注射液治疗小儿手足口病,2组均给予维持酸碱平衡、电解质平衡、补充维生素等常规综合对症治疗,对照组同时采用利巴韦林10mg/kg,加入到10%葡萄糖注射液150ml中,静脉滴注,每天2次,连续治疗5天。

治疗结果,观察组总有效率为92.9%,高于对照组的71.4%,差异有统计学意义。

(张华.喜炎平注射液治疗小儿手足口病的临床效果观察[J].临床合理用药杂志,2018,11(08):89-90.)

第五章 中医骨伤科

落 枕

【概述】

落枕是由于熟睡姿势不正或当风露卧后,受风寒侵袭,气血凝滞,经络闭塞,出现急性颈部肌肉紧张,僵痛酸胀,以致转动失灵的一种症状。轻者可自行痊愈,重者可延至数周。现代医学称本病为颈肌筋膜纤维织炎。

中医根据病因病机和临床特点进行辨证论治,可以分为如下几种证型。

气血瘀滞

晨起颈项疼痛,活动不利,活动时患侧疼痛加剧,头部歪向病侧,局部有明显压痛点,有时可见筋结。舌紫暗,脉弦紧。

风寒侵袭

颈项背部挛痛,拘紧麻木,可兼有浙浙恶风、微发热、头痛等表证。舌淡,苔薄白,脉弦紧。

【外治疗法】

1.针刺配合拔罐治疗手落枕

王氏采用针刺配合拔罐治疗落枕,针刺取穴:主穴、后溪,风池,压肩。患者取坐位,局部皮肤常规消毒,先针刺患侧后溪穴,针刺得气后,大幅度捻针使得气感强烈,然后请患者活动颈部,待疼痛减轻,留针10分钟后,再针刺风池、压肩,针刺得气后,留针20分钟,可加用6G805-三型电针治疗仪,强度以患者耐受为度。

拔罐疗法：取针后，患者取坐位，嘱患者暴露患部皮肤，以阿是穴为主加用大椎、压肩两穴，用闪火法拔罐，留罐15分钟后取下。

治疗效果，总有效率100%。

（王艳梅，胡素萍.针刺配合拔罐治疗落枕30例[J].陕西中医函授，2001（04）：26-27.）

2.推拿按摩治疗落枕

王氏采用推拿疗法结合远红外疗法治疗儿童落枕，用院自制的中药垫渗透于患处，配合外用远红外线灯加热治疗。中药垫由川芎、当归、寄生、秦艽、防风、川续断、牛膝、红花等多种中药混合研制成粉末装入纱布袋内，用白酒浸泡后封闭备用，在治疗时将纱布袋再用白酒浸泡后敷于颈部，并用红外线灯为热源加热，距离20cm，每次20分钟，每日1～2次，15天为1个疗程。

放松疗法，患儿取坐位，医者立其患侧，在患者肩背部施以轻柔的一指禅推、拿、捏、揉法2～3分钟，然后滚颈项、肩背部2～3分钟，配以轻柔的屈伸，侧屈运动。

解疾止痛法，用拇指按揉肌肉压痛附着点及风池、肩俞、肩井等穴位，根据患儿年龄及耐受情况控制力量大小，以免造成肌肉损伤。

调理整复法，患者取坐位，颈部放松，医者立其身后，往下颚及头部缓慢用力向上拔伸。同时做缓慢的屈伸和左右旋转数次。待颈部充分放松后，用斜拔法向患侧作快速扳动。

整理手法，拿揉双侧颈项部肌肉，以患侧为重点。沿肌肉走行推揉肌肉后轻叩肩背部结束手法。

治疗结果，总有效率100%。

（王志萍.推拿疗法结合远红外疗法治疗儿童落枕45例疗效观察[J].中国中西医结合儿科学，2012，4（01）：63-64.）

3.刮痧法治疗落枕

张氏采用循经刮痧治疗落枕，备好刮痧板与刮痧活血剂，患者取坐姿，显露颈肩及上背部，在下例经穴区涂上刮痧油，依次进行刮治。从风池穴起、经巨骨、肩井、至肩穴。如涉及上背部疼痛，可从肩井穴向下，经秉风、天宗至肩贞穴。体健者手法可重（泻法），体弱者可轻刮（补法）；以患者自觉被刮处有灼热感，并能忍受为度，以上各经络区显现出红色斑状、片状或青紫斑块即可停刮。2次为1

疗程,间隔2～3天。刮后让患者喝下200～300ml热开水,以助血液循环。在刮时注意如有血友病,局部皮肤损伤或皮肤病者禁用此法。

结果,33例病人,经1次刮痧治疗后痊愈者29例,占87.9%;2次刮痧治疗后痊愈者4例,占12.1%。

(张希华,王元恕,王伟.循经刮痧治疗落枕33例[J].吉林中医药,1997(04):26.)

颈 椎 病

【概述】

颈椎病是指因颈椎间盘变性本身及其继发性病理改变,刺激或压迫邻近组织并引起相应临床症状和体征的一类病证。又称颈椎综合征、颈椎骨关节炎、退行性颈椎炎、增生性颈椎炎等。受累的组织结构通常为脊神经根、脊髓、椎动脉、交感神经等,临床表现复杂,如颈肩痛并放射到头枕部或上肢,可伴上肢及手指麻木,体位性眩晕,伴恶心,肢冷,汗出等交感神经刺激症状,甚者出现双下肢僵硬,行走困难,或瘫痪等。病因病理颈椎病是一种多因素交互作用的结果,概括起来主要的相关因素有以下5个方面。(1)颈椎退行性变包括椎间盘变性、韧带变性、椎体边缘骨刺形成、关节失稳;(2)慢性劳损;(3)头颈部外伤;(4)咽喉部炎症;(5)解剖结构异常或畸形。总之,颈椎解剖结构畸形和颈椎退行性变化是颈椎病发生的内在原因,而颈部急性损伤,慢性劳损和咽喉部炎症,是诱发和加剧颈椎病的外在因素。二者交互影响,就病理进展而言,早期主要表现为颈椎间盘的变性,继之可出现椎体边缘的骨刺形成,韧带钙化,最终继发脊神经根,脊髓,椎动脉或交感神经的损伤和病变。

中医根据病因病机和临床特点进行辨证论治,可分为以下几种证型。

风寒湿型

症见颈肩、上肢酸痛麻木,以痛为主,头有疼痛感,颈部僵硬,活动不利,恶寒畏风。舌淡红,苔薄白,脉弦紧。

气血亏虚型

症见颈肩酸痛,头晕目眩,面色苍白,心悸气短,肢体麻木,倦怠乏力。舌淡苔少,脉细弱。

痰湿阻络型

症见头重如裹,头晕目眩,颈肩,臂痛如锥刺,四肢麻木不仁,纳呆。舌暗红,苔黄腻,脉弦滑。视物不清,恶心呕吐,耳鸣,耳聋等,甚至发生猝倒。

肝肾不足型

症见眩晕头痛,耳鸣耳聋,失眠多梦,颈臂隐痛,肢体麻木,面红耳赤。舌红少津,脉弱。

【外治疗法】

1.刺血疗法治疗颈椎病

叶氏用刺血疗法结合颈椎牵引治疗颈椎病。

对照组采取药物治疗,通塞脉片(规格:0.35g×90片/盒),每次1.75g、每天3次;颈痛颗粒(规格:4g×12袋/盒),4g/次、3次/天。服用时间均为3周。

观察组在对照组基础上行刺血疗法结合颈椎牵引。刺血疗法:坐位,取大椎、百会,常规消毒,7号一次性注射针头点刺,挤压百会穴、大椎穴加抽气罐拔罐,放血2~3ml,疗程与牵引治疗相同,于牵引治疗疗程中的第1、4、7、10次行刺血治疗,治疗2个疗程共8次。颈椎牵引:仰卧位、传统枕颌带牵引,颈椎前屈20~30位下牵引15秒后间歇10秒,总牵引时间为20分钟,力量为10%×(3kg/kg体重)。1个疗程10天,共2个疗程,疗程间间歇1天。

治疗结果,总有效率93.9%。

(叶嵘.刺血疗法结合颈椎牵引治疗颈椎病临床观察[J].四川中医,2015,33(12):171-173.)

2.耳穴疗法治疗颈椎病

高氏采用耳穴贴压联合中药穴位热敷治疗。耳穴贴压取穴包括颈、颈椎、枕、肩、指、神门、内分泌、皮质下、肾、颈后三角、肩三点。颈后三角是双侧耳背后耳大神经与颈椎3、颈4之间和颈椎6、颈7之间形式的一个三角形区域,肩三点是耳轮平颈6、颈7处。先取一侧耳穴,用75%酒精棉球消毒耳穴局部,将王不留行籽固定粘贴在医用橡皮膏,随后粘贴在耳穴处并适当用力捏压,以患者感觉到局部酸胀疼痛为度。嘱患者自行捏压以上耳穴,每2~3小时捏压1次,每3天更换1次王不留行籽贴。同法以王不留行籽压刺激另一侧耳穴,连续更换4贴为1疗程。

治疗效果,总有效率观察组91.89%。

(高婷,吴文婉,王宝玉.耳穴贴压联合中药穴位热敷治疗神经根型颈椎病疗效观察[J].新中医,2015,47(12):198-200.)

3.针推疗法治疗颈椎病

欧氏采用腹针结合推拿手法治疗神经根型颈椎病,(1)腹针:主要取穴包括中脘、关元、石关、商曲、滑肉门、下脘上。存在上肢麻木、疼痛程度严重者应该加取患侧的滑肉门三角;存在头痛、头晕、记忆力减退症状者应该加取气穴;存在耳鸣、眼花症状者应该加取气旁。测准腹针穴位,对局部进行常规消毒处理,用规格为0.15mm×60mm的毫针进行针刺,进针时应保证避开毛孔和血管走行的位置,施术要保证动作轻缓,通常情况下采用只捻转、不提插或轻捻转、慢提插的手法。采用候气、行气、催气的三步手法。进针成功之后,停留5分钟左右,谓之候气;在5分钟之后再捻转,使患者的局部继续产生针感,谓之行气;再间隔5分钟左右再行针1次,使针感进一步加强,使之能够向四周或远处进行扩散,谓之催气。每次治疗留针30分钟之后可以起针。针刺在毛孔的时候会有明显的疼痛感出现,此时应该对进针的方位进行重新的调整;如果针刺中出现出血,起针时应该进行适当的压迫止血。

(2)推拿:以揉、按、弹拨等手法,施于颈、肩、背部,使相关的软组织能够充分放松,然后再采用推正、扳正、摇正等推拿手法对发生错位的椎体进行校正。最后对患肢施以拍、搓、拔伸等手法。

治疗效果,总有效率90.7%。

(欧志峰.腹针结合推拿手法治疗神经根型颈椎病的临床效果[J].现代诊断与治疗,2015,26(08):1742-1743.)

4.针灸疗法治疗颈椎病

张氏采用埋线针刀结合火龙灸治疗神经根型颈椎病,患者取俯卧位,分别在C5、C6棘突旁开2cm处和大椎穴体表定位。常规术区消毒铺巾,术者左手按压定位点,右手将带有线体的针具抵住皮肤,与躯干纵轴平行快速破皮,线体完全埋入皮下时,回提针具,将线体留在皮下,按压局部无出血后无菌敷料包扎。

火龙灸操作方法将颈椎一号方颗粒(组方:羌活、防风、白芷、川芎、葛根、桑枝、桂枝、丹参、威灵仙、伸筋草、透骨草、钩藤各30g)用适量蜂蜜、食用醋搅拌至可握成团块状,显露颈项及肩背部,将药物均匀铺在操作部位,四周用湿毛巾隔离,将75%酒精适量浸透于覆盖在药物表面的湿毛巾上,点火并严密观察以免烫伤。每次操作以患者感觉局部皮肤温热为度,如感觉发烫则用湿毛巾覆盖灭火,如此反复3次,每日1次,共治疗10次。

治疗效果,51例患者治疗后2周内均得到随访,未发生不良事件。末次随访,患者VAS疼痛评分和NDI颈椎功能障碍指数与治疗前比较差别均有统计学意义。

(张双明,李巧霞.埋线针刀结合火龙灸治疗神经根型颈椎病临床疗效[J].内蒙古中医药,2019,38(07):103-104.)

5.中药熏蒸法治疗颈椎病

孙氏采取中药熏蒸推拿治疗青少年颈椎病,使用自制多部位复合制式自控熏蒸床,30~35分钟/次,1~2次/天,10天/疗程,熏蒸时温度以患者舒适略偏热为度(患者可自行调节),避免烫伤。药物:制川乌、制草乌、胆南星、桂枝、白芷、骨碎补、木瓜、红花、独活各15g,制乳香、制没药各10g,葛根30g。

颈椎推拿治疗,常用穴位风府、风池、肩井、颈夹脊、天宗、阿是、曲池等穴。常用手法:按揉法、弹拨法、滚法、指揉法、拿法、抖法等。操作法:首先患者尽量取卧位(如不能平卧可坐位)。①医者以较柔和的滚法施于健侧颈肩部及肩胛骨部,逐步过渡到患侧颈肩部及肩胛骨部,2~3分钟。②以较轻的指揉法施于风府、风池、颈夹脊穴、每穴0.5~1分钟,并适当按揉颈部两侧肌肉,重点点按肩井穴1分钟,这属于初步软组织放松治疗阶段。③医者轻托患者头枕部,一手拇指"定点"于患侧较疼痛之颈椎关节隆起之处,先将颈部纵向拔伸10~15秒接着轻缓的将颈部前屈15°~25°,然后将其恢复至水平位放松3~5秒,如此重复3次;医者再将一手拇指"定点"于患侧较疼痛之颈椎关节隆起之处,其余四指轻托患者头枕部,另一手固定于患者的下颌处,先将颈部纵向拔伸10~15秒接着轻缓的将颈部后伸15°~25°,然后将其恢复至水平位放松3~5秒,如此重复3次。之后做定点按压旋颈法:一手拇指"定点"于患较侧疼痛之颈椎关节隆起之处,先将颈部纵向拔伸并向"定点"对侧旋转,当手下阻力感较强时使"定点"处拇指紧紧按压颈椎关节隆起之处,再继续加强旋转5°,然后,同法向"定点"侧旋转处理。④再用轻柔的拿法拿患者的颈项、肩颈部2~3分钟。,最后在痛点做点按、弹拨法,按揉曲池穴、列缺穴,搓揉肩背结束治疗。此法适用于颈型颈椎病的操作治疗,同时也可作为其他各类型颈椎病的基础治疗。

治疗结果,总有效率为99.14%。

(孙晴,张世峰,祝志强.中药熏蒸推拿治疗青少年颈椎病235例[J].陕西中医,2013,34(10):1356-1357.)

肩关节周围炎

【概述】

肩周炎是肩关节周围炎的简称。其发病年龄多在50岁左右,故又有"五十肩"之称,也称"漏肩风"。它是以肩部疼痛和运动功能障碍为主要特征的常见病。其发生多见于肩部有扭伤、挫伤史,以及慢性肩部损伤者,或因肩部常受风寒者。病人肩关节僵硬,活动困难,好像冻结在一起一样,因此又称"肩凝""冻结肩"。

中医根据病因病机和临床特点进行辨证论治,可以分为如下几种证型。

寒湿侵袭

由于感受风寒之邪,导致肩关节疼痛,遇寒则盛、得温则减,舌苔薄白或白腻,脉弦紧。

气滞血瘀

肩关节疼痛以刺痛为主,局部有明显痛点,舌暗红、可见瘀点瘀斑,脉弦涩。

气血虚弱

主要表现为肩关节疼痛,伴四肢乏力、气短等全身症状。

【外治疗法】

1.火针疗法治疗肩周炎

冯氏等采取火针治疗肩关节周围炎,在肩前(手阳明经筋,在肩周附着点及三角肌前束抵止处-肩髃次;手少阳经筋,在冈上肌肌腱三角肌后束于肩胛冈抵止处–肩髃次；手太阳经筋，在大、小圆肌与肱三头肌长头交错处–肩贞次），寻找"筋结点"并标记之。把小号钨钢合金火针（0.8mm×50mm）在乙醇灯外焰烧至通红透亮，快速直刺标记好且常规消毒过的"筋结点"，每筋结点点刺3针（头、中、尾各1针）。每3日治疗1次，10次治疗后评判疗效。

治疗效果，总有效率95.6%。

（冯祯根，陈泽莉，戴朝富，韦莉莉，张能忠，周明镜.火针治疗肩关节周围炎多中心随机对照临床研究[J].上海针灸杂志，2016，35（06）：707-709.）

2. 蒙医拔罐放血加按摩治疗肩周炎

朱氏采用蒙医拔罐放血加按摩治疗肩周炎，患者取坐位，医生立于患者的患侧，先取患侧肩骨髃、肩骨琴、肩贞、月需会，曲池及阿氏穴等穴位，用拔罐器拔各穴位5~6分钟，所拔穴位，皮肤变紫后，用三棱针针刺变紫部位放血，再用拔罐器拔其瘀滞之血和湿寒，再持续5~10分钟即可。再用拿、揉松解疼痛部位或痉挛的肌肉，待局部感觉有热、麻感，再手拨、扳伸法找准粘连部位，使用弹拨法数次，用双手大鱼际用力揉所拨部位的肌腱，然后再用摇、抖和旋转法做内收、收展运动。配合拿按肩部的所拔穴位，使患肢做后弯，上抬等被动活动，最后以摇、抖肩结束按摩。一般隔日1次，3~5次治愈。

治疗效果，总有效率100%。

（朱海龙.蒙医拔罐放血加按摩治疗肩周炎98例[J].中国民族医药杂志，2007（09）：35）

海氏采取蒙医点穴反射疗法治疗肩周炎，取穴：阿是穴，肩穴，肩前穴。基于激光多普勒的规范点穴疗法：基于激光多普勒技术，观察蒙医点穴反射疗法对肩周微循环的影响。选择促进血流量和重复性最适宜的蒙医点穴反射疗法进行施术。

施术方法：将拇指尖立起，与前臂纵线呈平行向，用力点下，会感觉到此处有肌肉的缝隙，再向深部用力，当拇指尖有一半深入肌肉内时，使前臂深部出现麻电感，迅速向中指指尖放散，坚持约5分钟，然后稍松开，再次点按，同时让患者缓慢沿各个方向活动患侧肩关节，直至肩部放松或有温热感为佳，治疗共约20分钟。1次为1个疗程，共1个疗程。

治疗结果，总有效率97.5%。

（海涛，袁红丽，王青春.蒙医点穴反射疗法治疗肩周炎的疗效观察[J].中国民族医药杂志,2018,24(06):27-28.)

3. 热敷结合刺络放血拔罐治疗肩周炎

张氏采用热敷结合刺络放血拔罐治疗肩关节周围炎,中草药:透骨草30g,伸筋草30g,鸡血藤30g,桂枝30g,乳香30g,没药30g,当归30g,川芎15g,红花30g,生川乌10g,生草乌10g,共研成粗粉,用陈醋拌匀,分装于自行缝制的长15cm,宽10cm的棉质布袋内,放入专用蒸锅中,水开后蒸15分钟,拿出后置于T03-IV型场效应治疗仪下,接通电源,调整温度,以患部耐受为宜。外敷于肩关节周围,每次30分钟,日1次,10次为1个疗程。治疗组在中药热敷的基础上再行三棱针刺络法,放血部位以肩关节各方向活动时的最痛点及周围明显固定痛点为主。具体方法为:向患者说明禁忌和注意事项后,进行常规皮肤消毒;三棱针以速刺为主,对准需要放血的痛点,迅速刺入1.5~3mm,使皮肤出血后,迅速扣上玻璃罐,留罐10分钟,至瘀血流尽起罐,用纱布擦去瘀血,局部用碘伏消毒,以免感染。治疗3日1次,3次为1疗程。

治疗效果,总有效率96.67%。

(张晓晓.热敷结合刺络放血拔罐治疗肩关节周围炎30例[J].中国中医药现代远程教育,2016,14(15):87-88.)

4. 推拿按摩治疗肩周炎

李氏采用推拿治疗肩关节周围炎,第一步:患者取俯卧位,医生立于治疗床前,先用较轻柔拿法作用于颈肩部5~7次;继用揉法作用于背部及肩胛部并点按风池、肩井、翳风、曲垣、秉风、肩贞、天宗等穴3~4分钟,力量以患者感到酸胀为度;然后用双手掌叠加按压患者胸椎。

第二步:患者取坐位,医生站于患者侧方,用前臂及身体侧方夹住患肢,另一手在肩前、肩上、肩后做广泛、深透的滚法或拿法,肩部肌肉丰厚患者用前臂揉法,继则用食、中指或拇指点揉、弹拨喙突、肩峰、大小结节、结节间沟、三角肌止点,力量由小到大,然后根据经络辩证,随证选取点揉肺经之中府、尺泽、太渊穴;小肠经之小海、腕骨穴;大肠经曲池、合谷穴;三焦经外关、中渚穴。

第三步:患者坐位伸直患肢,医生弓步立于患肩斜前方45°角握住患手,调整好重心,先使患肢向后作顺时针方向环转3次,并迅速向后上拉动使肩关节前部肌肉能受到牵拉为度;逆时针动作同前。

第四步：医者站在患者的患侧稍后方，一手扶住患肩，一手握住腕部或托住肘部，以肩关节为轴作环转运动数次，幅度由小到大。然后医者一手托起前臂，使患者曲肘，患臂内收，患侧之手搭在健侧肩上，再由健肩，绕过头顶到患肩，反复环绕数次。

第五步：患者屈患肘并将患手固定于颈后，医生骑马式立于患肩外侧，十指交叉扣于患肩，并将患者患侧肘关节的背侧放在医生肩上，医生肩部和十指相对用力，使患侧上臂尽量上举5次，同时转换用力角度，幅度由小到大，以患者耐受为度，然后双手掌环揉肩部。

第六步：医生立于患侧，一手按于患肩，另一手握患者腕部向后拔伸，并逐渐接近人体后正中线，然后逐渐将腕关节上提。

第七步：医生用拿法、滚法广泛作用于患者颈、肩、背及患侧上肢，并用两手分别置于患肩前后作环转揉法，最后垂直向下握患手抖动患侧上肢以结束手法。推拿疗法每次治疗时间约20分钟。

治疗效果，总有效率90%。

（李忠龙，梁军.推拿治疗肩关节周围炎的随机对照临床研究[J].中华中医药杂志，2011，26(12)：3014-3016.）

5.中药熏蒸治疗肩周炎

杨氏采用中药汽疗雾化透皮外治肩关节周围炎，根据中医辨证分型选方，将药放置于中药汽疗仪药物雾化器中并加适量水，关闭器盖，启动电源，使药物达100℃，产生含药雾化汽使治疗舱内达到40℃，让患者进入治疗舱内，保留头部于舱外，关闭舱门，按体位调节健，使患者达到舒适的体位，温度、时间根据患者体质及耐受能力调节设计好，自动控制温度和时间，一般控制在40℃~45℃，每天一次，每次治疗20~30分钟，连续治疗5次，休息2天，平均治疗30天。

治疗结果，总有效率89.5%。

（杨镇萍，杭柏亚.中药汽疗雾化透皮外治肩关节周围炎的临床应用[J].中国中医骨伤科杂志，2002(05)：44-45.）

张氏采用中药熏蒸配合肩关节松动术治疗肩关节周围炎，药物组成：制附子10g，生黄芪30g，红花10g，桂枝10g，木瓜10g，桑枝20g，羌活12g，白芍药12g，乳香10g，没药10g，延胡索12g，川芎6g。疼痛严重者加制川乌头6g，制草乌头6g。

上药打包备用,采用JS809A医用智能汽疗仪,将组方中药用袋包装放入水槽内,加清水800ml,浸泡1小时,接通电源煮药,先预热20分钟,铺上一次性治疗巾,患者仰卧于熏蒸床上,暴露肩部,将蒸汽喷头对准肩关节,肩关节外盖一层薄棉布或纱布,温度以患者耐受为宜,防止蒸汽烫伤。每日1次,每次20～30分钟。熏蒸时要特别注意温度的掌握,当加热后药物蒸汽沿着管道口流出来时,限定蒸汽的流量,且温度不宜过高,以避免烫伤,一般温度控制在45℃～60℃,先低温,待患者适应后再逐渐过渡到高温,以患者能够耐受为度。同时随时巡视和调节温度,查看患者一般情况,提供患者需求,活动不便者由专人协助,保证安全,每次治疗后让患者适当休息,不宜出汗过多。

治疗效果,总有效率95%。

(张霞,向敏.中药熏蒸配合肩关节松动术治疗肩关节周围炎60例临床观察[J].河北中医,2015,37(07):992-994.)

痛风性关节炎

【概述】

痛风性关节炎急性发作期属中医"痛风""热毒痹""历节病""白虎历节"的辨证范畴。《外台秘要》载:"其昼静而夜发,发即彻髓酸疼不歇,其病如虎之啮,故名白虎之病也。"与痛风性关节炎发病时间多在夜间基本一致。中医所言"痛风"包括了现代医学的多种以疼痛为主的关节炎,其中包括痛风性关节炎。

该病由于患者素日过食辛辣醇酒,膏粱厚味,或素体阳盛或阴虚,日久导致脏腑积热,内伏毒邪,若遇劳倦内伤、饮酒饱食、膏粱辛辣、劳力外伤等外因,而致"热毒气从脏腑出,攻于手足,手足则灼热赤肿疼痛也。"形成痛风发作期的基本病机为内生湿热毒,充斥血脉,痹阻经络,流注关节,着于肌肤。其病位初为血脉,继而骨节、经络、肌肤。病性为实热证。为内生毒邪,外邪引动所致,与外感风寒湿热痹阻经络由浅至深的痹病截然不同。

中医根据病因病机和临床特点进行辨证论治,可以分为如下几种证型。

热毒炽盛,攻于肢节证

该证表现为足趾关节皮肤发红、肿胀,局部灼热,行走艰难,疼痛剧烈如虎之啮,昼轻夜重,全身发热,烦渴汗出,舌质红,苔薄黄燥,脉数。

内酿湿毒,流注于下证

该证表现为足趾或其他关节以肿胀为主,或有关节积液,疼痛难以忍受,不分昼夜,隐隐作痛,局部灼热,骨节重着,舌质红,苔黄腻,脉滑数。

痛风石

该证表现为足趾或其他关节痛风结节形成,或生于耳廓,小者如豆,大者如鸡蛋不等,或X线摄片发现有泌尿道结石,或关节疼痛,屡发不止,不分昼夜,隐隐作痛,局部灼热,骨节重着,舌质红,苔黄腻,脉滑数。

【外治疗法】

1.耳穴贴压配合中药治疗早期痛风性肾病

王氏采用耳穴贴压配合中药治疗早期痛风性肾病,耳穴贴压取内分泌、枕、脾、肾、输尿管、膀胱、内生殖器。常规消毒后,将粘有王不留行籽的胶布对准耳穴贴敷好,然后稍加压力按压1~2分钟,嘱患者自行按压以加强刺激,每次按压使患者感到热、胀、微痛。单侧取穴,两耳轮换。每日3~5次,每次5分钟,每周治疗3次,4周为1个疗程,共治疗2个疗程。

中药治疗采用固肾泄浊汤,药物组成为黄芪25g,白术15g,党参15g,薏苡仁20g,土茯苓15g,萆薢12g,虎杖15g,威灵仙12g,莱菔子12g,牛膝12g,枳壳12g,甘草6g。每日1剂,水煎取汁300ml,早晚分服,4周为1个疗程,共治疗2个疗程。

治疗结果,总有效率为90.0%。

(王国书,刘汉伟,张运新.耳穴贴压配合中药治疗早期痛风性肾病的临床研究[J].上海针灸杂志,2014,33(03):216-218.)

2.钩针刺络放血结合磁圆梅针扣刺治疗痛风性关节炎

黄氏采用钩针刺络放血结合磁圆梅针扣刺治疗急性痛风性关节炎,治疗组(1)钩针刺络放血:采用泉河牌三棱针,将针尖烧至通红后折弯,折弯度达135°,冷却后消毒备用。选局部阿是穴及病变关节附近荥穴、俞穴。若发于在足趾第一跖趾关节及附近,取大都、太白、行间;若发于在足背附近,取太冲、陷谷、内庭、通谷、束骨;若发于手指关节,取邻近八邪、四缝;如发于腕部及附近,取阳池、列缺、腕骨;若发于膝关节及附近,取膝眼。患者取仰卧位,皮肤常规消毒后,将钩针快速刺入皮下,挑出少许白色纤维物质,若有出血,待血留尽后按压针孔。隔日1次,7天为1个疗程,连续治疗1个疗程,随访半月。(2)磁圆梅针扣刺:采用师怀堂磁圆梅针,循经扣刺(沿病变部位累及经脉循经扣刺)、腧穴点扣刺(选择阿是穴、五输穴扣刺)。操作时,以右手拇、食指持针柄,小指轻托针柄末端,虎口向内,屈肘并使手臂悬空,以腕部运动为主要叩击力量,针头垂直叩打皮肤。腧穴点扣刺时,右手食指伸直置于针柄中段,拇指、中指夹持针柄,无名指和小指将针柄固定在掌根部,针头对准按压部位,施力点按穴位,以皮肤潮红为度。每日1次,7天为1个疗程,连续治疗1个疗程,随访半月。

治疗结果:总有效率为93.55%。

(黄祖波,周浩,王芹芹,彭柳,王灵姣,余葱葱,王超.钩针刺络放血结合磁圆梅针扣刺治疗急性痛风性关节炎62例即时效应的临床观察[J].四川中医,2016,34(11):194-195.)

3. 火针刺血治疗急性痛风性关节炎

文氏采用火针不同刺血量治疗足部急性痛风性关节炎,主穴为行间、太冲、内庭、陷谷。配穴为阿是穴(多在足背第1跖趾关节正中处)。每次在患侧选2~3穴。

操作患者取坐位,双足垂地。穴位常规消毒后,将火针在酒精灯上烧至由通红转为白亮时对准穴位速刺疾出,深度为5~30mm。每穴1~2针,以出血为度。用量杯收集放出之血,确定放血量。每次总出血量,A组为20ml,B组为40ml,C组为60ml,达到各组预定值时,加压止血。每隔3天治疗1次,最多治疗3次。术后,嘱患者在48小时内保持针孔清洁干燥。

治疗结果,总有效率97.6%。

(文绍敦.火针不同刺血量治疗足部急性痛风性关节炎观察[J].中国针灸,2005(11):31-32.)

4. 梅花针加拔火罐合并围刺治疗痛风

武氏采用梅花针扣刺出血加拔火罐合并围刺治疗急性痛风,分为两组,A组:大椎、曲池、合谷、外关、尺泽、阳池、阳溪、腕骨、犊鼻、梁丘、阳陵泉、申脉、照海、昆仑、丘墟、解溪。针法用泻法，大椎用三棱针点刺出血。

B组：在A组治疗的基础上加梅花针扣刺出血加拔火罐合并围刺治疗方法，方法如下：患者取卧位，将其关节红肿疼痛处常规消毒，用梅花针重叩至皮肤出血（红肿处全部叩遍），立即加拔火罐（小关节处可用小的火罐或青霉素瓶去掉瓶底制成的小罐，用抽气法拔罐），等瘀血出净，取罐。嘱患者刺血处当日不可见水，以免感染。每处每次宜拔出瘀血5~10ml为度。隔日一次。红肿局部为中心用针灸针平刺，针尖指向红肿的方向，入针0.5~1.5寸。隔日一次。两种治法轮流交替。以3周为1疗程。

治疗结果，治疗组总有效率92.3%，对照组总有效率65.4%。治疗组疗效优于对照组。

（武志全，梅成，姜元辉.梅花针扣刺出血加拔火罐合并围刺治疗急性痛风52例[J].光明中医，2010，25（08）：1460-1462.）

5. 壮医刺血疗法治疗急性痛风性关节炎

李氏等采取壮医刺血疗法治疗急性痛风性关节炎，操作方法步骤：①刺血工具：一次性注射针头，或消毒的三棱针。②选穴：选壮医"梅花穴"，取穴方法：在红肿疼痛最明显的部位取一穴，以此穴为中心上下左右各取一穴，由内向外刺成梅花形。③操作步骤：右手拇、食二指持针，中指夹住针尖部，露出针尖1~2cm，常规消毒皮肤，右手持针迅速浅刺深约0.3cm，立刻出针，挤压针孔，使出血数滴，如果关节疼痛、肿胀严重者则加角吸或拔罐以增加出血量。④疗程：每日1次，5~7次为1个疗程。

治疗结果，总有效率96.67%。

（李凤珍，钟丽雁，梁艳，李玉玲，李新明.壮医刺血疗法治疗急性痛风性关节炎的临床研究[J].中医学报，2014，29（01）：134-136.）

6. 壮医药线点灸治疗痛风性关节炎

陈氏等采取壮医药线点灸治疗湿热蕴结型痛风性关节炎，使用壮医药线点灸法：施术者用左手固定患处肿胀关节的周围皮肤，右手食指及拇指持药线（广西中医药大学附属瑞康医院自制）的一端，线头露出约1cm，点燃药线至出现火星，将有火星的一端对准梅花穴（即肿胀皮肤周围上下左右各一穴共4个穴位，中间1个穴位，总共5个穴位形成梅花状）、肾俞、足三里进行点灸，3次/天，每隔

10分钟1次,每穴1壮,2周为1个疗程。并配以大椎、曲池、外关、阳陵泉、丰隆穴、合谷、太冲、阴陵泉穴,均取双侧,3次/天,每隔10分钟1次,每穴1壮,2周为1个疗程。

治疗结果,总有效率93.3%。

(陈日兰,王秋凤,赖俊玉,鲜于惠子,朱英.壮医药线点灸治疗湿热蕴结型痛风性关节炎的临床观察[J].辽宁中医杂志,2016,43(02):381-383.)

类风湿性关节炎

【概述】

类风湿性关节炎是一种以关节滑膜炎为特征的慢性全身性自身免疫性疾病,滑膜炎的持久反复发作,导致关节软骨及骨质破坏,最终导致关节畸形及功能障碍,血管炎可侵犯全身许多器官,引起系统性病变,故本病又称类风湿病。多见于青壮年,20~45岁占80%左右,女性较男性多见,男女之比为1:3。中医认为本病是在肝肾亏虚的内因基础上,遭受风寒湿外邪而致病。

中医根据病因病机和临床特点进行辨证论治,可以分为如下几种证型。

风寒湿型

关节肿痛,游走不定或痛有定处,遇寒加重,得热则减,关节屈伸不利或局部发凉,四肢关节深重,局部肌肤麻木不仁,全身畏寒怕冷,大便溏薄,小便清长。舌淡,苔白腻,脉象沉紧或沉缓。

风湿热型

起病较急,关节肿胀,疼痛剧烈,局部灼热发红,手不可近,活动受限,兼有发热口渴,烦闷不安,喜冷恶热,小便短赤。舌质偏红,舌苔白干或黄糙,脉滑数或濡数。

气血两虚

关节疼痛,肿胀变形,行握俱艰,面色㿠白,心悸乏力,身疲困倦。舌体胖大,舌质淡,苔薄白,脉沉细弦紧。

脾肾阳虚

关节肿痛,长期反复难愈,病变骨节僵硬,活动受限,屈伸不利,疼痛悠悠,同时见面色淡白,肌肉瘦削,神倦乏力,纳食减少,畏寒,腰腿酸软,大便溏薄,小便清长,夜尿频。舌质淡,苔薄白,脉象沉细弱。

肝肾阴虚

关节疼痛难愈或拘挛不利,局部常有轻度灼热红肿,疼痛多以夜间为明显,同时伴有形体羸瘦,头晕目眩,耳鸣咽干,心烦少寐,手足心热,腰膝酸软。舌质红,少苔或无苔,脉象细数。

痰瘀交阻

历时较长,关节强直,关节周围呈黯黑,疼痛剧烈,筋健僵硬,肌肉萎缩,或见关节畸形,或出现皮下结节,全身情况较差。舌质紫暗有瘀斑,脉来濡涩。

【外治疗法】

1. 耳穴疗法治疗类风湿关节炎

赵氏采用耳穴疗法联合甲氨蝶呤治疗类风湿关节炎,在口服甲氨蝶呤的基础上实施耳穴疗法:(1)选穴,主穴:肝、肾、脾、胃、肾上腺、神门、交感、内分泌、皮质下;配穴:①合并更年期:子宫;②颈肩痛:颈椎、肩;③头痛:枕、额;④眩晕:内耳、枕;⑤胃肠功能紊乱:小肠、三焦;⑥神经衰弱:心。(2)操作:取主穴及对应配穴,主穴均选,依据临床症状选取配穴1~2个穴位,贴压王不留行籽,每次选择单侧,5天后更换至对侧耳穴,注意采用轻柔按摩手法,每日自行按摩3次,每次2~3分钟,每个疗程10天,共6个疗程。疗程间隔为5天。

治疗结果,总有效率98%。

(赵君,包乌吉斯古冷.耳穴疗法联合甲氨蝶呤对55例类风湿关节炎中医证候及生活质量的影响分析[J].山西医药杂志,2019,48(23):2961-2964.)

2. 蜂针疗法治疗类风湿关节炎

邱氏采用蜂针疗法治疗类风湿性关节炎,在组服用甲氨蝶呤的基础上加用蜂针治疗;选择活体蜂进行直刺入,先做蜂针皮试,之后取1只蜜蜂,在已经消毒的穴位上螫刺,留针5分钟之后,拔出蜂螫刺,静待15分钟,红肿的局部直径在5cm之下且不具有全身反应则为阴性,则可以在3天之后行蜂针治疗;初始治疗选择1~2只蜜蜂,并间隔1天维持2~3只蜜蜂,待蜂毒过敏期结束之后加大蜂针的用量,每1次可以加用1~3只蜜蜂,间隔1天行1次蜂针治疗。持续治疗2

个月。

治疗结果,研究组临床治疗总有效率(94.29%)比对照组(65.71%)高。

(邱玉萍,李博,黄建辉.蜂针疗法治疗类风湿性关节炎的疗效分析[J].内蒙古中医药,2018,37(12):73-74.)

3. 雷火灸治疗类风湿性关节炎

王氏采用雷火灸治疗类风湿性关节炎,雷火灸包括以下几种:①纵巧灸法:置雷火灸火头于病灶部位上方,施灸时火头于病灶部位上下活动,活动范围超越病灶部位,距离皮肤约3cm,为平补平泄;距离皮肤约5cm,为补法。②横行灸法:置雷火灸火头于病灶部位上方,施灸时火头于病灶部位左右移动,活动范围超越病灶部位,距离皮肤约3cm,为平补平泻;距离皮肤约5cm,为补法。③回旋灸:置雷火灸火头于应灸部位或对准穴位,以顺时针运动或逆时针均可,火头与皮肤保持适当距离,此法多为补正气。

观察组在对照组措施上加用中医辨证治疗,具体如下:①痛痹:肢体关节剧痛,或关节不可屈伸,痛处多固定,遇冷则痛,遇热则减,呈苔薄白,脉弦紧。施护方法以祛风除湿和温经散寒为主。生活起居方面要避寒,饮食方面多以桂圆、板栗、韭菜等温热性食物为主;治疗上配合雷火灸取肾俞、腰阳关、曲池、外关、命门等穴位。②行痹:关节、肌肉酸痛游走不定,以上肢为多见,寒痛为主,舌苔薄腻或薄白,脉浮。施护方法以散寒除湿与祛风通络为主。生活居住环境以阳光充足为主,注意防止对风流,天气转冷要及时保暖;饮食方面少食梨子、西瓜等寒凉性食物,冬季少食生鲜的食物。雷火灸取膈俞、血海、内关、大陵等穴位。③着痹:关节疼痛酸楚或肿胀,通有定处,手足困重,苔白腻,脉濡缓。治则方法以除湿通络与祛风散寒为主。生活起居方面要注意保持室内干燥,注意通风;饮食方面多使用冬瓜等祛湿食物。两组均治疗2个疗程,共2周。

治疗效果,观察组患者疼痛评分、SAS总评分、SF-36总评分均显著低于对照组。

(王晓凤,王卉,张奎芳,朱荣惠,陈红霞,王艳萍,吕鹤群,毕信亚.雷火灸对类风湿性关节炎患者情绪、疼痛程度及生活质量的影响[J].实用临床护理学电子杂志,2020,5(25):95-101.)

4. 中医蜡疗联合护理干预治疗风湿性关节炎

雒氏使用中医蜡疗联合护理干预治疗风湿性关节炎,对照组采用常规西药治疗。口服甲氨蝶呤治疗,20mg/次,2次/天;治疗期间加强对患者的健康教育,讲解风湿性关节炎的相关医学知识、治疗方法、预后及生活起居护理知识;给予患者心理护理,并指导患者进行功能锻炼;给予用药指导,强调遵医嘱用药的重要性,讲解饮食注意事项,建议患者补充生姜、黄豆、胡椒等养气补血的食物等。观察组在对照组的基础上进行中医蜡疗,并加强护理干预。采用电脑恒温电蜡疗仪将蜡融化成液体,将蜡液制成柔软蜡饼(45℃~55℃),清洁患者患处的皮肤,毛发较多者可剃去,将蜡饼敷在患处,采用棉垫保温,治疗时间为15~30分钟/次,1次/天。两组均以12周为1个疗程。此外,观察组在对照组基础上加强蜡疗护理,蜡疗前向患者讲解蜡疗的注意事项、配合事项、作用机制及治疗目的,取得患者的配合;告知患者不宜空腹进行蜡疗,为避免蜡中的水分烫伤患者,可先将蜡加热至100℃以促进水分蒸发;准确掌握蜡饼的温度,准确评估患者对热的耐受情况,使用蜡饼时不可用力挤压,以免蜡液流出烫伤皮肤。若患处皮肤有破损可在其上铺一层凡士林纱布再进行治疗;治疗过程中注意观察是否出现皮肤破溃、过敏等,治疗结束后取出蜡饼,擦干皮肤,嘱患者注意保暖;为避免患者全身出汗造成脱水,可指导患者补充水分或淡盐水,同时指导患者循序渐进的进行关节屈伸旋转运动。

治疗效果,观察组患者的干预总有效率为95.0%,显著高于对照组的75.0%。干预后,两组患者的关节压痛个数、压痛评分及晨僵时间均改善,且观察组均优于对照组两组患者的生活质量评分均降低,且观察组低于对照组。

(雒燕.中医蜡疗联合护理干预对风湿性关节炎患者疼痛的影响[J].临床医学研究与实践,2019,4(16):163-164)

5.壮医火攻疗法治疗类风湿关节炎

吉氏采用壮医火攻疗法治疗类风湿关节炎,将60例符合要求的研究对象按随机数字表将病人分为2组,壮医火攻组和对照组各30例。

对照组给予患者非甾体类抗炎药,改善病情抗风湿药等西医常规治疗。如双氯芬酸钠100mg/天,甲氨蝶呤15mg/周等。

壮医火攻组选穴:寒毒、阴证多取身体背部及下肢穴位(如大椎、肺俞、肾俞、足三里、犊鼻、委中等)。可视病情,按壮医龙路、火路循路选穴或选取反应点。

操作:取炮制好的药枝一端放在酒精灯上燃烧,明火熄灭后,把燃着暗火的药枝包裹于两层牛皮纸内,在穴位上施灸30分钟(灸时隔着衣服或直接灸在皮肤上均可)。在对照组治疗的基础上,加每天施灸1次,10日为一个疗程。壮医火攻组疗程:一周治疗5次,10次1疗程,共治疗1个疗程。

治疗结果,壮医总有效率90.0%,常规西医总有效率83.3%。

(吉星云.壮医火攻疗法治疗类风湿关节炎活动期临床疗效研究[D].广西中医药大学,2019.)

卓氏采取壮医药物竹罐疗法治疗类风湿关节炎,对照组给予"双氯芬酸钠双释放肠溶胶囊"口服,75mg/次,每日1次,14天为1个疗程。

治疗组在对照组治疗的基础上配用壮医药物竹罐疗法,每2天拔罐1次,14天为1个疗程。壮医药物竹罐液药剂组方:藤杜仲、三钱三、八角枫、大钻、小钻各40g,鸡矢藤30g,伸筋藤、丢了棒各20g,粉碎装入布袋,加水5000ml煎成药液。然后投入竹罐和消毒药巾,同煮5分钟后用长镊子取出竹罐,甩尽水珠,趁热迅速扣在患病关节部位上,每次拔5~10分钟。第一次拔出竹罐后即用三棱针在罐印上迅速浅刺3~4针(按常规消毒皮肤后再刺),再次取出热药罐在针刺部位上拔罐,拔罐完毕,用消毒棉球擦净针刺部位的渗出液或血液,取出药巾拧成半干趁热敷于拔罐部位上,换2~3次药巾即可。

结果,观察组总有效率93.33%,明显好于对照组70%。

(卓秋玉,陈海艳,李艳艳,韦秀珍.壮医药物竹罐疗法治疗类风湿关节炎的观察及护理[J].中国民族医药杂志,2014,20(04):6-7.)

强直性脊柱炎

【概述】

强直性脊柱炎是以骶髂关节和脊柱附着点炎症为主要症状的疾病。与HLA-B27呈强关联。是四肢大关节,以及椎间盘纤维环及其附近结缔组织纤维化和骨化,以及关节强直为病变特点的慢性炎性疾病。

强直性脊柱炎中医称之为骨痹,是指六淫之邪侵扰人体筋骨关节,闭阻经脉气血,出现肢体沉重、关节剧痛,甚至发生肢体拘挛蜷曲,或强直畸形者。中医认为本病主要病因为先天禀赋不足、肾精亏虚、后天失养、寒湿痹阻、外伤瘀阻或慢性劳损,使气血不足,筋骨失养或寒湿凝结气血。本病病位在肾,与肝、脾关系密切。

中医根据病因病机和临床特点进行辨证论治,可以分为如下几种证型。

风寒湿痹

四肢关节疼痛,或有肿胀,疼痛固定,痛如刀割,屈伸不利,昼轻夜重,怕风冷,阴雨天易加重肢体酸胀沉重。舌象脉象:舌质淡红,苔薄白或白腻,脉象弦紧。治以散寒除湿,祛风通络。方选薏苡仁汤加减。

湿热蕴结

关节红肿、灼热、焮痛,或有积液,或有水肿,肢节屈伸不利,身热不扬,汗出烦心,口苦黏腻,食欲不振,小便黄赤。舌象脉象:舌红,苔黄腻,脉象滑数。治以清热解毒,祛风利湿。方选除湿解毒汤合羌活胜湿汤加减。

肝肾亏虚

腰背疼痛,上连项背,下达髋膝,僵硬拘紧,转侧不利,俯仰艰难。腹股之间,牵动则痛,或有骨蒸潮热,自汗盗汗。舌象脉象:舌质尖红,苔白少津,脉象沉细或细数。治以补益肝肾,活血通络。方选大补元煎合身痛逐瘀汤加减。

痰瘀互结

关节疼痛肿胀明显,甚则变形,难以屈伸转动,动则痛剧,或寒或热,寒热错杂,全身乏力,两手时有震颤,四肢常有抽动。舌象脉象:舌质紫黯,或有瘀斑,苔多白腻,脉象沉细或涩。治以补益气血,化痰破瘀。方选趁痛散合圣愈汤加减。

【外治疗法】

1. 雷火灸刺激华佗夹脊穴治疗强直性脊柱炎

杜氏采取雷火灸刺激华佗夹脊穴改善强直性脊柱炎组患者脊柱功能,雷火灸取穴:从第1胸椎至第5腰椎各椎棘突下间旁开1寸,从上至下每侧17穴,左右共34穴挟行排列脊柱。

雷火灸灸柱药物组成:艾叶、蝉蜕、乳香、没药、透骨草、当归、水蛭、丹参。灸具采用长斗式灸具盒。雷火灸操作方法:患者俯卧位,先将1/2支的雷火灸点着,然后插入双孔灸盒内,将灸盒固定后放在双侧华佗夹脊穴上,盖上毛巾,热灸30~40分钟,10分钟吹灰1次,当观察到皮肤发红,患者感觉深部组织发热后将两支药柱取出。10天为1个疗程,可休息5天,然后继续下1个疗程。3个疗程后评价各项指标。

结果,治疗组治疗前后脊柱活动度、治疗前后BASDAI评分和BASFI评分均优于对照组。

(杜婷婷,丁炜.雷火灸刺激华佗夹脊穴改善强直性脊柱炎患者脊柱功能临床研究[J].中医学报,2017,32(11):2263-2265.)

2. 火针疗法治疗强直性脊柱炎

赵氏运用火针疗法治疗强直性脊柱炎,对照组给予塞来昔布胶囊,每日1次,每次200mg,饭后服用,10天为1个疗程,共3个疗程。

治疗组服用常规药物的同时给予针刺穴位,以膀胱经、督脉穴位及夹脊穴为主,辅以阿是穴,针刺针具选用中粗火针,针法为点刺法。实施治疗时患者取俯卧位,用医用酒精棉球充分消毒选择穴位,针刺前置火针于酒精灯火焰的外上1/3处,加热至白亮,然后施针于患者。快速刺入穴位,刺入2分左右,迅速出针,按压针孔。针刺当日,嘱患者所刺穴位处不可近水。每次选6个穴位,交替行针刺,隔日1次。10天为1个疗程,共观察3个疗程。

治疗结果,治疗后2组患者临床指标数值均降低($P<0.05$),治疗组 Bath - BASFI、Bath BASDAI指标低于对照组,差异有显著性($P<0.05$)。

(赵芳,郑爱菊,宋秀娟,陈佳.强直性脊柱炎运用火针疗法的疗效分析[J].内蒙古中医药,2014,33(34):67-68.)

3. 中药烫熨缓解强直性脊柱炎

曹氏等采用申时中药烫熨缓解强直性脊柱炎腰背痛,中药:透骨草、伸筋草、木瓜、防风、红花、当归、川芎、细辛、艾叶、海桐皮、独活、桂枝、冬虫夏草等装入布袋蒸煮备用,每天申时(15:00~17:00)烫熨患者夹脊穴,顺序:从上至下,颈→背→腰→臀两旁夹脊穴,每次烫20分钟,然后在两旁夹脊穴各放一温度适中的药袋,上面覆盖一层塑料布,再盖一张小毛巾被保温,时间约20分钟左右,操作完毕擦干腰背,注意保暖,6小时后再行冲凉。1次/天,30天为1个疗程。

治疗结果,总有效率90%。

(曹惠雄,莫长勇,周培存,李兴燕,梁世幸,蒙家琼.申时中药烫熨缓解强直性脊柱炎腰背痛30例[J].中国中医药现代远程教育,2015,13(01):40-41.)

4. 温针灸联合中药熏蒸治疗活动期强直性脊柱炎

王氏等采用温针灸联合中药熏蒸治疗活动期强直性脊柱炎,2组均给予双氯芬酸钠胶囊,50mg/次口服,2次/天;来氟米特片,20mg/次口服,1次/天。

对照组在此基础上给予温针灸夹脊穴治疗:主穴取华佗夹脊穴,配穴选择大杼、大椎、肾俞、肝俞。患者取仰卧位,常规消毒后,将30号1～1.5寸毫针从上至下刺入病变区域部位的夹脊穴,并向患者脊柱方向针尖透刺,进针得气后行补法,之后将短艾条插于针柄上,在艾条燃尽及针柄冷却之后拔出毫针,每次治疗30分钟,1次/天,每周5次。

观察组在对照组治疗基础上给予自拟中药熏蒸治疗,方药组成:大黄20g、透骨草12g,川乌12g,草乌12g,雷公藤12g,补骨脂10g,花椒8g,伸筋草20g,蜂房10g,乳香12g,没药12g,芒硝12g,青风藤15g,将上述药剂浸泡30分钟后加水煎煮,滤药汁2000ml后放置在中药熏蒸器中(药温35℃～40℃),每次操作时中药熏蒸器喷头与皮肤保持30～50cm,每次熏蒸30分钟,1次/天,每周5次。操作过程中注意避免皮肤烫伤。

治疗结果,2组治疗前后CRP、ESR、碱性磷酸酶水平比较2组治疗后CRP、ESR、碱性磷酸酶水平均显著降低,且观察组上述指标水平均明显低于对照组。

2组治疗前后临床症状积分及关节肿胀情况比较2组治疗后BASFI、BASDAI评分、关节肿胀数目均明显降低,且观察组上述指标改善情况均优于对照组。

2组治疗前后骨骼和肌肉活动情况比较2组治疗后胸廓活动度、Schober试验、枕墙距、指地距及腰椎侧屈度、腰椎后仰度均显著改善,且观察组上述指标改善情况均明显优于对照组。2组治疗后临床疗效比较观察组总有效率明显高于对照组。

(王凯军,赵丽,张华.温针灸联合中药熏蒸治疗活动期强直性脊柱炎疗效观察[J].现代中西医结合杂志,2016,25(31):3434-3436.)

5. 水针注射雪莲为主治疗强直性脊柱炎

黄氏以水针注射雪莲为主治疗强直性脊柱炎,操作手法:(1)在水针注射针刺前,先从夹脊穴的起点(即第1胸椎棘突下旁开半寸),用拇指向下按压滑动,找出敏感点(压痛点、痛性结节或有酸、麻、胀感处),然后用手指在选定的穴位上掐成"十"字痕,从而瞄准和锁定目标,进行穴位皮肤常规消毒后,在十字交叉点进针,向脊柱方向斜刺待针下出现电击样或胀麻感传导时,则停止进针,施以相应手法并回抽无血无气后方可推注相关药液2ml/每穴。(2)患者取侧卧或俯卧位。侧卧时,双膝尽量屈曲向腹部;俯卧时,髋部可垫厚枕。在骶管裂孔处先用手指从尾骨尖,延中线向头方向摸按3～4cm处,在骶尾交界处可摸到一三角形或"U"形的凹陷,即骶管裂孔。在骶管裂孔两侧可摸到一蚕豆大小的骨质隆起,即为骶角。两骶角连线中点即为进针点。穴位皮肤常规消毒后采用直刺法进针,用7号针头垂直刺入皮肤、皮下组织,针尖进入骶尾韧带时有阻力感,当穿透骶尾韧带时有落空感,回抽无血及脑脊液后,少量注药如果无阻力,表示已进入骶管腔内,即可注药10ml。

器具及药物,经严格消毒的一次性10ml注射器、7号注射针头;0.5%强力碘伏(络合碘);消毒棉签。注射用药:治疗组选用雪莲注射液4ml、2%利多卡因注射液5ml,维生素B_{12}注射液500μg。以上药物配制成10ml混合药液备用;对照组选用红茴香注射液4ml、0.9%生理盐水注射液6ml,配制成10ml混合药液备用。

用上述准备的注射器分别为治疗组和对照组病人抽取上述准备的相应药液,选取一组华佗夹脊穴5个和二组腰俞穴交替使用。选用一组穴位时,将10ml药液平均分成5份,即每穴2ml,进行水针注射疗法治疗;选用二组穴位时,将全部药液10ml在腰俞穴上,进行水针注射疗法治疗。水针注射结束后选用重庆产双头TDP电磁波灸疗仪进行患部脊柱照射30分钟,强度以患者能耐受为宜。两组均每3日治疗1次,20次为1疗程,治疗期间口服上述分型中药进行辅助治疗,于5个月后评定疗效。

治疗结果,总有效率差异无统计学意义;但治疗组治愈率明显高于对照组。经随访6个月到1年,治疗组60例中复发2例;对照组30例中复发14例,说明治疗组在短期内的复发率明显低于对照组。

(黄庆华.以水针注射雪莲为主治疗强直性脊柱炎60例效果观察[J].中国临床新医学,2009,2(02):191-193.)

6.中药熏蒸治疗强直性脊柱炎

李氏采取止痹方蒸气浴治疗强直性脊柱炎,蒸浴前准备毛巾、干浴巾、药浴衣、温开水、中草药(川乌、草乌各12g,伸筋草、透骨草各30g,牛膝、红花、当归、桂枝、虎杖各15g,艾叶18g,花椒9g),调节室温至22℃～30℃,将中药包放入药浴机后箱,打开机身电源,设定时间并记录,以30分钟为宜。此治疗1天1次,15天为1个疗程,期间给予静脉滴注活血化瘀类中成药,治疗1个月。对照组:口服非甾体类药,静脉滴注活血化瘀类中成药,1天1次,15天为1个疗程,治疗1个月。

治疗结果,治疗组总有效率90.69%,明显优于对照组74.35%。

(李晓妮,杨淑彬.止痹方蒸气浴治疗强直性脊柱炎43例[J].陕西中医,2013,34(07):847.)

王氏采取中药汽疗雾化透入治疗强直性脊柱炎,自拟健脊方:杜仲20g,川续断20g,狗脊20g,淫羊藿20g,牛膝20g,补骨脂20g,秦艽25g,威灵仙20g,伸筋草20g,川芎20g,鸡血藤25g,艾叶20g,二活各15g,元胡20g。将中药置于HH-QL型中药汽疗仪药物雾化器中,达沸点后产生含药雾化汽,当舱温达38℃时,患者进入舱内,头部暴露于外,按体位调节键,使患者达到舒适体位,温度、时间可根据患者的体质及耐受能力调节,一般在38℃～45℃,每次治疗30分钟,每日1次,连续治疗7天后,休息1天,20天为一疗程,共治疗2个疗程。配合口服柳氮磺胺吡啶,第1周0.25g,1日3次口服,以后每周每次增加0.25g,至第4周1.0g,1日3次口服维持,疼痛较重者临时服用非甾体抗炎剂。对照组:口服柳氮磺胺吡啶,第1周0.25g,1日3次口服,以后每周每次增加0.25g,至第4周1.0g,1日3次口服维持,疼痛较重者临时服用非甾体抗炎剂。

治疗效果,治疗组与对照组比较,显效率及有效率均优于对照组。治疗组治疗前后关节疼痛和肿胀比较均有显著性差异;对照组除晨僵时间改善不明显外,其余均有改善。治疗组与对照组治疗后比较差异有显著性,治疗组明显优于对照组。

治疗组与对照组治疗前后比较ESR、CRP均有明显变化,差异有显著性;但对照组Keitel试验治疗前后比较无显著性差异;治疗组与对照组治疗后比较差异有显著性,治疗组明显优于对照组。

(王璟璐,缪宏珠,于慧敏.中药汽疗雾化透入治疗强直性脊柱炎的临床研究[J].哈尔滨医科大学学报,2008(02):206-207.)

7. 中医蜂疗四联法治疗强直性脊柱炎

廖氏采用蜂针、蜡疗、中药内治、中药外治四者联合应用治疗强直性脊柱炎，蜜蜂的蜇针中含有蜜蜂分泌的蛋白质，对于部分人来说可能会引起过敏反应。因此必须先在人体外关穴实行首先给予患者0.1个自然蜂针量，观察10～20分钟，如果患者局部皮肤出现小于2cm的硬结，则为过敏反应阴性，可进行下一步治疗。蜂针量逐日递增一个针剂量，最多每天使用15针，1次/日，40天为一个疗程。一个疗程结束7天后在进行第2个疗程的治疗，用法同上。第二个疗程结束后间隔7～10天后进行治疗，每天可给予2针，逐步增加到每日量15针，以此类推。

蜡疗主要原料选用皇台提取蜡制同时配合着透骨草、红花、海桐皮等物质熬制汤汁，然后共同制成透皮贴剂，对病变关节服帖30～40分钟，1次/日，每个病变关节进行8次以上的治疗，每个关节轮流着进行。45次为1个疗程结束间隔7、8天后再进行第二个疗程。

中药外治选择痛封舒注射液2～3ml，在病变关节周围的穴位进行注射，每个病变关节轮流进行注射，每个病灶隔日进行注射1次，10次即为1个疗程。同样一个疗程结束后7～8天进行下一个疗程的治疗。

治疗结果，中医蜂疗四联法组治疗有效率为75%，缝针疗法组治疗有效率为45.8%，常规治疗组治疗有效率为25%，中医蜂疗四联法组与其他两组间差异具有统计学意义。

（廖思敏.中医蜂疗四联法治疗强直性脊柱炎的临床疗效观察[J].航空航天医学杂志,2013,24(12):1568-1569.）

膝骨性关节炎

【概述】

膝骨性关节炎又称增生性关节病，约占各类各型关节炎的40%左右，多发于40岁以上的中老年人。以膝关节软骨变性、X线摄片示"骨质增生"、腿软欲跌、局部疼痛、跛行、膝关节伸屈受限为主要特征。

中医根据病因病机和临床特点进行辨证论治,可以分为如下几种证型。

风寒湿痹

肢体关节酸楚疼痛,痛处固定如刀割,或有明显重着感,或患处表现肿胀感,关节活动不灵活,畏风寒,得热则舒,舌淡苔白腻,脉弦紧或濡数。

瘀血闭阻

肢体关节刺痛,痛处固定,局部有僵硬感,或见固定的腰背疼痛,或双膝关节疼痛,行路困难,下肢麻木,夜间或遇寒冷时上证加重,舌暗紫苔白,脉细涩。

肝肾不足

证见腰膝酸软,骨节疼痛,屈伸不利,筋肉萎缩,肢体麻木,遇劳加重,且反复发作,伴面色少华,形寒肢冷,或头晕耳鸣,筋脉拘急,舌淡苔白,或舌红少苔,脉沉弱或沉数。

【外治疗法】

1.艾灸法治疗膝骨性关节炎

张氏采取"双固一通"隔物温和灸治疗膝骨性关节炎,治疗组:采取俯卧位,取关元、足三里(双)、犊鼻(患侧)、阳陵泉(患侧)上置附子饼(用炮附子研粉后以黄酒、饴糖调制成直径2cm,厚0.3~0.5cm的圆形药饼,中间均匀戳火柴棒粗细小孔5个);用简易艾灸器分别将直径约2cm,长4cm艾条悬置距附子饼1cm上方点燃温和灸,灸治过程中不断将艾灰去掉,并保持艾灸与附子饼间距及火候,每穴艾灸时间约30分钟,以穴部皮肤泛红而不灼伤为度。每周连续5天治疗,休息2天。共治疗2周。对照组:口服双氯芬酸钠胶囊75mg,每日1次。共治疗2周。

治疗结果,治疗组总有效率90%,对照组总有效率40%。

(张阳春,李秀彬."双固一通"隔物温和灸治疗膝骨性关节炎30例临床观察[J].浙江中医杂志,2015,50(05):382.)

高氏采用雷火温针灸治疗风寒入络型膝骨关节炎,治疗组采用雷火温针灸治疗。取穴:内膝眼、外膝眼。操作:嘱患者仰卧位,于患侧膝下垫一软枕使膝部微屈;在穴位处行常规皮肤消毒,选用直径0.28~0.30mm、长40~75mm一次性针灸针针刺20~30mm;行平补平泻法得气后,再在上述穴位处行雷火温针灸

（雷火灸条主要由沉香、穿山甲、干姜、茵陈、木香等中药组成），即将其剪段成直径约1.5cm、长约1.5cm圆柱，插于针尾后点燃使其燃烧；艾灸距离皮肤4~5cm，每次灸2壮，隔日治疗1次，共治疗15次。

对照组口服盐酸氨基葡萄糖片（四川新斯顿制药有限责任公司生产，0.24g/片），每次0.48g，每日3次，疗程1个月。

治疗结果，治疗组总有效率为93.33%，对照组为66.67%。

（高强，吴超，席明健，田旭东，乔琦.雷火温针灸治疗风寒入络型膝骨关节炎临床研究[J].上海中医药杂志，2016，50（02）：49-51.）

2. 苗医弩药液外治法治疗膝骨性关节炎

张氏采用苗医弩药液外治法治疗膝骨性关节炎，两组治疗前进行膝关节局部常规消毒，治疗组根据苗医弩药液使用原理，进行弩药液局部涂搽，用药量约30ml，每次用棉签蘸药液涂搽膝关节周围，然后用手掌对患处进行顺时针揉搽。对照组给予膝关节局部扶他林乳膏涂搽，按说明进行操作。观察指标：治疗组及对照组治疗前后分别抽取膝关节液，并行白介素-6（IL-6）、一氧化氮（NO）浓度检测，每次抽取关节液0.5ml（正常范围在0.5~1.5ml）。

治疗结果，治疗组优良率86.67%，对照组优良率63.33%。

（张学仪，杨晓龙，闫文文.苗医弩药液外治法对膝骨性关节炎滑液IL-6和NO含量的影响及疗效观察[J].中国民间疗法，2017，25（01）：74-76.）

3. 中药热敷治疗膝骨性关节炎

屈氏采用中药热敷散治疗老年膝骨性关节炎，对照组给予外贴好及施（复方水杨酸乙二醇，含水杨酸乙二醇、薄荷醇、樟脑、生育酚和辣椒提取液）透皮吸收贴剂治疗。并用加强贴固定外周，24小时一换。治疗组采用中药热敷散组方：透骨草、伸筋草、威灵仙各30g，艾叶、川乌、草乌、桂枝各20g，刘寄奴、红花各25g，苏木、花椒各10g，生麻黄40g。将药1副入锅，加葱白三根切碎（约50g），倒入食醋250g后拌匀，待食醋渗入药物后装入棉质小布袋，封口后放盘子上笼蒸30分钟后取出药袋热敷膝关节部位，每副药用2天。刚蒸的药袋温度较高，用毛巾双层包裹后热敷局部，待温度下降后取掉毛巾，将药袋直接于膝部皮肤接触热敷，外裹棉垫保温，每次30~50分钟，早、晚各1次，10天为1疗程。共观察2个疗程，进行疗效评价。（膝关节不论左右，均选择单膝作为观察对象，如患者双膝均为骨性关节炎的病例,则选择较重的一侧为观察对象)。在热敷的过程中,应防止皮肤烫伤,如遇皮肤过敏,应停止热敷。局部有神经性皮炎等皮肤病、局部皮肤感染者为禁忌症。

治疗结果,治疗组总有效率为88%,对照组总有效率为72%。

(屈强,李彦霞,金晶.中药热敷散治疗老年膝骨性关节炎临床观察[J].陕西中医,2016,37(09):1196-1197.)

急性腰扭伤

【概述】

急性腰扭伤是腰部肌肉、筋膜、韧带等软组织因外力作用突然受到过度牵拉而引起的急性撕裂伤,常发生于搬抬重物、腰部肌肉强力收缩时。急性腰扭伤可使腰骶部肌肉的附着点、骨膜、筋膜和韧带等组织撕裂。

患者伤后立即出现腰部疼痛,呈持续性剧痛,次日可因局部出血、肿胀、腰痛更为严重;也有的只是轻微扭转一下腰部,当时并无明显痛感,但休息后次日感到腰部疼痛。腰部活动受限,不能挺直,俯、仰、扭转感困难,咳嗽、喷嚏、大小便时可使疼痛加剧。站立时往往用手扶住腰部,坐位时用双手撑于椅子,以减轻疼痛。腰肌扭伤后一侧或两侧当即发生疼痛;有时可以受伤后半天或隔夜才出现疼痛、腰部活动受阻,静止时疼痛稍轻、活动或咳嗽时疼痛较甚。检查时局部肌肉紧张、压痛及牵引痛明显,但无淤血现象。

中医根据病因病机和临床特点进行辨证论治,可以分为如下几种证型。

气滞血瘀

腰部有外伤史,腰痛剧烈,痛有定处,刺痛,痛处拒按,腰部板硬,活动困难舌质紫暗,或有瘀斑,舌苔白薄或薄黄,脉沉涩。

湿热内蕴

伤后腰痛,痛处伴有热感,或见肢体红肿,口渴不欲饮,小便短赤,或大便里急后重,舌质红,苔黄腻,脉濡数或滑数。

【外治疗法】

1. 三棱针散刺加拔罐治疗急性腰扭伤

景氏采用三棱针散刺加拔罐治疗急性腰扭伤,取穴局部阿是穴,操作方法:治疗前首先解除患者心理上的恐惧感,以求得配合:嘱其采取俯卧位,腹下垫一软枕:术者用75%酒精棉球进行严格消毒,取一枚三棱针在患部阿是穴处施行散刺,可刺4~6个点,手法要求速刺、浅刺、轻刺、以局部微出血为度;随后取一口径约3寸的火罐,在散刺部位施拔罐术,留置5~10分钟,起罐后,用以干棉球拭去局部火罐拔出的瘀血,再用75%酒精棉球消毒该处。

治疗效果,总有效率100%。

(景宏义.三棱针散刺加拔罐治疗急性腰扭伤40例[J].现代中医药,2002(05):55.)

2. 推拿按摩治疗急性腰扭伤

梁氏采取四步推拿法治疗急性腰扭伤,操作步骤如下。①点揉气海:患者仰卧位,医者立于患者的患侧,用食、中、无名指放于气海穴上,另一手放于其上点揉气海穴10分钟,以患者腰部有温热或沉胀感为度。②点拨箕门:患者仰卧位,患侧下肢屈髋屈膝并膝部外旋,医者立于患者健侧,双手拇指叠加放于箕门,做深沉而有力的点法和拨法5~10次,以患者耐受为度。③点揉肾俞:患者俯卧位,医者立于患者健侧,用双拇指点揉双侧肾俞3分钟,再用掌推两侧竖脊肌3~4次。④点拨委中:患者俯卧位,医者立于患者患侧,用拇指点压委中,用弹拨法重拨委中处的条索物5~10遍,以患者耐受为度。最后用掌揉法在腰背部施术5分钟,用擦法直擦两侧竖脊肌,以透热为度。每日治疗1次,7次为1个疗程,治疗1个疗程后统计疗效。

治疗结果,总有效率为100%。

(梁振新,王华兰,刘静.四步推拿法治疗急性腰扭伤疗效观察[J].中国中医药信息杂志,2010,17(11):77-80.)

李氏采取指压动态平衡手法治疗急性腰扭伤,根据患者主诉、活动受限的情况及触诊结果,确定受损组织的部位、范围和明显压痛点(区)。首先让患者取俯卧位,在腰骶、臀部施力量适度的按揉弹拨放松手法约5分钟,然后让患者站立,两脚分开与肩基本同宽。医者站于其侧后方,一手扶于健侧腰腹部,另一手的拇指用适当的力度按压住距压痛点(区)上方2cm左右的位置(如果是在肌腱附着点处有压痛,则指压该处),持续30秒左右后,嘱患者向活动受限方向缓慢地反复活动,幅度逐渐增大,达到其自身的功能位后,再做3~5次活动后停止指压,让患者开始缓慢地朝各个方向活动腰部。如出现其他活动方向受限,需查准痛点后,再对其进行指压调衡治疗。待腰部各方向功能活动明显改善后,让患者开始走动并自由活动腰部,最后可用活血化瘀通络手法(如揉法),疗效会更好。对于只有在弯腰或站与坐的动作变换过程中出现腰骶部疼痛而无明显压痛点者,医者位于患者身后,两手分别置于其髂嵴处,拇指则压于两侧S1~S2水平距骶中嵴旁开约1寸处,让患者做上述动作,其余方法同前。1天治疗1次,5次为1疗程。治疗1个疗程后观察分析疗效。

治疗结果,总有效率100%。

(李建文.指压动态平衡手法治疗急性腰扭伤67例[J].中医外治杂志,2008(02):41-42.)

3.放血疗法治疗急性腰扭伤

袁氏采取腰阳关穴区放血治疗急性腰扭伤,患者取俯卧位,暴露腰部,在以腰阳关穴为中心,半径1.5cm的穴区常规消毒后,一次性皮肤针重叩皮肤至星状出血后,加拔3号火罐,留罐5分钟至局部出血2~3ml,拔除火罐,用消毒棉球擦净皮肤表面血迹,再用碘伏消毒叩刺腰阳关穴区,透干。嘱术后当天勿洗澡,以防局部感染。第1天和第4天治疗,共治疗2次,第6天观察疗效。

治疗结果,治疗组总有效率96%。

(袁桥妹,洪恩四,汪文强.腰阳关穴区放血治疗急性腰扭伤25例[J].中国中医药现代远程教育,2015,13(17):86-87.)

于氏用针灸及放血法治疗急性腰扭伤,取腰痛穴,腰痛穴在手背侧,当第2、3掌骨及第4、5掌骨之间,当腕横纹与掌指关节中点处,一侧2穴,左右共4穴;后溪穴在小指掌指关节后外侧,握拳时,掌侧横纹尽头处;人中穴在人中沟上1/3与中1/3交点处。左侧腰痛取左手腰痛穴,右侧腰痛取右手腰痛穴,中间腰痛取后溪、人中。快速进针后患者于刺部出现酸、胀、麻等感觉,快速强捻针后,嘱患者蹲起站立,左右转体做腰部活动,留针30分钟,5~10分钟行针一次,作强刺激,出针后,在腰部局部阿是穴以刺血拔罐法拔罐,留罐5～10分钟。

治疗结果,总有效率100%。

(于学斌,李成君.用针灸及放血法治疗急性腰扭伤60例疗效分析[J].求医问药(下半月),2011,9(11):595.)

腰椎间盘突出症

【概述】

腰椎间盘突出症属于中医学的腰痛、痹病证范畴。认为腰椎间盘突出症多由肾虚,风、寒、湿邪侵袭肌表,流注经络,或因跌扑损伤,瘀血内停,经络闭阻,气血运行不畅而致。

中医根据病因病机和临床特点进行辨证论治,可以分为如下几种证型。

血瘀气滞

腰腿痛如刺,痛有定处,日轻夜重,腰部板硬,俯仰旋转受限,痛处拒按。舌质暗紫,或有瘀斑,舌苔薄白或薄黄,脉弦紧或涩。

寒湿痹阻

腰腿冷痛重着,转侧不利,肢体发凉,静卧痛不减,日轻夜重,遇寒痛增,得热则减,舌质淡,苔白腻,脉弦紧、弦缓或沉紧。治法:温经散寒,祛湿通络

湿热痹阻

腰部疼痛,腿软无力,痛处伴有热感,遇热或雨天痛增,活动后痛减,恶热口渴,小便短赤。苔黄腻,脉濡数或滑数。

肝肾亏虚

腰腿痛缠绵日久,反复发作,乏力,劳累更甚,卧则减轻。偏阴虚者,咽干口渴,面色潮红,倦怠乏力,心烦失眠,多梦或有遗精,妇女带下色黄味臭,舌红少苔,脉弦细数。偏阳虚者面色㿠白,手足不温,少气懒言,形寒畏冷,腰腿发凉,筋脉拘挛,或有阳痿、早泄,妇女带下清稀,舌质淡,脉沉细无力。

【外治疗法】

1. 督穴导气针法治疗腰椎间盘突出症

童氏采取督穴导气针法治疗腰椎间盘突出症,第一阶段,督穴组,即采用督穴导气针法治疗;电针组,即采用常规电针治疗。治疗10次为1个疗程。

第二阶段,经第一阶段治疗之后剔除疗效判定为治愈的患者。两组患者互换,原督穴组改为电针组,即采用常规电针治疗;原电针组改为督穴组,即采用督穴导气针法治疗。治疗10次为1个疗程。

洗脱期,第一阶段结束后,两组患者均停止治疗1个月,然后进入第二阶段的试验。

督穴组基本穴位取腰阳关、十七椎、环跳。太阳腰腿痛加承扶、委中、昆仑;阳明腰腿痛加伏兔、足三里、解溪;少阳腰腿痛加风市、阳陵泉、悬钟。

用75%乙醇棉球常规消毒,取0.30mm×40mm和0.35mm×75mm不锈钢毫针,根据针刺部位选择采用爪切进针法或者夹持进针法进针,除环跳穴进针深度为2.5寸外,其余穴位进针深度均为1.2寸。腰阳关、十七椎常规进针后,用刺手之拇、食指夹持针柄的上2/3,中指指腹扶住针柄的下1/3,三指相互配合,缓慢施以提插捻转,使针下产生沉重紧涩感。然后依据辨证分型,实证逆督脉经而刺,行导气针之泻法,使针感传下;而虚证则顺督脉经而刺,行导气针之补法,使针感传上。以腰背部酸胀为度,持续2分钟。其他辨经取穴穴位平补平泻得气后持续刺激1分钟。隔日1次,10次为1个疗程。

电针组取穴同督穴组。用75%乙醇棉球常规消毒,取0.30mm×40mm和0.35mm×75mm不锈钢毫针,根据针刺部位选择采用爪切进针法或者夹持进针法进针,除环跳穴进针深度为2.5寸外,其余穴位进针深度均为1.2寸。每次每穴必须通过补泻手法达到得气感持续1分钟。接G6805-Ⅱ型电针仪,选连续波,频率为4.0Hz,电流强度2mA;腰阳关与环跳接一组导线,委中与昆仑,足三里与解溪,阳陵泉与悬钟各接一组导线。隔日1次,10次为1个疗程。

治疗结果,督穴组总有效率分别为93.0%和92.4%,电针组总有效率分别为90.0%和90.5%。

(童青,张峻峰,吴耀持.督穴导气针法治疗腰椎间盘突出症临床研究[J].上海针灸杂志,2018,37(06):665-670.)

2. 穴位贴敷治疗腰椎间盘突出症

王氏采用穴位贴敷治疗腰椎间盘突出症,对照组40例腰椎间盘突出患者,采用常规针刺治疗,选用远端及局部穴位,远端穴位以委中、承山、昆仑、三阴交、解溪、太冲、申脉为主穴;并根据疼痛程度,配合阿是穴进行针刺治疗;局部穴位以肾俞、气海俞、大肠俞、关元俞为主穴。皮肤常规消毒后,取直径为0.30～0.35mm毫针,直刺25～50mm,操作时行提插捻转手法进行中度刺激,以得气为度,留针30分钟,1次/天,7天为1个疗程。

治疗组40例腰椎间盘突出患者,采用穴位贴敷配合针刺的方法治疗,针刺的选穴及操作手法均同对照组。穴位贴敷则采用我院自制的腰突贴,药物组成:川芎100g,红花100g,乳香50g,苍术100g,没药50g,杜仲100g,全蝎100g,血竭100g,骨碎补150g,透骨草150g。将上述中药研成细末后,用白酒调匀至膏状,将药制成2cm×2cm大小饼状,贴敷于肾俞、气海俞、大肠俞、腰阳关、阿是穴;合并腿痛者加次髎、环跳、风市、阳陵泉;每次贴敷时间为6小时,1次/天,7天为1个疗程。两组患者均治疗4个疗程。

治疗结果,对照组总有效率为77.5%;治疗组总有效率为92.5%。

（王洪雷.穴位贴敷治疗腰椎间盘突出临床观察[J].中医临床研究,2016,8(24):111-112.)

3. 针刺放血治疗腰椎间盘突出症

王氏采用针刺放血治疗瘀血型腰椎间盘突出症,40例患者采用针刺放血疗法。在治疗前及疗程结束后抽取肘静脉血2ml。针刺取腰1至腰5夹脊穴循经取穴,留针20分钟,隔日1次,共治疗10次。在首次及末次行刺络拔罐治疗,瘀络处常规消毒后用4号一次性注射针头快速点刺2～3下,用微量吸管吸取30μl血置于含EDTAK2的EP管中,并于刺血处拔3号玻璃罐,3分钟内用一次性吸管吸取血液2ml置试管。

治疗结果,局部血治疗后P物质、前列腺素E2、hsCRP、WBC比治疗前降低($P<0.05$),静脉血治疗后前列腺素E2、hsCRP比治疗前降低($P<0.05$)。局部血治疗前P物质、前列腺素E2、hsCRP、WBC均比肘静脉血高($P<0.05$)。

（王文艳,康熙雄,吴中朝,王彤,王京京,陈仲杰,郑楚.针刺放血治疗瘀血型腰椎间盘突出症的临床观察[J].中国中医基础医学杂志,2016,22(09):1236-1237.)

4.中药熏蒸治疗腰椎间盘突出症

吴氏采用中药熏蒸治疗腰椎间盘突出症,对照组采用常规的卧床休息、腰椎制动合用甘露醇注射液250mL,静脉点滴,每天一次,共用3天,氯诺昔康片8mg口服,每天两次,共用7天。

治疗组在对照组的基础上加用我院协定外用熏洗方(组方:当归、赤芍、小茴香、桂枝各10g,伸筋草、大活血各15g。),用中药熏蒸床对腰部进行熏蒸,每日一次,每次60分钟,2周为1个疗程。两组病例均随访1～6个月,平均1.92月。

治疗结果,治疗组总有效率91.89%;对照组总有效率81.08%。

(吴光辉,幸程涛.中药熏蒸对腰椎间盘突出症疼痛干预和ADL评分的影响[J].陕西中医,2016,37(07):775-776.)

郑氏采取非手术疗法治疗腰椎间盘突出症,腰椎牵引,患者半空腹,排净二便,平卧于腰椎电动牵引床上,腰部垫薄枕。用胸带和骨盆带分别固定于患者的肋弓下缘和髂骨上缘,固定带的松紧程度以患者能够耐受为准。初始牵引重量为患者体重的30%,3天后增加至体重的50%,以后根据患者的耐受情况逐渐增加,最大不超过体重的80%。每次牵引30分钟,每日1次,10次为1个疗程,共3个疗程。

手法推拿,牵引后患者稍事休息,然后卧于按摩床上,医者施以摩、滚、揉、推、压、抖、斜扳及旋转复位等手法治疗。如下肢症状明显,可让患者仰卧,双手握住床头,医者握其患肢踝部,屈膝、屈髋90°后,迅速伸直,同时顺势牵拉踝部,反复数次;再行直腿抬高(≤70°)数次。手法治疗每日1次,10次为1个疗程,共治疗3个疗程。

中药熏蒸,手法推拿完毕后,患者仰卧在熏蒸床上,腰部暴露,对准熏蒸口,用中药的热汽熏蒸腰部。方用川乌10g,草乌10g,伸筋草25g,细辛10g,桂枝10g,羌活15g,独活15g,威灵仙15g,泽兰15g,艾叶25g,红花10g等。每次30分钟,每日1次,10次为1个疗程,共治疗3个疗程。

治疗结果,有效率96.7%。

(郑永育.非手术疗法治疗腰椎间盘突出症60例[J].中医正骨,2010,22(06):70-71.)

腰椎椎管狭窄症

【概述】

腰椎椎管狭窄症,是指各种原因引起椎管各径线缩短,压迫硬膜囊、脊髓或神经根,从而导致相应神经功能障碍的一类疾病。它是导致腰痛及腰腿痛等常见腰椎病的病因之一,又称腰椎椎管狭窄综合征,多发于40岁以上的中年人。静或休息时常无症状,行走一段距离后出现下肢痛、麻木、无力等症状,需蹲下或坐下休息一段时间后,方能继续行走。随着病情加重,行走的距离越来越短,需休息的时间越来越长。

西医认为腰椎管狭窄症病因主要分为原发性和继发性两种。原发性是由于先天性或发育性因素有关,继发性为后天退行性改变因素有关。其主要表现为:腰骶部疼痛,间歇性跛行,腰部后伸受限。可伴有下肢麻痹放射痛,严重者可肌力下降,肌肉萎缩,腱反射减弱及鞍区麻木等症状。

中医根据病因病机和临床特点进行辨证论治,可以分为如下几种证型。

寒湿痹阻

腰腿疼痛绵绵,腰部负重感,活动不便,痛有定处,畏寒喜热,舌淡苔白,脉沉紧。

湿热痹阻

腰腿疼痛,酸软乏力,痛处伴灼热感,口干苦,小便黄,大便干,舌红苔黄,脉弦数。

血瘀阻滞

腰腿痛,痛如刺有定处,局部明显压痛点,痛势较重,舌紫黯或瘀斑薄白,脉弦涩。

肝肾亏虚

腰腿酸痛,下肢麻木无力,劳累后加重,休息后减轻,夜尿频小便清长,舌淡苔薄白。

【外治疗法】

1. 脐针治疗腰椎椎管狭窄症

安氏等采取脐针治疗腰椎椎管狭窄症,治疗组根据临床分型采用脐针疗法治疗。①风寒痹阻型,针刺坎、震(或巽位,女取震位,男取巽位)、离位;②肾气亏虚型,针刺坤、兑、坎(或坤、乾、坎)位;③气虚血瘀型,针刺坤、坎、巽位。行针顺序为一看二摸三揉四扎;治疗顺序为先取症状,次取系统,再取疾病;手法原则为进针必有方向,下针须含补泻。针具为0.25mm×25mm一次性毫针,进针部位采用0.5%安尔碘消毒,以脐蕊为中心,向相应的脐壁横刺,进针深度10~20mm,留针25~30分钟。每日1次,10天为1个疗程,共治疗2个疗程。对照组口服草乌甲素片,每日3次,每次1片,10天为1个疗程,共治疗2个疗程。

治疗结果,治疗组总有效率为98.3%,对照组为76.6%。

(安金柱,张娇,田小飞,刘赫.脐针治疗腰椎椎管狭窄症疗效观察[J].上海针灸杂志,2017,36(07):832-835.)

2. 整脊手法治疗腰椎管狭窄症

葛氏等采用屈曲位整脊手法治疗腰椎管狭窄症,点穴按压:患者取俯卧位,腹部垫枕使腰前屈,医者在督脉及两侧足太阳膀胱经自上而下在腰部按揉,点压穴位,然后在下肢弹拨坐骨神经,并用按、揉、滚等手法放松腰部和下肢肌肉10~15分钟。

双屈按压:患者仰卧,屈双侧膝髋关节,医者一手托起患者骶尾部,一手放置于患者两小腿部上固定下肢,反复屈曲按压患者腰骶部3~5分钟。

双屈滚动:患者仰卧,双侧膝髋屈曲,双手抱紧两小腿,医者一手托其项部,一手托其骶部或固定小腿,两手交替用力,使患者腰骶部在床上来回滚动3~5分钟。

对合并有腰椎间盘突出者,可配合骨盆牵引和腰椎斜搬手法。

练功:患者在床上做仰卧起坐,增加腹肌锻炼,每天50~100个仰卧起坐。上述治疗方法每日1次,10次为1疗程。

治疗结果,总有效率为94.3%。

(葛继荣,王和鸣,余庆阳,李线.屈曲位整脊手法治疗腰椎管狭窄症87例临床分析[J].福建中医学院学报,1997(04):31-32.)

3. 穴位注射配合牵引及手法治疗腰椎管狭

张氏采用穴位注射配合牵引及手法治疗腰椎管狭窄30例,先给病人用伏卧式骨盆牵引,牵引重量为50kg左右,牵引时间为15～20分钟,牵引后推拿。病人俯卧位,用滚、揉、弹拨等手法作用于患者腰背及患肢,使患者肌肉充分放松。医者用拇指点按肾俞大肠俞、环跳,承扶、委中、阳陵泉、承山、绝骨等穴位。手法宜轻柔,以有酸胀为度,然后再用滚法沿腰腿后外侧往返2～3次放松肌肉。

侧扳法:患者侧卧下面腿伸直,上面腿屈曲,尽量放松。医者站在患者前面,用一侧前臂按压其肩前部,另一侧前臂按在其臀部,按肩之臂向后方用力,同时按臀部之臂向前用力,在相互错动的瞬间往往能听到滑膜弹出的响声,注意当患侧在下时,医者双臂向外交叉用力,当患侧在上时,医者双臂向内交叉用力。摇髋法:患者仰卧,医者站在患者右侧,右手持患者踝关节,左手扶其膝下胫骨粗隆处,嘱患者屈膝屈髋并放松,医者做内外旋转髋关节数次,左右均做。

穴位注射取穴:腰俞、环跳、殷门、承扶、委中、承山、丰隆、足三里、阳陵泉。每次取6穴,腰俞和环跳必取,其余交替使用或根据疼痛部位就近取穴。药物:确炎舒松、利多卡因、维生素 B_1、维生素 B_{12} 注射液。方法:每周用确炎舒松和利多卡因注射液的混合液注射一次其余用维生素 B_1 和维生素 B_{12} 的混合液。注射隔天一次,6次为1个疗程。抽取0.01%的确炎舒松3ml和2%的利多卡因3ml或抽取维生素 B_1 注射液2ml和维生素 B_{12} 注射液1毫升备用。用7号腰穿针作为环跳和腰俞的注射针头,其余诸穴用7号注射针头。先对要注射的穴位周围进行常规消毒,用注射针刺入后有酸胀麻的感觉时回抽无血液时推入药液,环跳和腰俞推入确炎舒松和利多卡因混合液各2ml、其余各穴位注射1ml。环跳和腰俞推入维生素 B_1 及 B_{12} 的混合液各1ml,其余各穴位推入0.5ml。穴位注射后嘱病人平卧休息20分钟。

分组治疗方法牵引推拿组采用牵引后推拿的方法进行治疗,穴位注射组采用穴位注射的方法治疗,综合治疗组采用穴位注射和牵引推拿相结合的方法进行治疗。

治疗结果,三组治疗结果比较,推拿牵引治疗组有效率76.67%,均优于穴位注射治疗组有效率60%,综合治疗组有效率93.33,优于推拿牵引治疗组和穴位注射治疗组。

（张守光.穴位注射配合牵引及手法治疗腰椎管狭窄30例[J].中国中医药现代远程教育,2010,8(09):26-27.）

第六章　中医五官科

麦 粒 肿

【概述】

麦粒肿是指眼睑腺组织的化脓性炎症,根据被感染的腺组织的不同部位,故有内外之分,如系睫毛毛囊的皮脂腺(蔡司氏腺)发生感染称为外麦粒肿,如系睑板腺受累,则称内麦粒肿。

麦粒肿中医称之为"土疳""土疡""睑生小疖"等,其病因为外感风热毒邪,或过食辛辣炙博,脾胃蕴积热毒,使营卫失调,气血凝滞热毒上攻,壅阻于胞睑,发为本病。

中医根据病因病机和临床特点进行辨证论治,可以分为如下几种证型。

风热外袭

证见病初起,局部微有红肿痒痛,并伴有头痛发热,全身不适等症,苔薄白,脉弦数。

热毒上攻

证见胸脸局部红肿,硬结较大,灼热疼痛伴有口渴喜饮,便秘溲赤,苔黄脉数。

脾胃虚弱

证见麦粒肿反复发作症状不重,面色㿠白,舌淡脉沉细。

【外治疗法】

1. 冰片热喷法治疗麦粒肿

吉氏采取冰片热喷法治疗麦粒肿,观察治疗组采用康福来热喷治疗仪,将冰片15g用消毒干纱布包裹放入热喷治疗仪的网兜内,加医用蒸馏水至水位标准,通电加热使其产生蒸气。患眼距离治疗仪蒸气出口1尺左右进行熏蒸,以温热为度。每次熏蒸10~15分钟,每天1次。对照组采用热毛巾敷患眼,每天2~3次,每次10~15分钟。

2组均同时滴用抗生素眼药水。3天为1个疗程,1个疗程后观察疗效,观察时间为2周。

治疗效果,治疗组总有效率100%。对照组总有效率73.3%。

（吉洁,唐颖.冰片热喷法治疗麦粒肿临床疗效观察[J].新中医,2010,42（06）:81-82.）

2. 放血疗法治疗麦粒肿

穆氏采用刺络放血治疗麦粒肿30例,治疗组 给予刺络放血治疗。取穴:①主穴:耳尖、太阳、攒竹、关冲、少泽;②配穴:商阳、少商。于耳尖静脉处以手上下推按,以使血液聚集耳部,常规消毒,右手持三棱针,迅速刺入0.3cm左右立即出针,轻轻按压针孔周围,使出血数滴后以消毒干棉球按压针孔,隔日1次。关冲、少泽穴以手从上至下推按,使手尖有充分的血供,常规消毒后用三棱针点刺,以出血2~3滴。若麦粒肿近内眦用攒竹穴、近外眦用太阳穴。常规消毒后提起局部皮肤,以三棱针快速点刺至出血2~3滴。若便秘加商阳穴,若咽痛加少商穴,均隔日1次,共治疗3次。

对照组给予常规治疗。局部滴氯霉素滴眼液或红霉素眼膏涂抹眼缘,2~3次/天。

治疗结果,治疗组总有效率为100.0%;对照组总有效率为77.8%。

（穆立新.刺络放血治疗麦粒肿30例[J].中国实用医药,2019,14(15):134-135.）

王氏采用耳尖穴放血配合雷夫奴尔外敷治疗麦粒肿,患者取坐位,术者立其背后。做好心理护理消除其紧张恐惧心理以配合治疗。术者以食指按压单侧眼外眦处适度用力,并向耳部反复刮数次,将耳向前对折,耳轮顶部尖端处即是此穴。常规消毒患侧及健侧耳尖处,左手拇食指捏住穴位,轻轻按揉使之充血发热,另一手用一次性1ml注射器针头点刺耳尖穴。手法要迅速准确,其深度约为0.2cm,使出血为度。用双手挤压出血一般7～10滴,边挤压边用干棉球擦拭,完毕后用干棉球贴上胶布压迫止血。取雷夫奴尔纱布外敷患侧眼部同时用消毒纱布覆盖并妥善固定。同法再为健侧耳尖穴放血。次日病情如没有好转,可用此法治疗第2次或再治疗第3次。辅助治疗方法:嘱患者在发病初期行耳尖穴放血的同时自行热敷患侧眼睛。方法:可在热水瓶口上放湿毛巾,将眼对准湿毛巾热敷每次10～15分钟,1天3次。热敷能加快眼部的血液循环,起到消肿止痛的作用。

治疗结果,总有效率96.6%。

(王雪.耳尖穴放血配合雷夫奴尔外敷治疗麦粒肿临床观察[J].辽宁中医药大学学报,2011,13(11):189-190.)

3.刮痧法治疗麦粒肿

晏氏采用刮痧治疗麦粒肿50例,让患者取坐位,露出后背部,先在患者要刮痧部位涂上少量润滑剂,然后用刮痧板在患者背部轻刮3～5分钟,找出痧疹较密集部位(即反应点),再在反应点处进行重点刮治或点按(以增强刺激强度)约3～5分钟即可。

治疗结果,总有效率100%。

(晏凤莲,李晓.刮痧治疗麦粒肿50例[J].中国中医药现代远程教育,2010,8(18):228.)

4.脾俞穴埋皮内针治病麦粒肿

苗氏采用脾俞穴埋皮内针治病麦粒肿44例,用中指同身寸法,于背部第十二胸椎棘突下旁开1.5寸部位选取双侧脾俞穴,局部行常规消毒后,选用长为5mm的皮内针,快速按入脾俞穴后,用1cm×1cm胶布将环形针柄固定,留置24小时,隔日一次。一般1～2次即可治愈。发病3天左右者埋针需2～3次。要求患者忌食刺激性食物1周,每晚睡前用热水烫脚,1次30分钟,以达疏泄阳邪之火的目的。

治疗结果,显效率达100%。

(苗金娣,杨永红,张会芳.脾俞穴埋皮内针治病麦粒肿44例疗效观察[J].黑龙江医药科学,2002(04):118.)

5.挑刺闪罐治疗麦粒肿

闫氏采用挑刺闪罐治疗麦粒肿32例,取穴背部第一至第二胸椎水平至两侧腋后线区间的反应点,多为米粒大小红点,一般2～3处。

方法患者俯卧,暴露背部,取上述反应点依次用75%乙醇常规消毒皮肤,术者左手捏紧患者反应点皮肤,右手持圆利针逐个进行挑刺,挑破皮肤,挑出白色絮状物后,在各挑刺点闪罐使各挑刺点分别出血3～5滴。如治疗后3天内麦粒肿仍未完全消肿则加治1次。

治疗结果,总有效率为100%。

(闫支花.挑刺闪罐治疗麦粒肿32例[J].上海针灸杂志,2011,30(02):140.)

沙　眼

【概述】

沙眼是沙眼衣原体感染所致的一种慢性传染性结膜炎症。本病是一种社会性传染眼病,男女老幼均可罹患。其发病率与个人卫生,环境卫生生活条件均有密切关系。临床表现为眼睑内颗粒累累色红而粗糙疙瘩不平,状若花椒,故中医名之为"椒疮",还叫"椒疡"。中医学认为,由于脾胃积热复感风热外侵,内外合邪,结于睑里脉络受阻气血失和,气血不畅气滞血淤而致。

中医根据病因病机和临床特点进行辨证论治,可以分为如下几种证型。

风热客睑

证见眼睑微痒,迎风泪出,睑内细小颗粒丛生,全身兼症不明显。

脾胃热感

证见眼涩痒痛,眵泪增多,羞明难开,睑内红赤,颗粒累累,结膜脉络行径模糊不清,大便秘结,舌红苔黄,脉滑数。

瘀血壅滞

证见眼刺痒灼痛,碜涩羞明,眵泪胶黏睑内颗粒累累成片,高低不平,颜色红赤,甚至黑睛变生翳膜,全身兼见心烦口干,舌红脉数。

【外治疗法】

中药外洗治疗沙眼

余氏采用双花合剂粗提液外洗治疗沙眼102例,方以蒲公英、菊花、秦皮、鱼腥草、连翘组成,制成每毫升含生药0.8g的双花合剂粗提液,调整pH值在6.8～7.2,分装在500ml盐水瓶,灭菌备用。用时取该液500ml,用输液架固定吊瓶,输液控制器调节开关控制药液量,冲洗患眼结膜。1日2次,7天为1疗程。对照组用0.1%利福平眼水点眼每日4～6次,7天为1疗程。二组均治疗3周。

治疗结果,总有效率97%;对照组总有效率46%。

(余火琴.双花合剂粗提液外洗治疗沙眼102例[J].四川中医,2000(01):53.)

慢性结膜炎

【概述】

慢性结膜炎是由各种原因引起的结膜慢性炎症。为眼科常见病,其病因复杂,病情迁延,常双眼发病,无季节性,视力不受影响。本病属中医学"白涩症"范畴,又名干涩昏花症,部分病例还可归于"赤丝虬脉"症。

中医根据病因病机和临床特点进行辨证论治,可以分为如下几种证型。

邪热留恋

常见于暴风客热或天行赤眼治疗不彻底,微感眼干涩疼痛,发痒,畏光流泪,少许眼眵,白睛遗留少许赤丝细脉,迟迟不退,睑内轻度红赤;舌质红,苔薄黄,脉数。

肺阴不足

眼干涩不爽,瞬目频频,发痒,不耐久视,睑内红赤。白睛如常或稍有赤脉,黑睛可有细点星翳,反复难愈;伴干咳少痰,咽干便秘,舌红少津,脉细数。

脾胃湿热

胞睑重坠,眼内干涩隐痛,发痒,眦部常有白色泡沫样眼眵,睑内红赤间夹粟样小泡,白睛稍有赤脉,病情迁延,可伴口黏或口臭,大便不爽,溲赤而短,舌红,苔黄腻,脉濡数。

肝肾阴虚

眼内干涩不爽,双目频眨,羞明畏光,不耐久视,或有能近怯远、能远怯近、视物昏花等症,睑内红赤,白睛隐隐淡红,黑睛可有细点星翳;可伴腰膝酸软,头晕耳鸣,夜寐多梦,口干少津,舌红少苔,脉细数。

【外治疗法】

1.针刺疗法治疗慢性结膜炎

王氏采用体针合梅花针治疗慢性结膜炎,体针取穴以双侧肝俞、光明、太溪为主穴,配穴:眼中赤丝未尽者加双侧合谷,头昏眼胀者加双侧风池,气血亏虚者加双侧膈俞、足三里。以上针刺均用平补平泻手法。肝俞、肠俞、风池三穴刺后迅速出针,其余几穴均留针 10 ~ 15 分钟,1 日 1 次,10 次为 1 疗程.梅花针取穴为双侧太阳、鱼腰,及颈后两侧膀胱经循行线。针刺太阳穴需重叩,血珠出现时,再以火罐吸拔,使放血 0.5 ~ 1ml,刺鱼腰穴需中等刺激叩击,以见小血珠为度,刺颈后两侧膀胱经循行线需轻刺激,以皮肤微红为度.

治疗结果,总有效率 94%。

(王运华.体针合梅花针治疗慢性结膜炎五十例[J].浙江中医杂志,1995(02):82.)

2.中药雾化治疗慢性结膜炎

杨氏采用鱼腥草加板蓝根针剂雾化治疗慢性结膜炎,治疗组用鱼腥草针 10ml × 1 支,加板蓝根针 2ml × 4 支,氧射雾化喷眼。氧管距眼 15 ~ 20cm,雾化气体大小调节以患者感觉合适为度。每次 15 分钟,每天 1 次,1 周为一疗程。间隔 3 天后行第 2 疗程治疗。对照组用氯霉素眼液 8ml × 1 支,滴眼 3 ~ 4 次/天,1 周为一疗程。两组患者睡前均使用迪可罗眼膏 3.5g/支,1 次/天。两组均治疗 3 个疗程后评定疗效。

治疗结果,总有效率 95.7%。

(杨洁.鱼腥草加板蓝根针剂雾化治疗慢性结膜炎[J].广西中医药,2005(02):22-23.)

白 内 障

【概述】

白内障是指因眼球老化，遗传、局部营养障碍、免疫与代谢异常，外伤、中毒、辐射等引起晶状体代谢紊乱，导致晶状体蛋白质变性而发生混浊，光线被混浊晶状体阻扰无法投射在视网膜上，导致视物模糊的疾病。多见于40岁以上，且随年龄增长而发病率增多。

中医认为本病由年老体衰，或先天禀赋不足，或外伤、暴力等原因引起，根据病因病机和临床特点进行辨证论治，可以分为如下几种证型。

肝肾阴虚

证见晶珠混浊，视物昏花，眼前黑影，头晕耳鸣，腰膝痠软，潮热盗汗，舌红苔白或少苔，脉细。

脾肾阳虚

证见晶珠混浊，视物昏糊，视远不清，形寒肢冷，面色㿠白，喜热畏冷，大便溏薄，小便清长，舌淡苔白，脉沉弱。

气血不足

证见晶珠混浊，目暗无神，视物朦胧，不耐久视，面色萎黄，神疲懒言，肢软乏力，舌淡苔白，脉细弱。

肝热上扰

证见晶珠混浊，视物不明，头昏眼胀，或目涩头痛，或生眵流泪，口苦咽干，急躁易怒，便结溲黄，舌红苔黄，脉弦数。

阴虚挟湿热

证见银障渐发，目涩视昏，眼干不适，烦热口臭，口干不欲饮，大便不畅，舌红苔黄腻，脉弦细或细数。

血瘀型

证见眼前黑影飘移不定，视力减退，同时可兼肝、脾、肾三脏虚损之表现。舌质有瘀点，脉弦或涩。

【外治疗法】

1. 针灸治疗白内障

袁氏用针灸治疗白内障,方法为:将核桃从中缝切成两半,去仁,留完整的1/2大的核桃壳备用。取柴胡12g,石斛、白菊花、蝉蜕、密蒙花、薄荷、谷精草、青葙子各10g,用细纱布包裹,放入药锅里,加冷水600ml,浸泡60分钟,然后用火煎至水沸后5分钟,将核桃壳放入药液里,浸泡30分钟后方可取用。用直径2mm左右的细铁丝弯成眼镜框架样式,或者直接用金属眼镜架,在镜框前外侧各加一铁丝,弯成直角,与镜架固定在一起,以便挂艾条用。镜框四周用胶布包好以便隔热,以免灼伤眼周皮肤。眼镜框视核桃壳大小可调整。取25mm长清艾条2段,插入镜框前铁丝上,再取两完整半个核桃壳,镶入镜框上,以便扣在眼上不漏气,从内侧点燃艾条,将镜架戴到眼上,务必让核桃壳扣在病眼上,燃尽为止。

针刺取睛明、承泣、丝竹空、合谷、阳陵泉、光明、太冲等,先针患侧,用平补平泻法,留针20分钟,中间行针1次,两侧交替使用,每日1次,10次为1个疗程。

治疗3个疗程后观察,总有效率为89%。

(袁志太.隔核桃壳灸为主治疗白内障50例[J].上海针灸杂志,1998(03):3-5.)

闵氏等用针刺治疗早期白内障,主穴:头维、攒竹、丝竹空、光明、合谷。配穴:肝肾亏虚取太冲、太溪、三阴交,行提插捻转补法;脾虚气弱取百会、足三里、丰隆,行提插捻转补法;肝热上扰取曲池、阳陵泉,行提插捻转泻法;阴虚夹湿热取阴陵泉、血海,行提插捻转泻法。眼部穴位采用0.25mm×40mm毫针,其他部位均采用0.30mm×40mm毫针。针刺方法:常规消毒,行提插捻转法(眼球周围不提插捻转),平补平泻。头维穴向后平刺15～25mm;攒竹、丝竹空分别向眼球方向平刺15～25mm;光明、合谷直刺或略斜向上进针15～25mm。

治疗结果:总有效率近期97.47%,中期86.68%,远期79.75%。

(闵奇,金秀华,齐昌菊.针刺早期干预对老年性白内障患者视力的影响[J].中国中医药信息杂志,2013,20(05):76-77.)

2. 雷火灸治疗白内障

赵氏用雷火灸治疗白内障,方法为:患者取坐位,头稍后仰,闭目,医师站立患者前侧方用灸条灸。取穴睛明、四白、承泣、瞳子、阳白、丝竹空,使眼部皮肤发热微红。然后灸风池、耳心、耳垂、翳风,再配大椎、肾俞穴。每日1次,20～30分钟,每次用药艾条半支,6天为一个疗程,一般3～4个疗程,每个疗程前复查视力,以判定疗效。

治疗结果,总有效率为78.7%。

(俞克惠.赵氏雷火灸治疗白内障75例[J].上海针灸杂志,2000(06):33.)

耳　聋

【概述】

耳聋按起病的缓急,可分为暴聋与渐聋。突然发生的明显的听力减退,称为暴聋,为多种疾病的共有症状之一。暴聋,又称卒聋、风聋、火聋、厥聋等。暴聋,相当于"突发性耳聋"、急性发病的"传染中毒性耳聋""爆震性耳聋"等。不包括脓耳、耵耳、外耳异物所致的耳聋。

暴聋多为实证,多因邪气壅实而致。暴聋可发生于各种年龄,无性别差异,无明显季节性,多为一侧性,,亦可为双侧性。若能及早治疗,多能恢复一定的听力,若治疗不及时或治疗不当,则听力难以恢复。

中医根据病因病机和临床特点进行辨证论治,可以分为如下几种证型。

肝肾阴虚

证见耳鸣、听力下降,严重的会有耳聋,且伴有头晕目眩、失眠健忘、急躁易怒、五心烦热、咽干颧红、腰膝酸软、便秘、舌红苔少、脉细数等。

心脾两虚

证见耳鸣、听力下降,甚至耳聋,且伴有多梦易醒、心悸健忘、头晕目眩、神疲肢倦、饮食无味、面色少华、舌质淡、苔薄、脉细弱等。

气血亏虚

证见耳鸣、听力下降,甚至耳聋,且伴有面色㿠白、神疲乏力、头晕、心悸、耳鸣、夜寐不宁、舌质淡、苔薄白、脉细弱等。

痰浊中阻

证见为耳鸣、听力下降,甚至耳聋,且伴有头晕目眩、头痛头重、胸闷心悸、食欲不振、呕恶痰涎、肢体困重、舌苔白腻、脉滑等。

肝胆湿热

证见耳鸣、听力下降,甚至耳聋,且伴有脘闷食少、口苦口干、大便秘结、小便短黄、舌红、苔黄腻、脉弦等。

【外治疗法】

1.电针配合隔姜灸治疗突发性耳聋

王氏采用电针配合隔姜灸治疗突发性耳聋,电针治疗:取患侧听宫、下关、率谷、外关、中渚,百会、印堂及双侧足三里、三阴交穴。风邪袭闭证加风池、曲池;肝胆火盛证加行间、太冲;痰火上扰证加内庭、丰隆;气滞血瘀证加膈俞;气血亏虚证加气海、血海;阴精不足证加肾俞、太溪。患者取仰卧位,常规消毒后,采用0.30mm×40mm毫针进行针刺,其中听宫张口取穴。各穴得气后,分别于听宫、下关及率谷、百会接电针仪,采用脉冲疏密波,中等强度刺激,以患者耐受为度,留针30分钟。针刺结束后,取患侧听宫穴。患者患耳朝上取侧卧位,将大块鲜生姜切成大小约40mm×50mm、厚约3mm的类椭圆形姜片,用针刺数孔,将艾绒压缩成面积约为20mm×30mm、高约20mm的艾炷,置于姜片上,点燃艾炷,告知患者觉灼热感时将姜片轻轻提起,无温热感时更换,共施灸2炷。

治疗结果,总有效率90.0%

(王雪琴,艾炳蔚.电针配合隔姜灸治疗突发性耳聋疗效观察[J].上海针灸杂志,2015,34(03):227-229.)

2.耳穴埋籽法治疗突发性耳聋

沙氏采用耳穴埋籽法治疗突发性耳聋,对照组采用常规西医治疗,需遵医嘱使用糖皮质激素(全身给药)、血管扩张剂、改善内耳微循环及神经营养类药物、维生素、高压氧治疗等。实验组在对照组基础上辅以中医耳穴埋籽法进行治疗,患者取舒适体位,遵照医嘱选择耳穴,包括神门皮质下、内分泌、肝、肾、内耳、外耳等。医生利用穴位探测仪自耳轮后从上至下寻找耳穴的敏感点,找到耳穴敏感点后,先用75%酒精对耳穴处皮肤进行消毒,并在耳穴部位固定王不留行籽,根据实际情况决定治疗时长。行耳穴埋籽法过程中,要时刻监视皮肤情况,若皮肤出现过敏症状则需立即取下。医生要指导患者每日按压3~5次,每个耳穴每次按压30～60秒,3～7天更换1次,双耳交替。

治疗结果,对照组有效率为71.43%;实验组有效率为82.86%

(沙夏美.耳穴埋籽法治疗突发性耳聋的临床疗效[J].内蒙古中医药,2019, 38(11):126-127.)

3. 温针灸治疗耳聋

张氏采用温针灸治疗感音性耳聋42例,主穴:风池、百会、率谷、瘛脉、耳门、听会、中渚、阳陵泉。配穴:随证加减,风邪外袭加翳风、外关、合谷;肝胆火盛加太冲、行间、足临泣;痰火郁结加丰隆、内庭;肾精亏虚加太溪、肾俞、关元;脾胃虚弱加三阴交、气海、脾俞。

患者先坐位取风池穴,然后卧位针刺其余腧穴。单侧耳聋需取患侧的风池、瘛脉、耳门、听会穴,其他穴位双侧同取。双侧耳取双侧腧穴同时治疗。用75%酒精进行针具和局部皮肤的常规消毒,依据不同的针刺部位选用0.30mm×(25～50)mm毫针,快速进针,得气后采用捻转手法,以双向45°的捻转角度,行针2分钟,以促使针感向耳部方向传导。具体的穴位操作如下:百会穴针尖与头皮呈30°向后刺入15～20mm,行捻转手法促使气至;风池穴:患者正坐微低头,针尖向患耳方向刺入15～25mm,行捻转手法促使气至后,左右手的配合,促使气感向耳部传导;率谷穴针尖向耳部三角窝方向刺入25～40mm,抵住针身,运用摇法使针感直达耳朵深部;耳门、听会穴:患者张口位,针尖呈30°,自耳门穴和听会穴向听宫穴方向透刺,刺入25～30mm,气至后行捻转手法使气感向听宫穴深部传导;瘛脉穴针尖刺入10～13mm得气后,行小幅度捻转手法使针感向耳深部传导;中渚、阳陵泉分别直刺至针下得气后,施以捻转、提插泻法。随证加减穴位则根据教材进行常规操作。每天施针1次,留针30分钟,隔15分钟行针1次。

针刺得气后,主要选取患侧耳周耳门、听会穴施灸。若风邪外袭者可加灸合谷;肾精亏虚者加灸关元;脾胃虚弱者加灸气海。具体的施灸操作如下:硬纸板剪口,铺于施灸部位,将艾炷插入针柄上,针柄上艾炷与患者皮肤相聚20～30mm,不更换艾炷,燃尽后待灰烬余热消失后移除,每次配合针刺施灸1次,10次为一疗程。1个疗程结束后休息3天,3个疗程后观察对比疗效。

治疗结果,总有效率为92.86%。

(张荣媛,何天有,秦晓光,严新科.温针灸治疗感音性耳聋42例[J].针灸临床杂志,2012,28(01):50-51.)

4.穴位埋针治疗耳聋

俞氏采用穴位埋针中医护理技术干预气滞血瘀型暴聋,患者采用常规治疗及护理。即将注射用血塞通(冻干)400mg加入0.9%氯化钠注射液250ml、注射用长春西丁25mg加入0.9%氯化钠注射液250ml,静脉滴注,1次/天,持续10天;注射用腺苷钴胺0.5mg肌内注射,1次/天,持续10天。观察组在对照组的基础上加用穴位埋针中医护理技术干预。揿针埋针一般隔天更换,10天为1个疗程。

穴位埋针选用揿针,形状类似图钉样,揿针的型号有0.3mm、0.6mm、0.9mm、1.2mm、1.5mm长的针,根据穴位的形态、贴埋方向及患者的胖瘦选择适当型号的揿针,一般耳穴埋针取0.3~0.9mm型号。主穴:耳门、听宫、听会、翳风、完骨,配穴:肝、肾、内耳。对上述穴位处的皮肤用2%葡萄糖酸氯己定醇皮肤消毒液进行消毒,同时用75%乙醇棉球消毒操作者的拇指和食指;用已消毒过手指取揿针;将揿针直接应用于患者已消毒的皮肤上,按压黏附扎好;除去剥离纸,将胶布压好以确保黏附稳妥。告知患者每天在耳部穴位处按摩3~5次,每次3~5分钟;刚埋入时针感不太明显,但随着时间的延长和间断按摩,逐渐产生酸、胀的感觉,为"得气",属于正常症状。上述操作后多数患者会有酸、麻、胀感,如果症状剧烈,立即停止操作,报告医生;若操作部位出现皮疹、发红等症状,立即停止操作,报告医生。护理注意事项:根据患者耳聋情况,如单侧耳聋,取耳聋侧进行埋针,双侧耳聋取双耳进行埋针。

治疗结果,总有效率95%。

(俞香玲,王霞.穴位埋针中医护理技术干预对气滞血瘀型暴聋患者听力恢复的影响[J].护理与康复,2019,18(10):65-67.)

慢性鼻炎

【概述】

慢性鼻炎,是指鼻腔黏膜和黏膜下组织由病毒侵袭、或细菌感染或过敏原等引起的炎性病变的一种疾病。本病好发或加重于秋冬季或冬春之交,各个年龄人群均有发病，但以青少年多见。本病属鼻鼽、鼽嚏或鼻窒范畴。鼽即鼻出清涕，嚏乃鼻中因痒而气喷作声，窒是以鼻塞时轻时重，或双侧鼻窍交替堵塞，反复发作，经久不愈，甚至嗅觉失灵为特征的慢性鼻病。

鼻炎的本质是正气不足，无力祛邪。因此，治疗鼻炎先需治本，重点是温补肺气、健脾益气、温补肾阳。

中医根据病因病机和临床特点进行辨证论治，可以分为如下几种证型。

风寒实证

证见鼻塞，鼻涕，或鼻痒。无汗，口淡不渴，舌淡，苔薄白，脉浮，可伴鼻涕清稀，或头痛，或发热，或恶寒，或喷嚏，或语声重浊等。

风寒虚证

证见鼻塞，鼻涕，或鼻痒。汗出，口淡不渴，舌淡，苔薄白，脉浮。可伴鼻涕清稀，或头痛，或记忆力减退，或恶寒，或喷嚏，或语声重浊。

风热证

证见鼻塞，鼻干，或鼻痒。鼻涕黄稠，口渴，舌红，苔薄黄，脉浮。可伴头痛，或咽痛，或汗出，或无汗，或发热，或恶寒，或喷嚏，或语声重浊。

肺虚证

证见鼻塞时轻时重，嗅觉减退，或鼻痒。咳嗽痰稀，气短乏力，舌淡，苔薄白，脉弱。可伴鼻涕黏稠色白，或胸闷，或汗出，或气短，或恶寒，或喷嚏，或语声重浊。

脾虚证

证见鼻塞时轻时重，嗅觉减退，或鼻痒。饮食不佳，鼻涕黏稠色白，舌淡，苔薄白，脉弱。可伴面色萎黄，或汗出，或气短，或头昏，或喷嚏，或语声重浊，或大便溏泄。

肾虚证

证见鼻塞时轻时重，嗅觉减退，或鼻痒。耳鸣，或鼻涕清稀或黏稠色白，舌淡，苔薄白，脉弱。可伴腰酸，或头晕，或汗出，或气短，或头昏，或记忆力减退，或喷嚏，或语声重浊。

肝郁证

证见鼻塞时轻时重，嗅觉减退，或鼻痒。急躁易怒，鼻涕清稀或黏稠色黄，舌质偏红，苔薄黄，脉弦或细。可伴随情绪低落，或不欲言语，或头痛，或喷嚏，或语声重浊。

阴虚证

证见鼻塞时轻时重,嗅觉减退,或鼻燥。五心烦热,鼻分泌物呈块状,舌红少苔,脉细或数。可能伴随鼻腔管筒状脓痂,不易擤出,或有少量鼻出血,呼气恶臭(臭鼻症),头痛,头昏。

【外治疗法】

1.藏医艾灸治疗慢性鼻炎

万玛才让等采用藏医艾灸治疗慢性鼻炎,口服藏药:早空腹:仁青芒交1粒,1g/粒,早饭后:驱虫散1勺,1.2g/勺,中午饭后:十一味金色散1勺,1.2g/勺,晚饭后:七味酸藤果丸4粒,0.25g/粒。

采用藏医的外治方法:采集的艾叶、花朵晒干后,用木棍槌成绒状(不槌断艾叶),清除杂质及土石等物,再用点燃的等题或后古特奖若枝条轻轻烧烧艾缴并立即用手揉搓,直到艾绒变成墨绿色。之后在水中浸泡3日,喷洒麝香水,晒干后槌成易燃艾绒,包入纸中搓卷成头尖底圆,易于放置和燃烧的艾炷。为了施灸时避免皮肤烧伤留下疤痕,将生姜切成薄片,粘贴在鼻梁两侧,将做好的艾条固定在姜片之上,从上到下依次点燃艾炷进行施灸,艾炷燃尽为止即可。每日1次,每侧4炷,共8炷。连续施灸1周(7天)。

治疗结果,总有效率为93.3%。

(万玛才让,付明梅,桑太吉.藏医艾灸治疗慢性鼻炎的临床观察[J].中国民族医药杂志,2014,20(11):18.)

2.中药外洗法治疗慢性鼻炎

张氏采取冲洗法治疗慢性鼻炎98例,治疗组选用自拟鼻炎汤,方药组成:辛夷花10g,苍耳子6g,白芷10g,鹅不食草10g,金银花10g,连翘10g。加减:鼻干者加玄参、生地等;鼻腔充血,分泌物多者加大黄;若对冷、热、花粉过敏者加地龙。上药水煎2次,取药液200ml,待温后用鼻腔冲洗器冲洗鼻腔,每日2次,共观察14天。对照组用氯化钠注射液100ml,冲洗鼻腔,共观察14天。

治疗结果,治疗组总有效率为95%。对照组总有效率为88%。

(张继芝,姜小英.冲洗法治疗慢性鼻炎98例[J].北京中医,2006(01):52.)

3. 中药熏吸治疗慢性鼻炎

毛氏等采用通窍方熏吸治疗慢性鼻炎及鼻窦炎80例,通窍方中有蝉蜕、防风、石膏、苍耳子、鹅不食草、辛夷、细辛、黄芩、薄荷、乌梅等药物组成。80例患者均给予通窍方,水煎后熏吸,每次15分钟,每日3次,10天为1疗程,连续2~3疗程。治疗前1周及治疗期间停用一切抗组胺药、类固醇药、鼻腔收缩剂及中药制剂药物。

治疗效果,鼻炎组总有效率为82%;鼻窦炎组总有效率为80%。

(毛秀文.通窍方熏吸治疗慢性鼻炎及鼻窦炎80例[J].河北中医药学报,2012,27(01):31.)

4. 针刺联合推拿治疗慢性鼻炎

黄氏采用针刺联合推拿治疗小儿慢性鼻炎,针刺组患儿治疗方法取患儿坐位,使用碘伏棉球对穴位周边进行消毒,消毒时应取含碘伏棉球以穴位为中心顺时针对其周围进行消毒,消毒后的皮肤应该避免与其他物品接触,防治再次污染。针具选择0.3mm×(20~40)mm的一次性针,百会穴和上星穴采用平刺的方式进针,进针0.5寸;脾俞穴和肺俞穴斜刺,进针0.7寸;合谷穴和足三里直刺,分别进针0.5寸和1寸;所有穴位进针后均采用转念法和提插使之得气,然后进行2分钟的平补平泻,留针25分钟。两天治疗1次,20天为一个疗程,连续治疗2个疗程。

推拿组患儿治疗方法使患儿仰卧体位,首先术者使用右手拇指对患儿印堂穴按揉2分钟,并用两手拇指桡侧在患儿神庭穴和印堂穴之间连续回推50余次,在进行回推时切忌力量过重,力量适中即可;然后再用两手中指指腹沿迎香穴推至攒竹穴,如此反复20次;术者将将手掌搓热,使用手掌小鱼基部对患儿鼻唇沟反复擦10次;术者使用食指对患儿迎香穴、鼻通穴按揉2分钟。取患儿俯卧体位,术者使用拇指依次按揉风府、大椎、风门以及肺俞等穴位,每个穴位5分钟,然后采用法从患儿胸椎至腰椎,对患儿督脉进行行气;最后对肾俞、脾俞、足三里等穴位进行按揉2分钟。两天治疗一次,20天1个疗程,连续治疗2个疗程。

治疗组该组患儿同时进行针刺治疗和推拿治疗,具体方法与针刺组和推拿组相同,每2天1次,20天1个疗程,连续治疗2个疗程。

治疗结果,总有效率为95%。

(黄真荣,许金.针刺联合推拿治疗小儿慢性鼻炎的临床效果观察[J].黑龙江

扁桃体炎

【概述】

扁桃体炎常于春秋干燥季节发病,多见于青年及少年儿童。常由感冒,受凉,受热等导致身体免疫力底下所引起。从西医角度来讲,此症的致病因素有腺病毒和链球菌,葡萄球菌等。患者往往有吞咽疼痛、吞咽困难、畏寒发热、头痛、咽干、痒等症状,喉检有双侧扁桃体发红肿大,甚至化脓现象。

"喉蛾"是扁桃体炎在中医里的术语,此症有急、慢之分,慢性扁桃体炎又称"慢蛾""蛮蛾""万蛾"。急性扁桃体炎多由外感风热邪毒,嗜食辛辣肥腻发物,以致肺胃火盛上炎于咽喉,导致咽痛、两侧扁桃体红肿,甚至化脓。本病辩证治疗主要以"清、消、补"为主。发病急骤者,多为实证、热证,宜疏风清热,利咽消肿;泻热解毒,利咽消肿。病程迁延或反复发作者,多为虚证或虚实夹杂证,宜滋养肺肾,清利咽喉;健脾和胃,祛湿利咽;活血化瘀,祛痰利咽。

中医根据病因病机和临床特点进行辨证论治,可以分为如下几种证型。

风热外袭

病初起咽喉干燥灼热,疼痛逐渐加剧,吞咽时更重。全身见头痛,发热,微恶风,咳嗽。检查见喉核红肿,连及喉关,喉核表面有少量黄白色腐物。舌质红,苔薄黄,脉浮数。

肺胃热盛

咽部疼痛剧烈,连及耳根,吞咽困难,痰涎较多。全身症见高热,口渴引饮,咳嗽痰黄稠,口臭,腹胀,便秘溲黄。检查见喉核红肿,有黄白色脓点,甚者喉核表面腐脓成片,咽峡红肿,颌下有臋核。舌质红,苔黄,脉洪大而数。

阴虚邪滞

咽部干掀,微痒微痛,哽哽不利,午后症状加重。全身可见午后颧红,手足心热,失眠多梦,或干咳痰少而黏,耳鸣眼花,腰膝酸软,大便干。检查见喉核肥大或干瘪,表面不平,色潮红,或有细白星点,喉核被挤压时,有黄白色腐物自隐窝口内溢出。舌质干红少苔,脉细数。

气虚邪滞

咽干痒不适,异物梗阻感,咳嗽痰白,胸脘痞闷,易恶心呕吐,口淡不渴,大便不实。检查见喉核淡红或淡暗,肥大,溢脓白黏。舌质淡,苔白腻,脉缓弱。

痰瘀互结

咽干涩不利,或刺痛胀痛,痰黏难咯,迁延不愈。全身症状不明显。检查见喉关暗红,喉核肥大质韧,表面凹凸不平。舌质暗有瘀点,苔白腻,脉细涩。

【外治疗法】

1. 刺血疗法治疗急性扁桃体炎

陆氏采用刺血疗法治疗急性扁桃体炎,取穴:少商、耳尖、耳背静脉(最充盈之一)。操作:先用手按揉预定刺血部位,使其充血,然后常规消毒,用押手拇、食二指捏紧被刺部位,以刺手拇、食二指持三棱针快速点刺,再用手挤压刺血部位,使出血3~5滴,最后用消毒干棉球擦干。每日1次。

治疗结果,一般治疗1次即明显见效,发病在3日以内者可痊愈。病程越短,疗效越好;病程越长,疗效越差。病程长者适当延长治疗时间。

(陆荣.刺血疗法治疗急性扁桃体炎[J].中国民间疗法,2013,21(11):16.)

2. 割治法治疗急性化脓性扁桃体

谯氏采用割治法治疗急性化脓性扁桃体,使用12号一次性扁桃体镰状手术刀和一次性压舌板,定位于腭扁桃体表面及隐窝口;嘱患者端坐张口,头稍向后倾,固定头部,压舌板将舌体前三分之一压下,充分暴露扁桃体后,于扁桃体隐窝口用镰状刀做点状刺割,每次选5个隐窝口,刺割出血即可;用口腔抗菌液喷于扁桃体表面。

治疗结果,临床总有效率达100%。

(谯凤英.割治法治疗急性化脓性扁桃体炎临床疗效、降低白细胞及体温的观察[J].中医耳鼻喉科学研究,2016,15(1):54-56.)

3. 中药雾化吸入佐治急性化脓性扁桃体炎

张氏采用中药雾化吸入佐治急性化脓性扁桃体炎50例,两组患儿均给予对症支持治疗:保证患儿休息,给予易消化食物,供给足够水分,给予阿莫西林克拉维酸钾0.1g/kg·天,加入100～250ml生理盐水中静脉滴注抗感染。青霉素过敏者选用阿奇霉素10mg/kg·天,静脉滴注治疗。治疗组在此基础上加用自拟中药制剂雾化吸入,1天2次。药物组成:蝉衣6g,浙贝母、木蝴蝶各10g,蒲公英、鱼腥草、板蓝根各20g。

治疗结果,治疗组显愈率90.0%;对照组显愈率78.26%。

(张春梅,钱熊,张晓燕.中药雾化吸入佐治急性化脓性扁桃体炎50例疗效观察[J].浙江中医杂志,2015,50(04):262.)

4.中医烙法治疗慢性扁桃体炎

曲氏等采用中医烙法治疗慢性扁桃体炎,根据扁桃体肥大程度,挑选适宜特制的烙铁2～3支,在酒精灯上烧至通红后取一支烙铁蘸上麻油,然后迅速送入口腔对准扁桃体施行烧烙,当听到局部发出"兹拉"声后(0.5～1秒)立即将烙铁抽出,此为"一铁"治疗量。更换烙铁,同法烧烙。每侧扁桃体10～15"铁"为一次治疗量。施烙后扁桃体表面形成一片黑褐色烙痂即可。疗程:每3天治疗1次,10次为1个疗程。

治疗结果,愈显率为75.00%,总有效率93.92%。

(曲汝鹏,孙海波,冷辉,刘大新,郭少武,忻耀杰,王仁忠,张勉,周家璇,倪志军.中医烙法治疗慢性扁桃体炎的多中心临床研究[J].辽宁中医杂志,2016,43(04):780-782.)

陈氏采用中医灼烙法治疗慢性咽炎300例,用1%的卡因注射液作咽部2次黏膜麻醉,采用扁桃体治疗器(产品编号:川蓉械备20160187号)圆形小烙铁械具进行治疗,在酒精灯上加热90℃左右,即刻蘸烙油使其涂满烙铁头,所涂香油以不下滴为度,医师左手用压舌板将患者舌体压平,充分暴露出咽后壁,右手握住灼烙器的柄,将加热后的灼烙器迅速伸入口腔,灼烙器头部轻触患者咽后壁淋巴滤泡表面黏膜或咽侧索淋巴组织增生处,触及的时间常规为0.5秒后,随即将灼烙器退出口腔,反复2～3次,每次2～3个淋巴滤泡,可见灼烙处咽后壁淋巴滤泡黏膜变白,隔3～5天烙1次,7次为1个疗程。连续治疗两个疗程。治疗期间避免辛辣食物。

治疗效果,灼烙组总有效率为92.3%,明显高于对照组的80.7%。

(陈潇,张勉,郑琴媛,高阳.中医灼烙法治疗慢性咽炎300例[J].中医耳鼻喉科学研究,2020,19(01):36-37.)

5.啄治术治疗扁桃体炎

王氏采用啄治术治疗慢性咽炎、扁桃体炎,病人取坐位,张口,用压舌板压住舌体前1/3,暴露好腭扁桃体,不用任何麻醉,用一次性扁桃体手术弯刀,在扁桃体隐窝口及周围做点刺、挑割动作,每刀深度2~3mm,每侧4~5下,伴少量出血,以吐2~3口血为适度。每周1~2次,5次为1个疗程,一般不超过2个疗程。

治疗结果,总有效率为95.3%。

(王芳.啄治术治疗慢性咽炎、扁桃体炎的体会[J].中国中西医结合耳鼻咽喉科杂志,2016,24(01):61-60.)

6.综合针刀刺营微创疗法治疗急性扁桃体炎

谢氏等采取丛刺扁桃体患处、点刺拇指三商穴和耳轮三点放血相结合治疗急性扁桃体炎。穴位定位标准三商穴:经处奇穴,即少商、中商、老商之合称。少商位于拇指桡侧,距指甲根角0.1寸;中商位于拇指背侧正中,距指甲根0.1寸;老商位于拇指尺侧,距指甲根角0.1寸。耳轮三点:耳穴在耳轮上,由耳轮结节下缘始自上而下分布有轮1~轮6六个穴位点,取轮1、轮3、轮5。

丛刺扁桃体患处放血患者取坐位,头稍向后倾,头部固定,医者先嘱患者张口,用压舌板压定其舌头,暴露口咽部,然后,持5寸长毫针对准充血红肿之扁桃体,直刺,用丛刺法浅刺(即在患部做比较集中的点状丛刺),每侧刺5下,先刺肿大最高处,然后围绕其周围刺,直刺0.2cm,迅速刺入,立即退针,微出血即可;扁桃体隐窝口则用无菌塑柄手术刀向该处作点状刺割,每次选取不重复的5个隐窝口,每个隐窝口边缘刺割1下,刺出血即可(2~5ml);嘱患者自行吐出口中血液后,用锡类散喷扁桃体患处,每侧0.3g。每日1次。

点刺三商穴放血,医者先用手捋患者一侧手臂,从上臂往下沿腕直捋至拇指下端,往返十下,使拇指局部充盈血液,碘伏棉签局部及医者手指消毒三遍后,医者左手握紧拇指根部,右手持三棱针,点刺三商穴,刺入0.1cm,疾入疾出,轻轻挤压针孔周围,使每穴出血约0.1ml(约3滴)即可。再同法刺另一拇指三商穴位。每日1次。

点刺耳轮三穴放血,医者先用左手揉摩患者一侧耳轮5分钟,使局部充盈血液,碘伏棉签局部及医者手指消毒三遍后,医者左手拇、食、中三指捏紧耳轮相应部位,右手持三棱针快速点刺耳轮的轮1、轮3、轮5三穴,直刺0.1cm,疾入疾出,轻轻挤压针孔周围,使每穴出血约0.1ml(约3滴)即可,再同法刺另一耳轮三穴。每日1次。

治疗结果,总有效率93.75%,显著改善咽痛、扁桃体红肿、发热等症状及体征。

(谢强,陶波,何兴伟,黄冰林,车达平,操建,万金华,杨淑荣,邓琤琤,何维莉,王茜.综合针刀刺营微创疗法治疗急性扁桃体炎的疗效评价[J].实用中西医结合临床,2011,11(02):1-3.)

鼻 衄

【概述】

鼻衄,即鼻中流血。包括在衄血范围内,鼻衄,与鼻塞、鼻干、鼻酸、鼻痛、鼻涕等症状相关。妇人经期鼻衄,呈规律性发作,系代偿性月经,则另立专条讨论。

中医根据病因病机和临床特点进行辨证论治,可以分为如下几种证型。

风寒欲解

恶寒发热,身痛,头痛,无汗,鼻出血而热退症减,脉浮紧,舌苔薄。一般鼻血量不多,能自行停止。

风热壅肺

发热,汗出,口渴,咽痛,咳嗽痰少,鼻干燥疼痛,出血鲜红,量不多,脉浮数,舌苔薄白而干。

胃火炽感

鼻干燥疼痛,出血量多,色鲜红,心烦,口渴欲饮,口臭,消谷善饥,大便秘结,小便黄,舌红苔黄,脉洪数。

肝火犯肺

由情绪激动诱发,鼻出血量多,血色鲜红,并经常反复发作,头胀痛,心烦易怒,口苦咽干,胸胁苦满,目赤,小便黄,舌质红,脉弦数。

脾不统血

鼻出血渗渗不止,血色淡红,反复发作,易止易发,面色无华,食欲不振,神疲乏力,气短懒言,腹胀便溏,口淡无味,心悸头晕,舌质淡,脉濡细无力。

肾阴虚损

鼻出血量不多,血色鲜红,时作时止,反复发作,口干渴,头晕目眩,心悸耳鸣,腰膝酸软,五心烦热,面色潮红,时盗汗,脉细数,舌质红。

阴竭阳脱

鼻出血不止,量多,甚而口、鼻、耳、齿、皮肤亦见出血,大汗出,面色苍白,口开目合,四肢厥冷,手撒尿遗,神志昏糊不省人事,呼吸喘促,舌质淡,脉微细欲绝或促大无伦。

【外治疗法】

1.大蒜外敷治疗鼻衄

卢氏等用大蒜外敷治疗鼻衄,方法为:取洁净大蒜瓣3~6g,捣烂成泥,涂于纱布上,交叉敷在涌泉穴,即左侧鼻孔出血敷右涌泉穴,右侧出血敷左涌泉穴,并用纱布固定好。每次贴6~8小时,一般1次可愈。血止后,即以温水洗净脚心。

(卢立广,张宇纲.大蒜泥外敷涌泉穴治疗小儿鼻衄320例[J].实用中医药杂志,1996(01):48.)

2.针刺、艾灸治疗小儿鼻衄

赵氏用针灸治疗小儿鼻衄,方法为:针刺,穴取合谷、孔最、迎香。常规皮肤消毒后,选用直径0.3mm、长25~40mm毫针,分别直刺健侧合谷、孔最,用泻法提插捻转5~6次,使针感上传,留针15~30分钟。针刺患侧迎香穴,使针体与皮肤呈30°~40°角向上方刺入8~13mm深,有酸胀感后留针15~30分钟,并间断捻转5~6次,使针感保持在中等刺激水平,用强力提插,若疗效不佳,再加对侧穴位。

点刺放血,常规皮肤消毒后点刺上星、印堂、大敦,均点刺放血1~3滴,重症鼻出血一周2~3次者可适当多放血3~5滴。肺热配少商,胃热配内庭,肝热配太冲。

艾灸,以艾条悬灸涌泉穴,使热力内透,持续时间10分钟,若患儿伴气血两虚,悬灸关元、足三里。

治疗结果,总有效率100%。

(赵妍敏,杨艳华.针刺、艾灸治疗小儿鼻衄32例[J].中国针灸,2007(01):14.)

3. 中医烙法治疗鼻衄

殷氏用中医烙法治疗自发性鼻出血,方法为:在鼻镜下检查鼻腔寻找出血点,若未见出血点,用棉拭子对可疑点激发出血,再用1%丁卡因棉片置于患侧鼻腔紧贴出血区,10分钟后取出。用大号耳镜置于前鼻孔,轻压抵于鼻中隔及鼻底部,将枪状镊放于酒精灯上,待其头部发红后,经耳镜孔伸入对准鼻出血区呈点状烙灼,重复1~2次,每次约1秒,见烙区黏膜泛白、出血停止,置3%双氧水棉片于创面上轻压片刻取出,涂金霉素眼膏少许,烧灼结束。术后用复方薄荷油滴鼻1周。若此后出血,可再次烧灼2~3次,每次间隔7~10天。

治疗结果,总有效率为94.0%。

(殷朝兴,孙秀兰,张云高.中医烙法治疗自发性鼻出血1250例[J].山东医大基础医学院学报,2002(01):32-33.)

慢性咽炎

【概述】

慢性咽炎是指咽部黏膜、黏膜下及淋巴组织的弥漫性炎症。以咽部红肿疼痛,或干燥、异物感,咽痒不适等为主要表现的咽部疾病。

中医根据病因病机和临床特点进行辨证论治,可以分为如下几种证型。

阴虚火旺

咽干不舒,微痒微痛,咽部有异物感,恶心,干呕,咯痰不爽,口干善饮,大便干结。局部检查:咽部黏膜充血暗红,干涩少液,小血管扩张网布,咽后壁淋巴滤泡散在性增生。苔少或光剥,舌质红,脉细数。

肝邪痰阻

咽部干燥隐痛,终日不舒,咽中梗梗不利,似有异物,颈部作胀,胸胁闷痛,痰液多而黏稠,恶心,情志不舒则加重。局部检查:咽壁滤泡增生呈颗粒状,高突成片。苔薄腻,脉弦滑。

气滞血瘀

咽部干痛或刺痛,干燥灼热,喉间梗塞感,但饮食吞咽如常。局部检查:咽后壁淋巴滤泡肿胀,咽侧束肥厚,呈暗红色或淡红色。舌质紫暗或舌边有瘀点,脉沉涩。

肺肾阴虚

咽部干痛不适,灼热感,异物感,或咽痒干咳,痰少而黏,症状朝轻暮重,可伴有午后潮热、两颧潮红、虚烦失眠、大便干燥、腰膝酸软等症,检查咽部黏膜暗红、干燥,舌质红少津,苔少或花剥,脉细数。

脾肾阳虚

咽喉微痛,哽哽不适,或干燥不思饮,饮则喜热汤,咽内不红不肿或略带淡白色,语声低微,精神不振,小便清长,大便溏薄,纳谷不香,手足不温,腰酸腿软,舌淡,苔白滑,脉沉细弱。

痰火郁结

咽部异物感、痰黏着感、燔热感,或微痛,易恶心作呕,痰黏稠带黄,口臭,检查咽部色暗红,黏膜肥厚,咽后壁滤泡增多甚至融合成块,咽侧索肥厚,舌质偏红或有瘀斑瘀点,苔黄厚,脉细滑数。

肺脾郁热

咽喉干燥,疼痛,异物感或痰黏着感,常"吭喀"或咳嗽有黏痰,易恶心作哕。检查见咽部黏膜肥厚、暗红,喉底小瘰增生,颗粒肥大饱满,色暗红,喉底或有少许分泌物附着。口微渴,小便黄,大便偏结。舌质偏红,苔微黄,脉洪缓有力或略数。

痰气互结

咽梗阻感或痰黏着感,咽干微痛或胀痛感,"吭喀"痰少;检查见咽部黏膜肥厚、暗红,喉底小瘰增生,颗粒肥大饱满,色暗红,喉底或有少许分泌物附着。全身或见胸胁胀痛,喜嗳气,易恶心作哕。舌胖苔腻,脉弦滑。

【外治疗法】

1. 隔蒜灸治疗慢性咽炎

陈氏采用隔蒜灸治疗慢性咽炎,取穴:合谷。操作方法:选取坐位,双手自然置于桌面上,医者选好穴位,局部点揉按摩穴位,患者有酸胀感即可。把独头大蒜或大瓣蒜切成直径 2.0～2.5cm、厚约 0.3cm 的薄片,用针灸针在蒜片中央刺数孔,放在穴位上,上置直径 0.8～1cm、高 1.0～1.5cm 圆锥状艾炷点燃施灸,每次灸

5～7壮,局部潮红、稍有烫痕或自然起泡为止。2日之内灸处勿沾水,以防感染。1周治疗2次,4次为1个疗程,治疗2个疗程以后评定疗效。

治疗结果,总有效率为97.0%。

(陈日华,林浩,金日英,柳依延.隔蒜灸治疗慢性咽炎[J].中国针灸,2012,32(01):58.)

2. 中药穴位注射治疗慢性咽炎

满氏采用葛根素注射液穴位注射治疗慢性咽炎,取穴双扁桃体穴,位于下颌角下缘颈总动脉搏动处前方;双鱼际穴,位于1掌骨中点。局部皮肤消毒,用5号注射针头,抽取葛根素注射液4ml,于穴位处快速进针,回抽无血,慢慢推1ml,对侧同样操作。隔日1次,3次1个疗程,治疗1～3个疗程。

中药代茶疗玄参5g,生地5g,麦冬5g,银花5g,生甘草5g,木蝴蝶3g,胖大海1枚。开水冲泡,代茶饮。

治疗结果,总有效率86.8%。

(满伟,李文丽,刘丽.葛根素注射液穴位注射治疗慢性咽炎疗效观察[J].时珍国医国药,2007(09):2324.)

3. 刮痧治疗慢性咽炎

胡氏采用刮痧为主治疗慢性咽炎20例,取天窗、天容、扶突、大椎穴、大杼至肺俞的膀胱经,行平补平泻法,每穴刮3分钟,刮至皮肤潮红略出痧,肺阴虚者加刮鱼际,肾阴虚者加刮肾俞、太溪。然后在大椎、肺俞、肾俞拔罐10分钟。5天1次,4次为1个疗程。

治疗结果,总有效率95%。

(胡艳红,田质芬,田庆华.刮痧为主治疗慢性咽炎20例[J].河北中医药学报,2003(01):38.)

4. 中药雾化治疗慢性咽炎

李氏双黄连超声雾化吸入治疗慢性咽炎,治疗组:采用双黄连注射液20ml为雾化液,采用超声雾化器进行雾化吸入。对照组:采用庆大霉素8万u,地塞米松5mg及生理盐水20ml为雾化液行雾化吸入。两组雾化吸入所用设备、方法、雾化时间及疗程均相同,即每日2次,每次20分钟,7天为1个疗程,所有患者均治疗2个疗程后统计疗效。

治疗结果,总有效率90%。

(李晖,金晟,刘莉,郭筠芳.双黄连超声雾化吸入治疗慢性咽炎疗效观察[J].湖北中医杂志,2014,36(08):36.)

5.穴位贴敷结合穴位按摩治疗慢性咽炎

石氏采用穴位贴敷结合穴位按摩治疗慢性咽炎,穴位,按摩治疗:对照组采用穴位按摩治疗,按摩穴位为照海穴,用食指、中指及无名指的指腹点、按、揉、摩照海穴,力度由轻到重,每日睡前按摩1次,10~30分钟/次,10天为1个疗程,连续治疗3个疗程,即1个月。

穴位贴敷结合穴位按摩:治疗组采用穴位贴敷结合穴位按摩治疗。穴位按摩方法同对照组。穴位贴敷是将穴位贴敷贴直接贴敷于天突穴和大椎穴,每日贴敷时间为4~6小时,或遵医嘱,10天为1个疗程,连续治疗3个疗程,即1个月。穴位贴敷方药组成:炒白芥子225g,延胡索225g,细辛22g等,处方饮片粉碎,过100目筛,加鲜姜榨汁500g(加热沸腾灭菌)加上述药粉500g,混合搅拌,共1000g,一次贴敷约30g。

治疗结果,治疗组与对照组临床总有效率分别为85.33%及69.33%。

(石明杰,王梁敏,胡海荣,季坤,叶云,张艳霞.穴位贴敷结合穴位按摩治疗慢性咽炎的疗效观察与护理[J].中西医结合护理(中英文),2018,4(11):63-65.)

6.中药联合点刺放血治疗慢性咽炎

董氏采用养阴利咽汤联合大椎穴点刺放血治疗慢性咽炎,具体如下:充分暴露第7颈椎操作区,佩戴手套,常规消毒。取后正中线第7颈椎棘突下凹陷即大椎穴,用20ml医用注射器针头点刺2~5mm,放血1~2ml。点刺放血操作完成后给予碘伏消毒,覆盖无菌纱布,用胶布包扎,1次/天,持续治疗30天。

观察组在对照组治疗的基础上接受养阴利咽汤治疗,其药物组成为:桔梗、熟地黄、百合各15g,沙参12g,麦冬、玄参、生地各10g,陈皮、射干各6g,西洋参、金蝉衣、甘草各5g,乌梅3枚。水煎服用,1剂/天,分早、晚饭后服用,150ml/次。持续治疗30天。

治疗效果,对照组治疗总有效率为75.00%;观察组治疗总有效率为90.91%。

(董化玲.养阴利咽汤联合大椎穴点刺放血治疗慢性咽炎的效果[J].河南医学研究,2019,28(17):3198-3199.)

7. 针刺治疗慢性咽炎

朱氏采用长多头针治疗慢性咽炎50例,自制长多头针,即采用口腔科粗钢丝3根,分别将其一端磨成针尖状,然后将其像缠绕毫针针柄一样缠绕在一起,其针尖露出1mm,针尖要平齐,针体长度19cm。治疗时让患者端坐在方凳上,面对着明亮处,向后仰头张口,用装有2%地卡因的喉头喷雾器,向咽后壁喷药2次,患者咽部有堵塞、麻木感后,用0.1%新洁尔灭消毒咽后壁,之后用压舌板压患者舌前部,并让其发出"啊"的声音,充分暴露咽后壁,然后用消毒长多头针轻轻点刺咽后壁,有小颗粒或滤泡者要同时刺破,使其出血,让患者吐净咽部血液,休息1~2分钟,再用同法治1~2次。隔2天治疗1次,共治疗5次。

治疗效果,总有效率100%。。

(朱运喜,李昆城,王琳瑛.长多头针治疗慢性咽炎50例[J].中国针灸,2007(01):47.)

牙 痛

【概述】

牙痛是指牙齿因各种原因引起的疼痛,为口腔疾患中常见的症状之一,可见于龋齿、牙髓炎、根尖周炎、牙外伤、牙本质过敏、楔状缺损等。本病多因风火邪毒侵犯,伤及牙体及牙龈肉,邪聚不散,气血滞留,瘀阻脉络而为病;或胃火素盛,又嗜食辛辣,积火与新热互结上冲,或风热邪毒外犯,引动胃火,循经上蒸牙床,伤及龈肉,损及脉络而为病;或由于肾阴亏损,虚火上炎,灼烁牙体及牙龈,令骨髓空虚,牙失荣养,致根脚浮动而隐痛。

中医根据病因病机和临床特点进行辨证论治,可以分为如下几种证型。

风火牙痛

牙齿疼痛,呈阵发性,遇风发作,患处得冷则痛减,受热则痛增,牙龈红肿。全身或有发热,恶寒,口渴。舌红,苔白干,脉浮数。

胃火牙痛

牙齿疼痛剧烈,呈持续性锐痛,牙龈红肿较甚,或出脓渗血,肿连腮颊,牙齿明显叩痛,有松动浮起感,局部臖核肿大压痛。全身可见发热头痛,口渴引饮,口气臭秽,大便秘结。舌苔黄厚,脉象洪数。

虚火牙痛

牙齿隐隐作痛或微痛,牙龈微红微肿,久则牙龈萎缩,牙齿浮动,咬物无力,午后疼痛加重。全身可兼见腰酸痛,头晕眼花,口干不欲饮。舌质红嫩,少苔,脉细数。

【外治疗法】

1.刺络拔罐法治疗牙痛

程氏采用刺络拔罐治疗牙痛15例,选择治疗对照两组,对照组口服甲硝唑0.5g,每日3次,共治疗3天。治疗组治疗组在对照组治疗基础上配合刺络拔罐治疗。取大椎穴。患者取俯卧位,用75%乙醇棉球消毒大椎穴处皮肤,采用三棱针点刺0.5~0.8cm至出血,然后用50ml玻璃罐罩于大椎穴上,留罐15分钟。每日1次,共治疗3天。

结果,治疗组总有效率为86.7%,对照组为60.0%。

(程丽琼,唐娅琴.刺络拔罐治疗牙痛15例[J].上海针灸杂志,2014,33(01):87.)

2.穴位贴敷法治疗牙痛

金氏采用吴茱萸穴位贴敷治疗早期妊娠牙痛39例,将吴茱萸颗粒剂用适量醋调制成糊状,将制备好的药物直接涂搽于对侧涌泉穴上,外覆3M敷料贴固定。每次贴敷2小时,每天1次,连用3天为1个疗程。若患者局部皮肤出现红疹、瘙痒、水泡等不适症状应立即停止。

治疗结果,总有效率89.7%。

(金央,章勤,孙津津,等.吴茱萸穴位贴敷治疗早期妊娠牙痛39例[J].浙江中西医结合杂志,2015,25(08):796-797.)